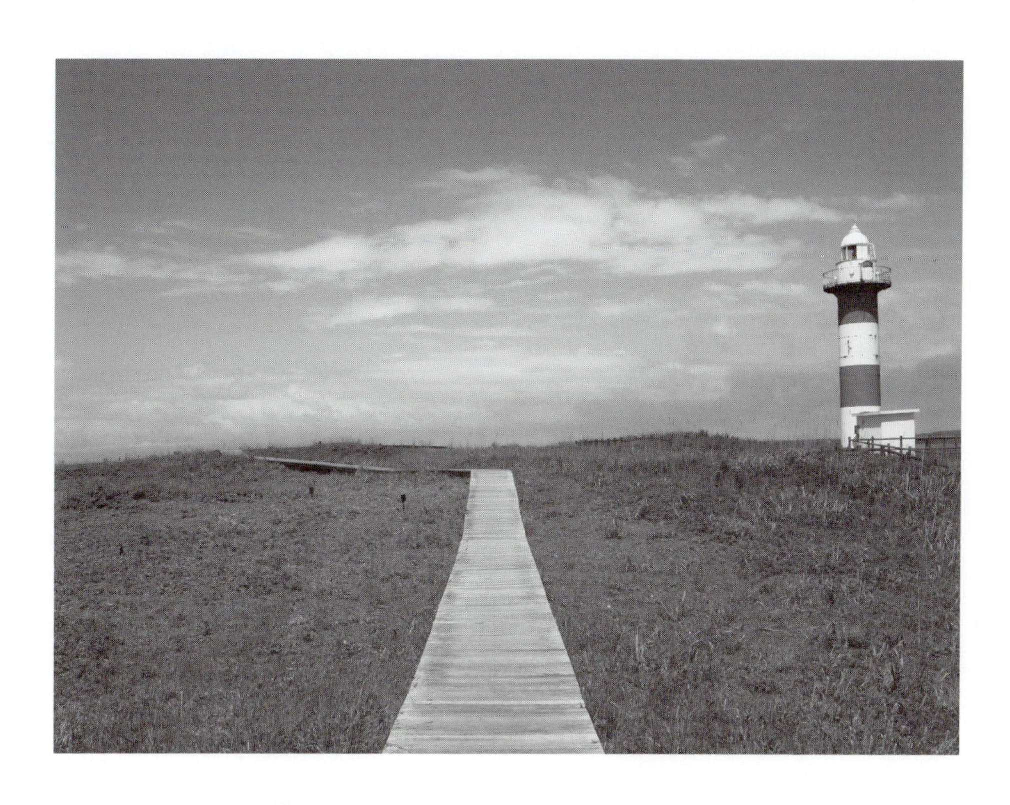

# 一歩先のCOPDケア

## さあ始めよう、患者のための集学的アプローチ


編集　河内文雄　医療社団法人以仁会・稲毛サティクリニック理事長
巽　浩一郎　千葉大学大学院医学研究院呼吸器内科学講座・教授
長谷川智子　福井大学医学部学術研究院医学系部門看護学領域・教授


医学書院

一歩先の COPD ケア
—さあ始めよう，患者のための集学的アプローチ
発　行　2016 年 10 月 1 日　第 1 版第 1 刷©
　　　　2017 年 1 月 1 日　第 1 版第 2 刷
編　集　河内文雄（こうちふみお）・巽（たつみ） 浩一郎（こういちろう）・長谷川智子（はせがわともこ）
発行者　株式会社　医学書院
　　　　代表取締役　金原　優
　　　　〒113-8719　東京都文京区本郷 1-28-23
　　　　電話　03-3817-5600（社内案内）
印刷・製本　永和印刷

ISBN978-4-260-02839-4

## 執筆者一覧（執筆順）


河内文雄　医療法人社団以仁会・稲毛サティクリニック理事長

池田雄次　小中台クリニック院長

川田奈緒子　千葉大学大学院医学研究院呼吸器内科学講座・助教

長谷川智子　福井大学医学部学術研究院医学系部門看護学領域・教授

淺川久美子　福井大学大学院医学系研究科附属地域医療高度化教育研究センター<br>看護キャリアアップ部門

上田真弓　加賀市医療センター・慢性呼吸器疾患看護認定看護師

小林千穂　社会医療法人新潟勤労者医療協会・下越病院・慢性呼吸器疾患看護認定看護師

上原佳子　福井大学医学部学術研究院医学系部門看護学領域・准教授

山崎昌代　坂出市立病院副師長・慢性呼吸器疾患看護認定看護師

新 健太郎　医療法人社団以仁会・稲毛サティクリニック院長

岩岡秀明　船橋市立医療センター代謝内科・部長

沖田伸也　黒砂台診療所院長

竹川幸恵　地方独立行政法人 大阪府立病院機構大阪府立呼吸器・アレルギー医療センター・<br>慢性疾患看護専門看護師

上田博臣　滋賀県立小児保健医療センター・慢性呼吸器疾患看護認定看護師

渡部妙子　地方独立行政法人 大阪府立病院機構大阪府立呼吸器・アレルギー医療センター・<br>慢性呼吸器疾患看護認定看護師

鬼塚真紀子　地方独立行政法人 大阪府立病院機構大阪府立呼吸器・アレルギー医療センター主任・<br>慢性呼吸器疾患看護認定看護師

大方葉子　公益社団法人勤医協中央病院　医療安全室看護師長・慢性呼吸器疾患看護認定看護師

巽 浩一郎　千葉大学大学院医学研究院呼吸器内科学講座・教授

猪狩英俊　千葉大学医学部附属病院感染症内科・科長

寺田二郎　千葉大学大学院医学研究院呼吸器内科学講座・講師

稲垣 武　千葉大学医学部附属病院リハビリテーション部・理学療法士

佐野裕子　Respiratory Advisement Y's 代表 / 順天堂大学大学院医学研究科リハビリテーション医学

武知由佳子　医療法人社団愛友会理事長 / いきいきクリニック院長

ピアス洋子　ぴあーすクリニック院長

齋藤修平　大垣市民病院・慢性呼吸器疾患看護認定看護師

白木 晶　大垣市民病院呼吸器内科・医長

## まえがき

病院，診療所などの医療機関を受診するCOPD患者さんは多様性に富んでいる．医師・看護師・理学療法士・臨床工学技士・栄養士など多職種の医療関係者が，それぞれの分野でCOPD患者さんの診療の，それぞれ一部に対応している．そう，一人の医療関係者が診られるのは，（例えばCOPDと診断が付いている）患者さんのごくごく一部なのである．筆者は大学病院での診療に従事して久しいが，それでも自分が診た患者さんが，本当にCOPDの全体像を表しているのかは，何とも自信が持てない．その道のプロと言われる方々は，さもすべてを知っているように講演をして論文執筆をする．しかし，謙虚にならないといけない．異なる職種の方々，同じ職種でも違う立場の方々の意見に耳を傾けるべきである．本書は，もしかしたら，読んで頂いた方々に新しい息吹を与えるかもしれない，いや与えるに違いない．

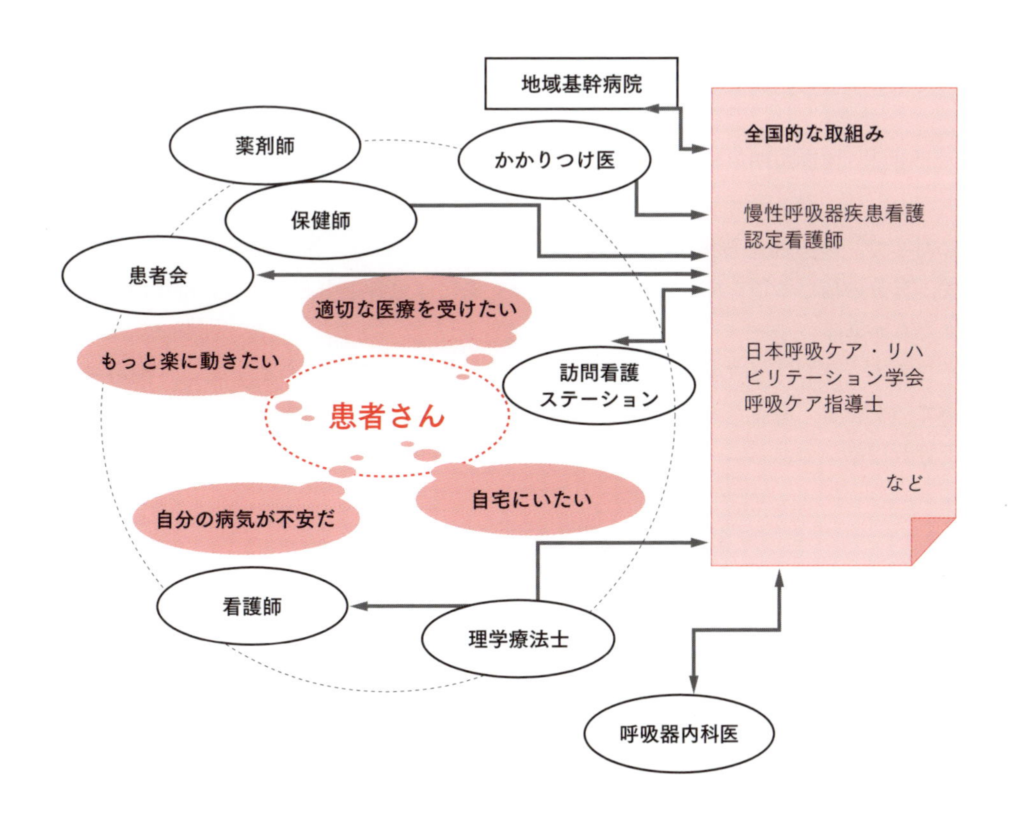

図をみていただきたい．中心に位置する患者さんは，多くの悩みを抱えている．それらに適切に，親切に対応するためには，多職種集団での情報交換が必要になる．COPD患者さんの呼吸管理（呼吸ケア）・リハビリテーションは，地域基幹病院で実施するだけでは不十分であり，地域医療の中でどのように継続していくかが問題になる．患者さん中心の医療を考えるとき，専門医はむしろ蚊帳の外かもしれない．患者さんのそばに，より近くにいるのは看護師さんであり，理学療法士さんである．かかりつけ医も同じように近くにいる存在である．

本書のメインタイトルに，「一歩先」と謳おうと提案したのは筆者である．より良い明日を目指してという気持ちからである．編集には，本企画のしかけ人であり千葉の地域医療をともに支える盟友である河内文雄先生，福井県にあってわが国の慢性呼吸器疾患看護認定看護師の育成を率いられる長谷川智子先生のトリオを組むことができた．また医学書院の編集担当の青木大祐氏と制作担当の川口純子氏とともに，日本で最高のチームが組めたと自負している．またサブタイトルに「さあ始めよう，患者のための集学的アプローチ」とポジティブなメッセージを発するにあたっては，長谷川先生を中心に，編者たちと出版社とで何度となく議論をくり返した．

本書は，医書専門出版社の老舗からの出版物であるにもかかわらず，何とくだけた内容か，何と読みやすい内容かと思う．ともすれば難解と思われているCOPDケアに対して，多方面から集学的なアプローチを試みている．執筆者がそれぞれの立場で，自分の信じる道を描いている．そのゆく先には患者を中心とする新時代の医療のかたちがある．

この本を手にとっていただいたあなたが，COPD患者さんのケアにより関心を抱いていただき，患者さんを励ましながら，より良い明日の日本をつくっていっていただければ幸いである．

2016年9月

編者を代表して　巽 浩一郎

目次

## 第 VI 章 みんなで支える総合ケア・リハのしかけ 179

## コラム




イラスト　松永えりか
装丁　加藤愛子（オフィスキントン）
表紙写真　大久保公博

第Ⅰ章

# 呼吸サポートチームで共有するCOPDのおさらい

# 1　宝の山は語る
## ——定義

いかなる疾患でも「**定義**」というものは，**先人の汗と涙と努力の結晶**です．そこには多くの思いがぎっしりと詰め込まれています．しかし，あまりにも歴代の研究者の思いが強すぎるもので，あちらを立て，こちらに気を使い，どちらも慮り，目配り気配り心配りの限りを尽くした文章となるため，通常は一度読んだだけでは意味が通じにくいものとなっています．

比較的わかりやすいと言われるCOPD（chronic obstructive pulmonary disease：慢性閉塞性肺疾患）の定義★1も例外ではありません．ただしこの4文からなる**167字の宝の山**をスルーしてしまうのはあまりにもったいない．COPDの全体像を鳥の目で効率よく俯瞰するには，これ以上のテキストはありません．まず対処すべき敵の状況を把握するために，日本呼吸器学会が作成した定義を最初から順に読んでいきましょう．

## COPDの定義——第1文

**タバコ煙を主とする有害物質を長期に吸入曝露することで生じた肺の炎症性疾患である．**

はい，これはまた随分しっかりと言い切りましたね．愛煙家からはタバコだけではないだろう！　という声が上がりそうです．

肺は外界に直接接する臓器ですから，タバコ以外にも大気汚染や粉塵や化学物質などの影響も受けます．しかし肺にダメージを与える度合いは圧倒的にタバコが大きく，近年，小児期からの受動喫煙の悪影響が問題となっています．COPDの診療に従事する立場から見ると，『主とする』という一語に定義作成委員のバランス感覚を感じます．

では長期に吸入した有害物質は，どこに『曝露』するのでしょうか？　それは外気に直接触れるところ，すなわち気管支や細気管支★2および肺胞の表面の細胞です．肺のような最重要臓器が直接外界に接触しているというのは，大銀行の金庫室が通りに向かって開け放たれているようなものです．金庫室に侵入したあやしい人物や迷子や野良猫は，係員につかまって外に出されます．係員に相当するのが「**痰**」で，正常でも1日あたり約100mL分泌されています．生体顕微鏡で観察すると，気管支の表面にびっしり生えた線毛の上を，ほこりなどを取り込んだ痰が，まるでベルトコンベ

★1　SpiNet.jp参照．http://www.spinet.jp/guideline/
★2　本項では煩雑さを避けるため，細気管支，終末細気管支，呼吸細気管支を「細気管支」で統一

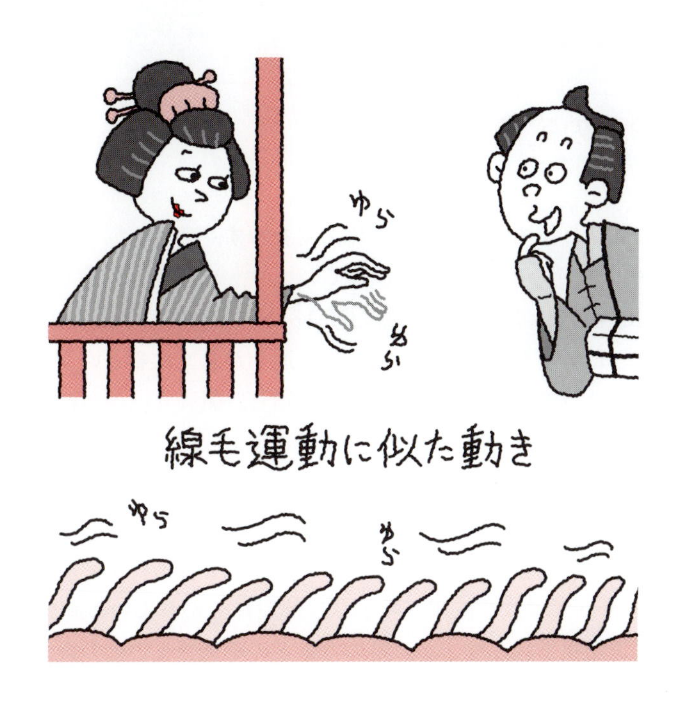


アーの上を運ばれる荷物のように，末梢から中枢に向かって動いていきます．ちょっと余談ですが，スローモーションで観察した際のこの線毛運動は，しばしば「鞭を振るような動き」と形容されますが，筆者にはどう見ても，江戸時代の宿場で旅人を招き入れる，飯盛女の手の動きに見えます．時代劇の見過ぎでしょうか．機会があったらお確かめください．

さて，分岐を重ねて細くなっていっても，気管支と名の付くうちは，気道の表面に線毛が生えていますから，吸い込まれた有害物質は痰と一緒に運び出されますが，細気管支から末梢には線毛がありません．すなわち，**細気管支と肺胞には，異物を能動的に排除するしくみがない**ということになりますので，そこまで入り込んだタバコの煙などの有害物質は，長年にわたりそこにとどまります．

その蓄積された有害物質による長期の刺激で，肺に慢性的な**炎症**が起こります．本来炎症反応というのは，体内に入り込んだ異物から身を守る防御反応ですが，肉を切らせて骨を切る，あるいはトカゲのしっぽ切りのようなメカニズムで対応するため，短期決戦の戦いでは有効であっても，長期にわたる戦いではかえって自分の体を傷つけてしまいます．さらに後で詳述しますが★，COPDではその炎症が肺だけではとどまらず，**全身に病的状態をひき起こしている**ことが明らかになりつつあります．

★ 97～116頁参照

## COPD の定義——第 2 文

**呼吸機能検査で正常に復すことのない気流閉塞を示す．**

この短い文章にも深い意味が込められています．以前から，症状は似ているが，「**治るのが気管支喘息で，治らないのが COPD**」と言われてきました．

具合の悪いときに気道が狭くなって，空気の通りが悪くなるということは同じですが，気管支喘息では，気管支の壁の平滑筋が収縮し，気管支内部の粘膜が腫れるという主に**機能的な変化**によるため，気管支拡張薬などで収縮していた平滑筋が緩み，粘膜のむくみが取れれば，肺機能は正常に戻ります．炎症も急性のものであって，組織の構造が変わるような器質的な障害を残すわけではありませんから，気管支喘息では，発作のないときには呼吸機能検査で異常を示すことはありません．

それに対し COPD では，数億個もの小さな部屋に分かれている肺胞の壁が壊されて風船のように過膨張を起こすとか，髪の毛ほどの細気管支の壁の慢性的な炎症により組織の形が崩れさらに狭くなるなどの，元に戻りにくい『**器質的な変化**』が生じています．したがって気管支拡張薬を吸入しても，多少の数値の改善を示すだけで，正常に戻るということはありません．COPD では，『**気流閉塞**』をきたすメカニズムが喘息とは異なるため，とくに自覚症状のない時点でも，肺機能検査にそれなりの異常を認めることになります．

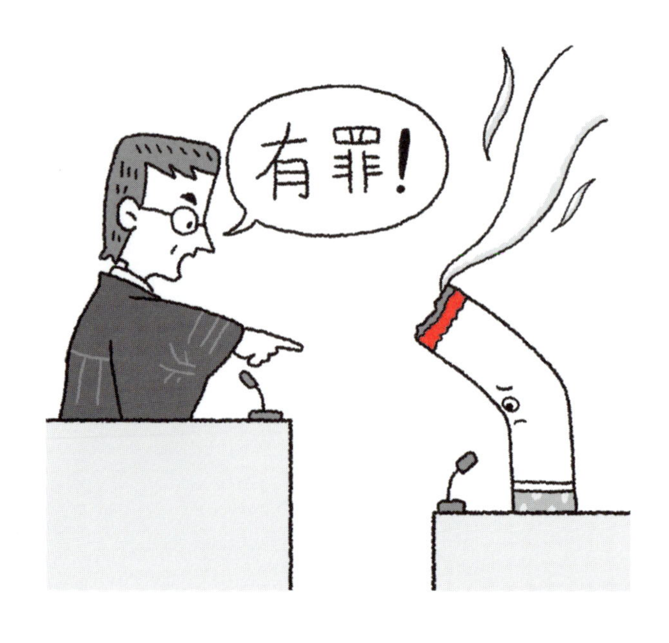

## COPDの定義──第3文

**気流閉塞は末梢気道病変と気腫性病変がさまざまな割合で複合的に作用することにより起こり，通常は進行性である.**

このあたりは難しい言葉が並びますね．でも大丈夫です．人間の体の構造は意外と単純です．気管や気管支の分岐の様子は，樹木の枝分かれとてもよく似ています．木の幹に相当する1本の気管から左右の主気管支に分かれ，十数回の分岐を繰り返して次第に細い気管支となり，最終的には葉っぱの手前の小枝に相当する細気管支となります．この細気管支に炎症が起こることでひき起こされる病変が『**末梢気道病変**』です.

炎症は基本的にヤケドと同じ病態ですから，周りの組織はむくみます．したがって，炎症が起こるとただでさえ狭い細気管支の内腔はより狭まります．息を吸うときにはかろうじて開いて外気を取り込んでも，息を吐くときには圧力が高まって細気管支が潰れるため，肺の奥に吸い込んだ空気を吐きだすことができなくなります．これを**エアートラッピング**といい，肺が過剰に膨らむ原因となります.

細気管支の先の葉っぱに相当する小さな袋が肺胞です．実際には葉っぱというよりもブドウの房に近いイメージです．肺のもっとも大切な働きである，空気中の酸素を取り込んで，体の中の炭酸ガスを外に捨てるという作業を行なうのがこの肺胞です.

肺胞の数には個人差があります．日本人の成人では5億個くらいで，**その表面積は100 $m^2$ ほど**★1 になります．ガス交換はこの膜を通して行われます.

同じ大きさの建物でも，体育館のようなガランとした空間しかないときと，おびただしい数の小さな部屋で区切られているときを比較した場合，壁の総面積は後者のほうがはるかに広くなります．逆に言うと，肺胞に相当する小さな部屋が壊されて大きな部屋になると，ガス交換の膜に相当する壁の面積は減少します.

有毒物質の存在により肺胞が破壊され，先ほど述べたエアートラッピングにより肺の過膨張が起こり，肺胞内表面積が減少したのが『**気腫性病変**』です.

COPDではどちらかの病変が単独で存在するということはなく，さらに『末梢気道病変』と『気腫性病変』はさまざまな割合で混ざり合っているため，おたがいに足を引っ張りあいながら『気流閉塞』が起こっています★2.

この定義で注目していただきたいのは次の一節です.

『**通常は**』という言葉が挿入されています．従来COPDの気流閉塞は，早い遅いという違いはあっても，結局は進行性の病態であるという，一種の諦観めいたものがありました．しかしこの一語が付け加えられたことは，大多数のCOPDでは気流閉塞は進行するにしても，中には進行しないグループがあるということを意味していま

★1　おおよそバレーボールコートの面積に匹敵します
★2　おごそかに言うと，「気流閉塞は末梢気道病変と気腫性病変がさまざまな割合で複合的に作用することにより起こり云々…」という文章になります

す．すなわち，今はまだ“通常ではない”少数派であっても，病状の進展を抑制する薬剤が開発され，その効果が多少なりとも認められてきたことを**微妙な言いまわしで示唆**しているのです．このあたりに，呼吸器疾患の治療やケアに携わるプロが，「定義」を熟読する意義と必要性があるように思います．

## COPD の定義——第 4 文

**臨床的には徐々に生じる労作時の呼吸困難や慢性の咳，痰を特徴とするが，これらの症状に乏しいこともある．**

呼吸器疾患の良い点でもありまた悪い点でもあるのは，**患者さんが自分でわかる**というところです．肝障害や腎障害や他の部位の疾患では，機能が悪化しても採血などの検査をしなければなかなか異常に気付きませんが，肺に問題があれば通常ただちに，咳や痰や息切れなどの自覚症状に反映します．また，治療効果が上がっているかどうか，薬剤が効いているかどうかということも，患者さんが自分自身で判断できます．

しかしながら，COPD のようにきわめて緩徐に進行する疾患では，これらの自覚症状が病的なものとして認識されない場合があります．それは 1 つには「**慣れの現象**」によるものです．例えば 46℃の風呂にいきなり入ることはできませんが，40℃くらいのぬるめのお湯に入ってから温度が 1 度ずつ徐々に上がっていくと，平気で 46℃の湯船に浸かっていることができます．ゆっくり気流閉塞が進行し，**それを本人が苦痛として自覚しない場合**には，なかなか病気と結びつけて考えることが難しいようです．

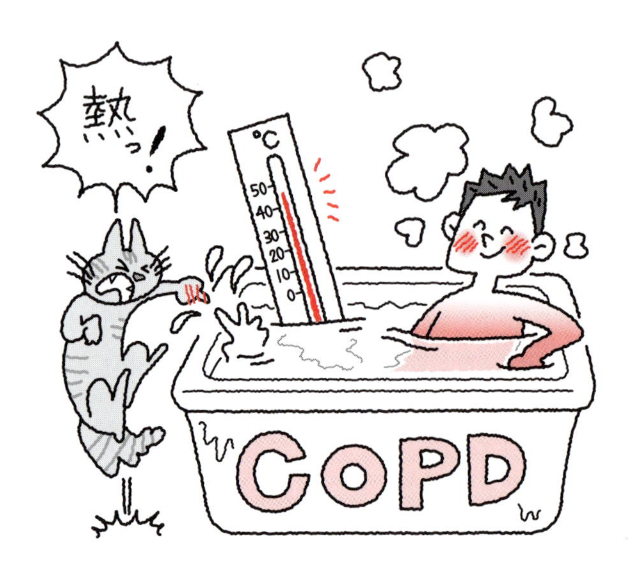

もう1つの原因は，「**肺の予備力が大きい**」ということです．肺がダメージを受けて機能が低下しても，それが徐々に進行する場合には，本人の自覚しないうちに，普段働いていない部分が失われた部分をカバーしてしまうことがあります．最近は減りましたが，かつては結核の胸郭形成術の名残で，片肺だけで生活している患者さんが多数いました．肺は1/4残存していれば社会生活を営め，1/6あれば生きていくことができます．

つらい自覚症状を軽減することは，あらゆる病気においてもっとも重要な作業ですが，仮に現在は症状が軽微であっても，COPDは将来のために積極的な治療を要する疾患であるという共通認識を持たなければならないと思います．

＊　＊　＊

最新の疫学調査によれば，わが国のCOPD患者数は700万人，うち治療をされているのは50万人，じつに650万人もの患者さんが無治療放置されています．さらにその背後には，より多くのCOPD予備軍が控えているのです．

本書を読了された暁には，間違いなくあなたも多くのCOPDの患者さんを無明の闇の中から救うことができるはずです．ともにがんばりましょう．努力することができるというただその一点において努力はもうすでに，そして常に，報われています．

（河内文雄）

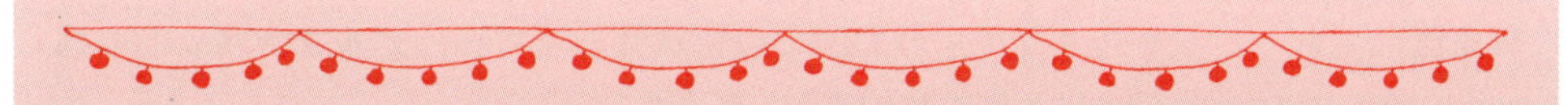

## どんなときでもウェルカム

「なんでもっと早く来なかったのですか？」というのは，医療の現場でわれわれが患者さんにもっとも言いたくなるセリフですが，同時に，もっとも言う必要のない言葉でもあります．なぜならば，過ぎたことをとやかく言っても何の役にも立ちませんし，限られた条件の中でベストを尽くすのが，とくに筆者のような町医者の使命だからです．

「ウェルカム，さあ，大急ぎで一緒に作業をはじめましょう！」これが開業以来ずっと変わらない当院のスタンスです．もちろんすべてがうまくいくわけではありません．患者さんの思い通りにならなくて，筆者がフルボッコにされたこともあります．それでもこのヤセ我慢の前向き姿勢だけは続けていきたいと思っています．

（河内文雄）

# 2 外来実況中継
## ——疫学と予防

医師会に入会している開業医は，しばしばボランティアで昼休みなどの空いている時間を利用して，地域住民の皆さんに医学講話をする機会があります．近年この機会を，COPD 啓発の貴重なチャンスとして生かすようになりました．はじめの頃は，皆さん「COPD？ なにそれ？」といった反応でしたが，最近では意識の高い患者さん方の質問がとても鋭いものとなり，答えに窮することも出てきました．恥ずかしながら，筆者がしどろもどろになりながら対応したやり取りを合成して再現してみましょう．

**住民 A**「COPD は**世界の死因第 4 位**で，それぞれの国の患者数が人口の 10％くらいいるような大きな病気だというのに，なぜ日本では名前も知られておらず，患者数もわずか 0.2〜0.4％ しかいないということになっているのですか？」

**外来医**「もともと，わが国では『肺気腫』と『慢性気管支炎』という別の名前に分かれていたのですが，病気が発症する原因とメカニズムが同じなので，現在では専門家の提唱で，COPD という 1 つの病気として扱うことになっています．各所でその混乱がまだ続いている可能性があります」

**住民 B**「それはどの国も同じなのではありませんか？ COPD という名前が世界的に用いられるようになったのは，**1987 年の米国胸部学会**からだと理解していますが」

**外来医**「!! おっしゃる通りです．わが国での特殊性としては，**アルファベットの病名になじみにくいということも考えられます**」

**住民 C**「それだけで 10％ と 0.2％ の差が出るのはおかしいですね」

**外来医**「……．諸外国における人口の 10％ の有病率というのは疫学調査の結果で，その 10％ の患者さんがすべて医療機関を受診しているわけではありません．2004 年に発表されたわが国初の疫学調査の NICE study★1 でも，日本人の 40 歳以上の 8.6％ に COPD が認められています．疫学的有病率に関しては諸外国とそれほど差がありません．その中で，**実際に医療機関を受診されて COPD の診断がついた例**が，わが国では人口の 0.2〜0.4％ ということです」

**住民 D**「諸外国ではその割合はどんなものですか？」

**外来医**「申し訳ありません．具体的な数字は存じ上げません．勉強してまいります★2」

**住民 E**「世界の死亡率が第 4 位ということから考えると，日本以外の国ではけっこう多くの COPD の患者さんが見つかっているように思えますが，**日本ではなぜ**

★1 COPD 情報サイト参照 http://www.gold-jac.jp/copd_facts_in_japan/
★2 筆者も生涯学習中です

正しく診断されないのでしょう？」

外来医「残念ながら，日本では医者も患者もCOPDという病気の存在を十分に認識していませんし，また，COPDの診断に不可欠な肺機能検査★1ができない医療機関が，まだまだ多いということでもあります」

質問E「患者啓発だけでは不十分ですね」

外来医「はい，そう思っています．当地区では開業医同士でスカイプを用いて“COPDの井戸端会議”★2を行なうほか，呼吸器専門医への“検査のみ依頼”★3という活動を行なっています」

もうタジタジですね．「1987年の米国胸部学会」が一般市民の方から出てきたときには，いったいどうなってしまうのかと思いました．他にも，「COPDと気管支喘息の肺胞洗浄液はどのように違うのか？」という医師国家試験レベルの質問が飛び出してきたこともあります．

## 千葉のご老人がた，IPAG質問票の死角をつく

配布資料に関して紛糾したこともありました．それはIPAG（International Primary Care Airways Group）質問票（表I-2-1）のNo.6「朝起きてすぐたんがからむことがよくありますか？」に対する答えの「はい」が0点で，「いいえ」が3点というのはおかしいのではないか？　ということから始まりました．

筆者が，「COPDと喘息の違いを際立たせるためにこういう配点にしているのでしょう」と答えたところ，

「それですとNo.7の『喘鳴がよくありますか？』という質問で，『ある』が4点で，『ない』が0点というのはおかしいですね」

「私は喘息ですけど，天気が悪くなると調子を崩します．No.4は，『はい』の3点になりますが」

といった疑問の声がつぎつぎと上がり，私はふたたび，究極のタジタジ状態に追い込まれました．国際基準として専門家が認知しているCOPDスクリーニング法の是非を，世界の片隅の千葉（稲毛）のご老人方が論じているのは，すごい光景でした．

筆者はこうした懇話会などで，簡単な病気の説明のあと，主にご高齢の方に，「COPD啓発のためのお知恵拝借」という名目でグループワークをよく行なっています．そのテーマは日によって異なります．

- いまだ低迷しているCOPDの認知度を高めるにはどうしたらよいか？
- 長年にわたる喫煙者にタバコをやめさせるにはどうすればよいか？

など，その場で急に決まるテーマで話し合われます．すると，そのようなことを初

★1　20頁参照
★2　COPDの井戸端会議の最大の欠点は，すぐに単なる井戸端会議になることです
★3　診療情報提供書作成の手間を省略し，患者負担を軽減するためです

**表 I-2-1　IPAG の COPD 質問票**

| No. | 質問 | 選択肢 | ポイント |
|---|---|---|---|
| 1 | あなたの年齢はいくつですか？ | 40-49 歳 | 0 |
| | | 50-59 歳 | 4 |
| | | 60-69 歳 | 8 |
| | | 70 歳以上 | 10 |
| 2 | 1 日に何本くらい，タバコを吸いますか？<br>（もし，今は禁煙しているならば，以前は何本くらい吸っていましたか？）<br>今まで，合計で何年間くらい，タバコを吸っていましたか？<br>（1 日の喫煙箱数＝1 日のタバコ数/20 本（1 箱入数）<br>Pack・year＝1 日の喫煙箱数×喫煙年数） | 0-14 Pack・year | 0 |
| | | 15-24 Pack・year | 2 |
| | | 25-49 Pack・year | 3 |
| | | 50 Pack・year 以上 | 7 |
| 3 | あなたの体重は何キログラムですか？<br>あなたの身長は何センチメートルですか？<br>（BMI＝体重（kg）/身長（$m^2$）） | BMI＜25.4 | 5 |
| | | BMI 25.4-29.7 | 1 |
| | | BMI＞29.7 | 0 |
| 4 | 天候により，せきがひどくなることがありますか？ | はい，天候によりひどくなることがあります | 3 |
| | | いいえ，天候は関係ありません | 0 |
| | | せきは出ません | 0 |
| 5 | 風邪をひいていないのにたんがからむことがありますか？ | はい | 3 |
| | | いいえ | 0 |
| 6 | 朝起きてすぐにたんがからむことがよくありますか？ | はい | 0 |
| | | いいえ | 3 |
| 7 | 喘鳴（ゼイゼイ，ヒューヒュー）がよくありますか？ | いいえ，ありません | 0 |
| | | 時々，もしくはよくあります | 4 |
| 8 | 今現在（もしくは今まで）アレルギーの症状はありますか？ | はい | 0 |
| | | いいえ | 3 |

International Primary Care Airways Group（IPAG）診断・治療ハンドブック日本語版，慢性気道疾患プライマリケア医用ガイド，2005 より（「兵庫県喘息死ゼロ作戦」ウェブサイトよりダウンロード可能）

めて経験するにもかかわらず，テーブルはまるで専門家の討議ではないかと思えるほど大変盛り上がり，お年寄りからはさまざまなアイディアが寄せられます．

例えば，「電車の吊り革広告などに，COPD はなんたらかんたらと（難しく）書くのではなく，ぶっとい字で，ただひと言，**『どうすれば 80% の人に COPD を知っていただけるでしょう？』**と書けばよい．知らない人は，え？　何？　となるだろうし，もうすでに知っている人も，心に引っ掛かるに違いない」というようなご意見が，普通にポンポン出てくるのです．もうど真ん中の直球勝負ですね．若い世代だけの話し合いの場でしばしば耳にする現実から遊離しがちなものとはかけ離れたアイディアが出てくるのは，どのテーマで話し合った場合でも同じです．これがお年寄りの知恵というものなのだと思います．もしかするとわれわれの高齢者に対するステレオタイプなものの見方が邪魔をして，彼らの能力を発揮する機会を奪ってきたのかもしれません．しかるべき知的活動の場さえ与えられれば，彼らは隠し持っていた爪をやおら剝きだすのではないでしょうか？

お年寄りのこの，「手の届く範囲の関心領域に限定した知的活動にアクセスした際の生産性の高さ」は，わが国最大の休眠資源ではないかとさえ思えてきます．

## タバコによるCOPD患者予備軍の実数

さて話を戻しますと，疫学に関して現在もっとも重要なテーマは，わが国のCOPD患者数はどれくらいか，そのうちで，きちんと診断がついて治療を行なっているのは何名で，医療機関を受診していない，あるいは受診しても正しく診断されずに無治療のまま放置されている患者数はどれくらいか？　さらに，予備軍はどのくらいの数になるか？　ということです．

定義の項目で触れましたが[★1]，COPD患者数700万人，COPD治療者数50万人，無治療者数650万人とされています．問題は，**タバコ喫煙者数から推計されるCOPD予備軍の数**です．従来，喫煙者に占めるCOPDの割合は15%程度と考えられてきました．しかし，タバコ煙に曝露する機会が長ければ長いほど，またその量が多ければ多いほど，COPDの発症率は上がっていきます．「1日の平均喫煙本数×喫煙年数」であらわされるBrinkman Indexが400になると，COPD発症率は20%になるとの報告があります．日本呼吸器学会のガイドラインにも，「高齢の喫煙者では約50%に，60 pack-years以上の重喫煙者では約70%にCOPDが認められる」との記載[★2]があります．

この「**60 pack-years以上の重喫煙者では約70%**」という数字はとても重要な数字です．なぜならば，「大量長期にタバコ煙に接触すると，70%くらいの人がCOPDを発症するに足るほどのダメージを肺に受ける」という疫学調査の結果は，タバコ煙の**感受性のある人の割合は70%よりも多い！**　ことを示しているからです．

COPDと診断されるためには，肺機能検査で気管支拡張薬吸入後の1秒率が70%以下である必要があります．しかしある日いきなり1秒率が70%以下になるわけではありません．その前には長い助走期間があります[★3]．

★1　筑波大学の寺本信嗣氏の最新の疫学調査によります
★2　日本呼吸器学会COPDガイドライン作成委員会（編）：COPD（慢性閉塞性肺疾患）診断と治療のためのガイドライン 第4版，メディカルレビュー社，2013
★3　COPDケアを理解するうえで「70%」という数字が飛び交うので混同しないようにご注意ください

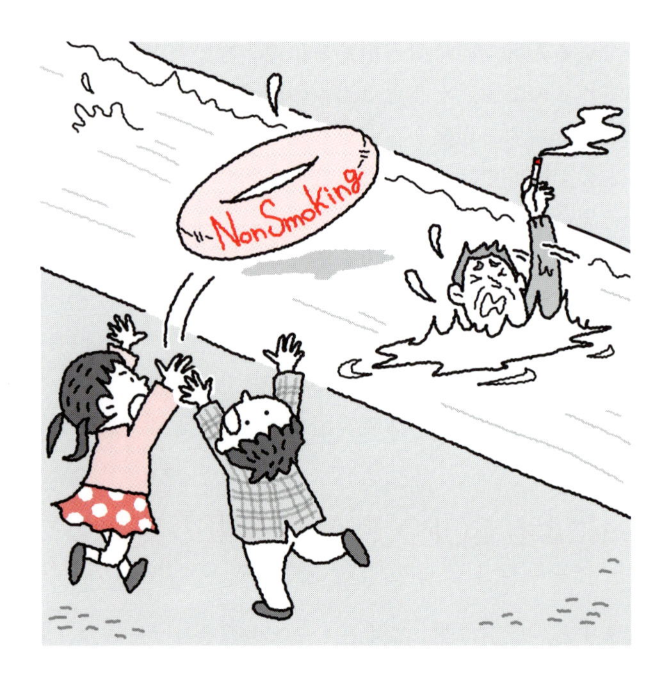


いずれにせよ，このような重要な事実が取り上げられないのには，おそらくCOPDにかねてついて回る「自己責任論」が影を落としているのでしょう．しかし，目の前の子どもの70%以上にタバコ煙の感受性が潜在している可能性を指摘されても，あなたはまだ，タバコ問題を自己責任論で片付けますか？

わが国の成人人口は約1億人で，**喫煙率**は**20%**です．その中でタバコ煙が肺機能の低下を起こすことのない（あえて最大値の）30%を除き，さらに，すでにCOPDを発症している700万人を引いた**残りの700万人**が，いわゆるCOPD患者予備軍ということになります．もちろんそのすべてがCOPDを発症するわけではありませんし，仮に発症しても早期に対応すれば悲惨な経過をたどることはありません．しかし現時点で個人レベルでの将来を予測する手立てがない以上，百害あって一利なしの喫煙習慣から離脱する人の手助けをすることは，川で溺れている人に浮き輪を投げるのと同じくらい正しいふるまいです．なぜならば重症化したCOPDでは，**生きながら窒息するような苦しさ**を味わうからです．それはまさに，**陸の上で溺れるような状況**★です．

あらゆる疾患において，予防・啓発にまさる治療はありません．この認識が広まってくれるのであれば，私もタジタジしまくった甲斐があるというものです．

（河内文雄）

★ 筆者含め多くの医療者が，あらゆる病の中で最も悲惨な末期の1つに，COPDのこのつらさがあるとみなしています

# 3 サインは「咳ばらい」——症状経過

さまざまな専門書をあらためて読み返しても，いずれもCOPDの代表的な症状は，「**咳・痰・呼吸困難**★」と記載されています．たしかにその通りなのですが，臨床現場でCOPDの患者さんを数多くみてきますと，COPDであらわれる咳や痰は，風邪や気管支炎などの呼吸器感染症の際の咳や痰とは**少し異なる**印象を持ちます．

通常，感染症では咳と痰は同時に認められますが，COPDではそれぞれ独立した症状としてあらわれる場合がしばしばあります．咳に関して言えば，**咳というよりも咳ばらい**のような症状で**飛び飛びに**出ることが多く，逆に連続的に出る場合には，後述するACOS（asthma COPD overlap syndrome）の存在を疑います．

痰に関して言えば，「電話で話をしている最中に急に痰が出てきて困る」とか，「常に喉の奥に痰がからんでいる」という訴えは，けっしてCOPDに特異的なものではありませんが，**COPDの存在を疑うべき自覚症状**であると考えています．

## 息切れの正体——COPDの「呼吸困難」3パターン

本書は教科書ではなく実地向けガイドですので，COPDの症状を網羅的に取り上げるのではなく，現場の問題に深くコミットした部分のみを重点的に述べます．と，わざわざお断りするのは，本項でCOPDの「**呼吸困難**」について掘り下げるからです．

一般的に呼吸困難という言葉であらわされる状態は3つあります．

第1は，労作時呼吸困難ないしは「**息切れ**」と言われるものです．誰でもが駅の階段を駆け上がったり，急な坂を急いで登ったりすれば，とくに病気でなくとも自覚する症状です．体が必要とする酸素を効率的に供給できないために生じます．

COPDでは肺の酸素を取り込む機能が落ちているので，それが一般の人よりも**強く**，**早く**あらわれ，さらに**長く**続きます．従来の成書がCOPDの症状を記載する場合には，大体この範囲の呼吸困難を念頭に置いて書かれているように読み取れます．

第2は，「**呼吸仕事量の増大**」によってあらわれる息苦しさです．

例えば，普通の太さのストローとその半分の直径の細いストローでジュースを飲むことを想像してみてください．細いストローではかなり力を入れて吸わなければならないことが想像できますね．じつは直径が2分の1になると，**抵抗は16倍**になります．

肺の中の空気の通り道（気道）が狭くなっても同じ状況が起こります．気管支喘息

★ ないしは労作時呼吸困難，息切れ，息苦しさ

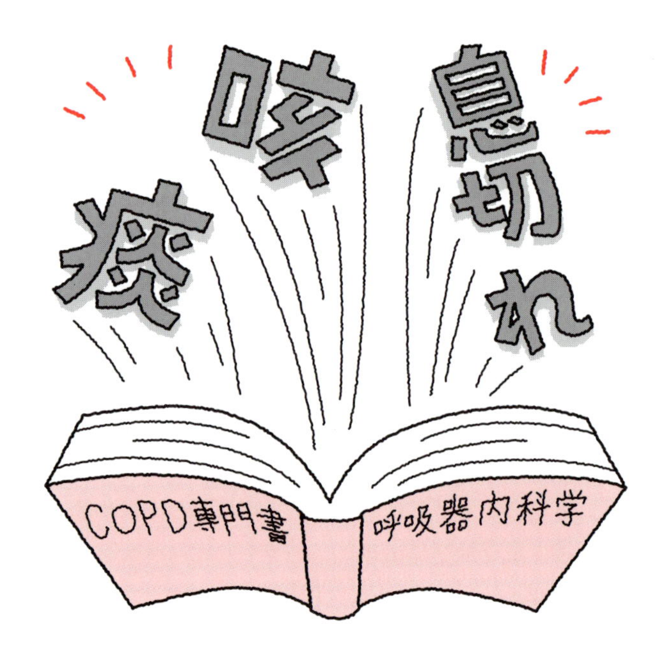


の発作で苦しいのはこのためです．治療により発作がすぐに治まる気管支喘息と比べて，慢性的に気道が狭くなっているCOPDでは，呼吸仕事量の増大は大きな問題です．

正常の成人の呼吸の仕事量は150kcal程度ですが，重症のCOPDではその仕事量が10倍，すなわち1,500kcalにもなります．COPDが進行すると患者さんが痩せてくる★のは，主にこのためです．

この呼吸仕事量の増大による息苦しさは，臨床の現場では後述する栄養療法や運動療法とも密接にコンタクトしている重要な部分ですが，なぜだか，医療の世界であまり顧みられることはありません．それでもまだ忘れ去られているわけではないだけマシかもしれません．

第3の「**空気飢餓感**」が悲惨です．

言葉は生き物ですから予想外の変わり方をすることがあります．例えば，筆者の世代で「やばい」はあまりよいイメージの言葉ではありませんでしたが，現代の若者たちには「excellent」という意味で使われることもあります．逆に，本来まじめな医学用語であった「ヒステリー」は変な色がついてしまったもので，もっとも使わなければいけない場面で，もっとも使えない言葉になってしまいました．「空気飢餓感」にも似たところがあります．近年ではパニック障害などのメンタルな原因により発症し，金魚のようにアップアップしている状況を若干揶揄するニュアンスを含んで用いられる言葉となり，本来の呼吸困難のメカニズムを説明するシーンでは，ほとんど使われなくなってしまいました．

★ 27，104頁参照

しかし，この言葉でなければあらわすことのできない病態があります．COPD では，他の呼吸器疾患よりもこの言葉は重要な役割を果たさなければなりません．なぜなら，肺が**過膨張**をきたしているからです．

どうぞ今，大きな息を吸ってみてください．誰でも正常であれば，深く大きく息を吸い込んだとき，「ああ吸い切った」という感覚があるものです．ところが，「**自分ではまだ息を吸いたい**」さらに「**吸い切ったという感じがちっともしない**」のに，「**もうこれ以上息を吸うことができない！**」というときに感ずる息苦しさが「空気飢餓感」です．

定義の項目でも少し述べましたが，大事な部分なので再度復習します．

COPD で肺がふくらみ過ぎた状態（過膨張）になるのは，息を吸うときには細い空気の通り道（細気管支）が開いて肺の奥まで空気が入りますが，息を吐くときには圧力がかかって細気管支が潰れるチェックバルブ状態となり，それにより「エアートラッピング」という空気が肺の中に閉じ込められる現象が長期にわたり続くためです．息を呼出した後でも肺の中に一定量の空気が残りますが（残気），エアートラッピングによりこの残気の量が増えるということは，新しく息を吸いはじめたときに，もうすでにある程度息を吸っているのと同じことですから，「もっと吸えるはずだが？」という意識と，実際に吸える空気の量との間にギャップが生じることになります．これが空気飢餓感の本態です．

＊　＊　＊

あるとき，製薬メーカーで働く MR 氏がポツリと言いました．

「この薬を使っても，1 秒量がたかだか 200 mL 改善するだけです．これで『病気がよ

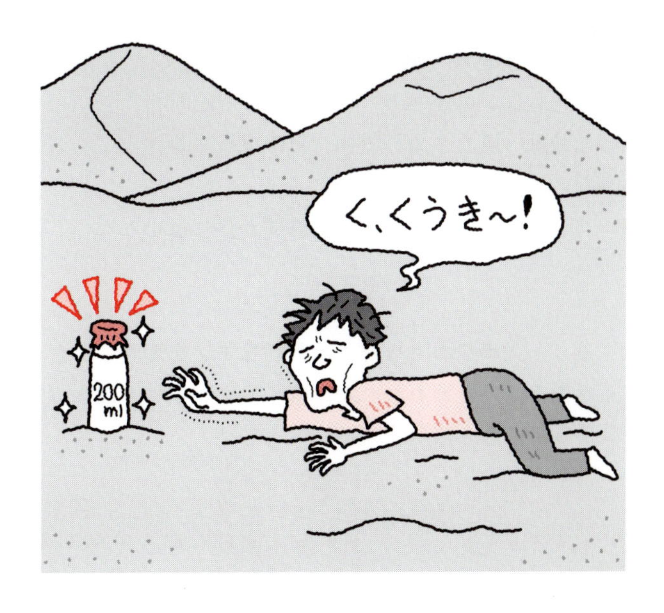

くなる』と宣伝して本当によいのかとずっと悩んでいます」
筆者は彼に上述の説明をしてから，こう伝えました．
「200 mL よけいに吐けるということは，200 mL よけいに吸えるということです．『もうこれ以上吸えない』というところから，牛乳ビン 1 本ぶんもさらに吸えれば，苦痛は相当に減るでしょう．それで患者さんが楽になるのだからいいじゃないですか」
それで彼の顔はパッと明るくなりました．たかが 200 mL，されど 200 mL です．このわずかな数字を積み重ねて少しでも患者さんの苦痛を軽くすることが，われわれの使命です．

（河内文雄）

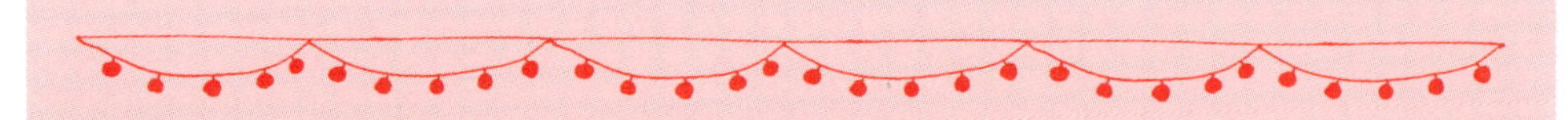

## タバコとクジラ

喫煙者：タバコを吸うことが，健康によくないことは知っている．
鯨好き：クジラを食べることが，かわいそうだと思うこともある．
喫煙者：でも，なぜタバコばかり問題にするのか？　タバコを吸うのは個人の嗜好の問題じゃないか．健康によくないということを問題にするのだったら，なぜアルコールを禁止しないのか？
鯨好き：でも，なぜクジラばかり問題にするのか？　クジラを食べるのはその国の文化じゃないか．生き物を殺すことを問題にするのだったら，なぜビーフステーキを禁止しないのか？
禁煙団体：宮崎駿の映画『風立ちぬ』の中には喫煙シーンが出てくるので，上映を禁止すべきだ！
シーシェパード：クジラを食べる人間を絶対許すわけにはいかない．徹底的に追い詰める！

あらゆる原理主義は，大事なコトを妨げ，大切なモノを壊していきます．
禁煙を是とする活動を続けるわれわれが，常に心がけなければならないのは，人間としてのバランス感覚であると思います．

（河内文雄）

# 4 真犯人の正体は
## ——病因

世界で最初にCOPDの医学研究論文が出たのが，1679年[★1]でした．そんな昔からCOPD[★2]は発見されていたのですが，最初は，現代のようにタバコが原因とは考えられてはいませんでした．その当時，タバコは「**優れた薬効を持つ薬草**」と考えられていたからです．また，1600年代において，喫煙者は時の権力者からさまざまな弾圧を受けたため，タバコはそれほど一般的な嗜好品でもなかったのです．だから，COPDの原因は**大気汚染**や**遺伝的要素**から来るのではないかと考えられていました．その当時のヨーロッパでは家庭で使ったり，工場で使ったりする石炭の燃焼による大気汚染がひどく，法律で使用を制限しなければならなくなるほどでした．

日本でも昭和の時代は大気汚染がひどかった時期がありました．現在でもヨーロッパに比べると，まだまだ日本の大気は澄んでいるとはいえません．ただ，中国ではPM 2.5の世界基準の上限は25μg/m$^2$なのに平均値が100μg/m$^2$です．高いときには800μg/m$^2$まで上昇することがあるほど中国の大気汚染は深刻で，肺がんは以前の4倍に発症率が上昇しています．いずれCOPDの患者さんも増えてくるでしょう．

ちなみに日本の喫煙自由な居酒屋では，このPM 2.5の値は700μg/m$^2$にも達します．

現在の日本では大気汚染の関与もありますが，COPD患者の**約90%には喫煙歴**があります．COPDによる死亡率は，喫煙者では非喫煙者に比べて約10倍高いのです．

喫煙の本数と年齢が上がるほどCOPDの発症率は上がります．長い期間タバコの煙にさらされているとCOPDにどんどんなりやすくなるのです．

### 真犯人の仮説は２つ

COPD発症のメカニズムは現在，2つの説によって説明されています．

1つは，**オキシダント・アンチオキシダント不均衡仮説**です．

タバコの煙には多量のオキシダント（活性酸素，一酸化窒素など）が含まれています．そして，そのオキシダントとそれに対抗するアンチオキシダントのバランスが崩れることが原因になると考えられています．

オキシダントとは，強力な酸化力を持った物質です．人体の中に入って，細胞，組織を酸化させてしまうのです．極端な言い方をすれば，体をサビつかせる物質です．

★1　Thomas L Petty：The history of COPD. Int J Chron Obstruct Pulmon Dis 1：3-14, 2006. http://www.ncbi.nlm.nih.gov/pmc/articles/PMC2706597/
★2　その頃は「肺気腫」と呼ばれていました．35頁参照

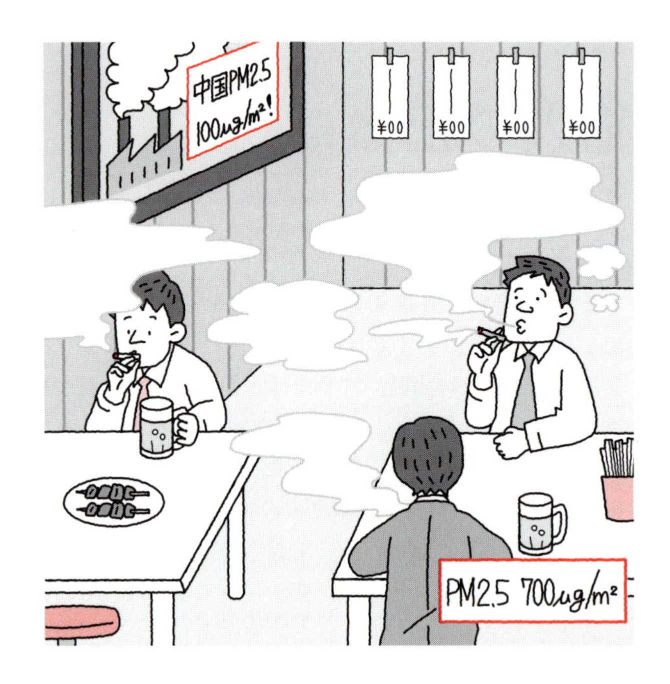


肺の細胞がサビついたらどうなるでしょうか？ ボロボロになりますね．そうなると肺胞の壁がどんどん失われていきます．小さな部屋がたくさんある家があったとしたら，その壁を全部取り払って大きな部屋に再構成するようなものです．家の場合はむしろ都合がよくなるときもあるとは思いますが，肺の場合は，酸素を取り入れている大事な壁が失われてしまうのです．よいことは何もありません．しかもその後，壁が元どおりになることもありません．

アンチオキシダントとは，そのような人体にとって害になるオキシダントの働きを止める物質です．オキシダントの量が多過ぎてアンチオキシダントで体を守りきれなくなってしまった場合，もしくは単にアンチオキシダントが減ってしまった場合に，肺の細胞が破壊されて COPD になってしまうのです．

もう 1 つの仮説は，**プロテアーゼ・アンチプロテアーゼ不均衡仮説**です．

プロテアーゼは肺の組織を構成するコラーゲンを溶かす蛋白分解酵素です．そしてアンチプロテアーゼはその働きを抑制し，調整する働きを持っています．本来ならプロテアーゼは肺の組織を溶かして，作り直すという過程を経て肺の修復を担っている重要な酵素です．ところが，タバコの煙が炎症細胞に作用することによって，さまざまな伝達物質が放出され，プロテアーゼの一種である好中球エラスターゼなどが増えるのです．この増えたプロテアーゼがアンチプロテアーゼを数のうえで凌駕し，そのバランスが崩れると肺の組織を破壊し，COPD をひき起こすのです．

この仮説を明らかに説明することができる遺伝病があります．**$\alpha_1$-アンチトリプシン欠損症**という病気です．$\alpha_1$-アンチトリプシンとは好中球エラスターゼの働きを抑制し制御してくれている酵素です．この病気では，その大切な物質がなくなっているのです．肺が壊され続けて最終的に COPD になります．この病気は，**欧米人の発症率は 5,000 人に 1 人**の割合ですが，**日本人では 500 万人に 1 人**しかいません．この病気を日本では臨床上，COPD の原因疾患として鑑別診断にあげることは滅多にないのですが，病気のメカニズムを考えるうえで重要です．

そして，この 2 つの流れをひき起こすのはタバコの煙による慢性の炎症です．長期にわたる喫煙がその炎症を持続させ，持続した炎症がじわじわと末梢から肺を破壊していくのです．タバコを止めない限りはこの炎症を止めることはできませんし，恐ろしいことにタバコを止めても，**肺の炎症は長期間持続する**のです．バーベキューの終わった後の炭火のようです．

ここまでは主に肺を障害して破壊する物質について考えてきましたが，肺も自分で壊れたところを修復することができるのです．そこで，修復のメカニズムは一体どうなっているのか考えてみましょう．肺障害が起きても修復してくれる物質があると肺は回復します．回復できないほど肺が線維化してしまうともう戻れなくなります．COPD は回復できないところまで進行して初めてその病態が明らかになります．その修復してくれる物質の 1 つに VEGF（vascular endothelial growth factor）というものがあります．これは本来血管を増殖させる因子です．この VEGF を持っていないマウスを作ってみると，そのマウスたちは肺が壊れても修復されないのです．その肺はまるで COPD と同じになるのです．

＊　＊　＊

いずれの説にせよ，COPD はタバコや大気汚染などがきっかけとなり攻撃側と防御側のバランスが崩れて，攻撃側が優勢になるように傾いたことによって起こるのです．

バーベキューの炭火は楽しい思い出を残してくれますが，タバコは苦しい未来を残してくれます．

**文献**

・西村 正治：COPD の病因・病態，日呼吸会誌 42(8)，700-704，2004.
・別役 智子：COPD の病態研究に関する最近の進歩，日呼吸誌 3(3)，323-328，2014.

（池田雄次）

# 5 スパイロメトリー現場術
## ――生理検査

### スパイロメトリーとは？

外来で手軽に使えるスパイロメーター（spirometer）という医療機器を用いて行なう検査が，スパイロメトリー（spirometry，方法）です．肺活量や1秒率などの検査が，外来や検診の機会に簡便な機器によって行なうことができます．

COPDの診断には，大病院の施設でなければ実施できない残気量の測定や拡散障害の測定までは必要なく，スパイロメトリーさえできれば十分です．ただし，外来で**実際の術者になる看護師の手順によって結果が左右される**ことに留意しましょう．数式の理解は学生時代にすませておき，現場では，正しい機器操作と被検者の様子観察がなによりです．

それでは実際の検査結果を見ながら学んでいきましょう．

大量長期の喫煙歴のある69歳，身長158cmの男性の結果（表I-5-1）です．

肺機能検査の結果は，年齢・性別・身長で決まっている「**予測値**」と，実際に今測った「**実測値**」の差を比較して判断する場合がよくあります．

**表I-5-1　検査結果―69歳男性の例**

［肺活量測定］

| | 単位 | 予測値 | 実測値 | % |
|---|---|---|---|---|
| VC | L | 3.27 | 2.34 | 71.5 |
| ERV | L | | 1.15 | |
| IRV | L | | 0.63 | |
| IC | L | | 1.19 | |
| TV | L | | 0.56 | |

［努力肺活量測定］

| | 単位 | 予測値 | 実測値 | % |
|---|---|---|---|---|
| FVC | L | 3.20 | 1.85 | 57.85 |
| $FEV_1$% | % | 80.63 | 50.27 | 62.3 |
| MMF | L/s | 2.95 | 0.42 | 14.2 |
| EXTime | s | | 10.31 | |
| Vext | L | | 0.12 | |
| AT | | | 20.94 | |
| $FEV_1$/VCpr | | | 29.62 | |
| PEF | L/s | 7.52 | 1.84 | 24.4 |

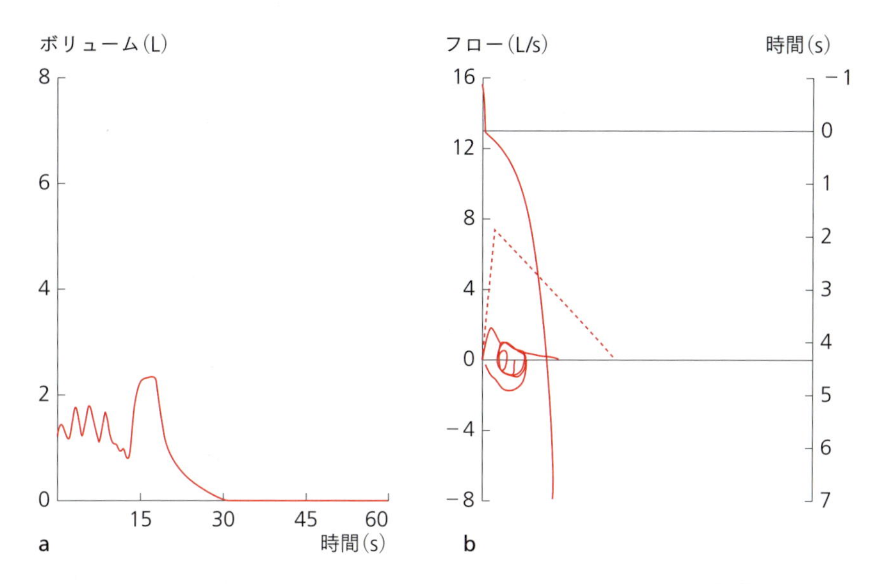


**図Ⅰ-5-1 肺気量分画**（a）**とフローボリューム曲線**（FV **カーブ**，b）**—69 歳男性の例**

## 肺気量分画

はじめに肺気量分画の測定をします．まず被検者がマウスピースをくわえた状態で，看護師が数回「**吸って〜吐いて**」と普通の呼吸を促すと，図Ⅰ-5-1a の肺気量分画（スパイログラム，spirogram）のようにこの場合は 3 度，小さい波が連続して記録されます．これで**一回換気量**（tidal volume：TV）がわかります★1．

実際の検査では，その後で「**大きく息を吸って！**」との看護師の合図を受けると，波形は上に振れます．そして被検者が 2，3 秒程度かけて十分に息を吸ったところで，今度は「**全部吐いて〜**」．吐き切るには吸った以上の秒数が必要になることに留意しましょう．検査前にあらかじめ「**想像以上に疲れますよ**」と説明しておきます．

ここで波形は下に振れます．このもっとも高いところともっとも低いところの間が**肺活量**（vital capacity：VC）です．この例では 2.34L です．

**肺活量は，予測値と比較して**（%VC）**80% 以上が正常，80% 以下は拘束性障害**★2と判断されます

この例の %VC は 71.5% ですから，まず「**拘束性障害**」と診断が付くことになります．

★1　安静時に 1 回の呼吸で出入りする空気の量．COPD 診断とはあまり関係がないので，本項では気にしません．人工呼吸器管理では重要な指針になります．93 頁参照

★2　タガをはめられているような状態

## フローボリューム

次に**フローボリューム**（flow volume：FV）を測ります（図Ⅰ-5-1b）．前項同様，被検者に普通の呼吸を繰り返してもらってから，これ以上吸えないところまで一気に空気を吸って，合図とともに一気にそれを吐いてもらいます．「**ゆっくりと最後まで息を吐いて！　……吐いて・吐いて…まだ・吐き切って！**」と，**しつこいぐらい，この検査を初めて受ける被検者が驚くぐらいに声かけを続ける**のが重要です．COPDや喘息に罹患していると，その患者さんの空気の通り道が狭くなっていますので（気道狭窄），呼気の延長が起こり，細い息が長く続きます．検査の担当者がしつこいほど，もっと！　もっと！　と声をかけるのはこのためです．そのようにして記録されたものが，図の赤い実線がぐるぐると示す**フローボリューム曲線/カーブ**（FVカーブ）です．このかたち自体がCOPD治療の未来を支える，とても重要な情報を与えてくれます．

### FVC

大きく息を吸い込んで一気に息を吐くことによって測定される肺活量を，**努力性肺活量**（forced vital capacity：FVC）と言います．この例では1.85Lです．先ほどのVCと比べると同じ肺活量でも少ないですね．正常な人ではVCとFVCの差はほとんどありません．**この差が大きくなる**ことも COPDの重要な所見の1つです．

正常な肺は，細かく枝分かれした樹木のような気管支〜細気管支と，数億個の肺胞

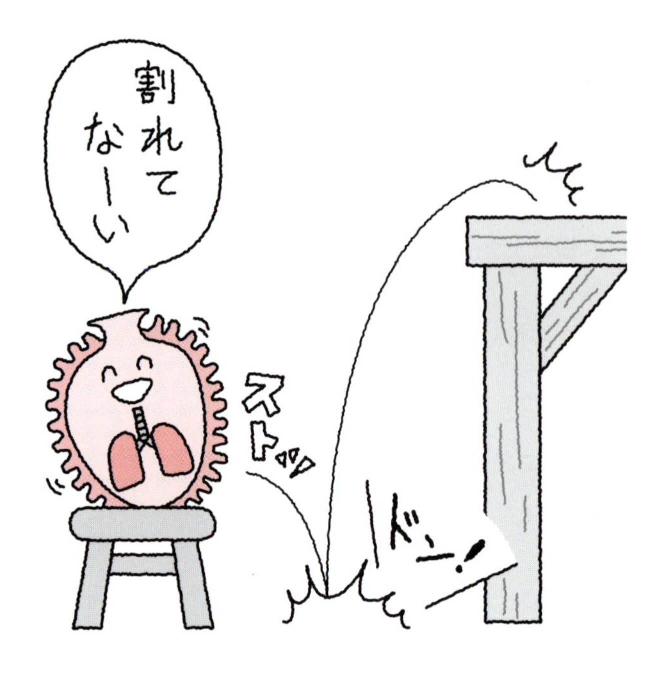

で満たされており，肺胞の表面積は 100 m$^2$ にも及びます．強く息を吐くことによって胸腔内圧が高まっても，それらが圧を分散して壁の薄い細気管支が潰されることはありません．**荷物を落としても，周りのスポンジが緩衝材となって中の壺が割れないのと同じ理屈です．**

それに対し，COPD では肺胞の破壊が進行し，肺胞壁の表面積が減少しているので，強い力で息を吐こうとすると，圧力が構造的に弱い細気管支に直接伝わり，それを潰してしまいます．その結果，肺の中に空気の流れが極端に悪い部分が生じ，場合によって**肺の中に空気が閉じ込められて**しまいます．そのため VC と FVC の差が大きくなります．

### 1 秒 率

さて，COPD の診断でもっとも重要で，現場での落とし穴にもなるのが，世界的にガイドラインの診断基準ともなっている 1 秒率（forced expiratory volume in one second percent：$FEV_1$%）です．勢いよく息を吐いた場合の最初の 1 秒間の量を 1 秒量（forced expiratory volume in one second：$FEV_1$）と言いますが，それを努力性肺活量（forced vital capacity：FVC）で割ったものです[★1]．

この例の $FEV_1$% は 50.27% となっています．70% 以下ですから「**閉塞性障害**」ありということになり，%VC も 80% 以下でしたから，拘束性障害と併せて「**混合性障害**」ということになります．

検診でなく，入院患者やすでに高齢でほかの呼吸器疾患を罹患されている方に対しては，通常，気管支拡張薬吸入前後の 2 回行なう検査です．しかし，FV カーブの検査はかなりの負担[★2]となり，また気道粘膜に刺激を与えるため，本例のように，すでに得られた情報から最初から COPD を強く疑うケースでは，**まず短時間作用性 $\beta_2$ 刺激薬を吸入して，1 回だけの検査で結論を出す**ようにします．

### %PEF と %MMF

**図 I -5-1b** の点線であらわされている**三角形の山**は正常例です．**実線**が実際の FV カーブで，山の高さがずいぶん違います．この高さは，もっとも勢いよく息を吐ける瞬間の空気の量を，1 秒あたりのリッター（L/s）であらわしたもので，ピークフロー（peak flow：PEF）と呼ばれます．空気の通り道が狭くなると値がすぐに反応して下がります[★3]．

ここで検査結果の表を見直すと，「MMF」の数値がずいぶん低い[★4]ですね．これは**最大中間呼気流量**（maximal mid-expiratory flow：MMF）と言って，従来 silent area[★5]

★1　お互い実測値同士の比率なので，% はあとに付きます．%VC や %PEF や %MMF などではすべて % が前に付きます．これは実測値を予測値で割ったということをあらわしています．実際に測った値が，年齢・性別・身長が全く同じ人の平均と比べて，どのくらい違うのかということを見るためです

★2　健康な成人でも，息を吐き切る運動を繰り返すのは息切れするものです．

★3　PEF の測定だけでしたら簡便な機器で済みますので，気管支喘息の自己測定（セルフアセスメント）によく用いられます

★4　予測値 2.95 だったのが，実測値 0.42【14.2%】

★5　沈黙野．傷ついても症状・障害が出ないとされる領域

とされてきた**肺の末梢病変を反映する指標**として活用されているものです．正常であれば，一気にピークに達したあと，呼気の流量は一定の割合で下がっていきます．空気の通り道が末梢まで開いているので，気道抵抗が変わらないからです．そのためFVカーブの下行脚は直線になります．それに対して，ただでさえ狭い細気管支レベルで，空気の通り道が潰れるような病態があると，急に呼気時の抵抗が増えるので，呼気の流量は急速に下がります．抵抗に逆らって無理に空気を通そうという状況が続くために，呼気の延長が起こります．したがって，正常の三角形の山と比較すると，細気管支レベルに広範に病変がある場合，FVカーブの下行脚は気道抵抗の変化を反映して，**中間部分が凹んだ特有の形**を呈するようになります．それを**定量的に数値であらわしたものが**MMFです．

手技の差（検査をする人がうまいか下手か）や，患者さんの息を吐くタイミングや力の込め方の影響を受けやすく，他の指標と比べて再現性があまりよくないので，従来は参考程度にしか扱われてきませんでしたが，今，その価値が見直されつつあります．

COPDは徐々に進行する病気ですから，早期に診断して早期に治療を開始できれば，慢性呼吸不全への進展を食い止められなくとも，その進行を遅らせることはできます．いまのところ確定した単独の早期診断の手法はありませんが，実地臨床の場でその有用性が幅広く認識されているのが**FVカーブの形のパターン認識**です．下に凹という特有なカーブと%PEF，%MMF，さらに喫煙歴，家族歴，活動性の変化，症状経過，易感染性，感染後遷延性咳嗽の既往，などを総合的に判断すれば，外来医受診の段階で，早期の暫定診断は十分につけられます．

## 「正常」の落とし穴

最後に，もっとも重要な落とし穴について．スパイロメーターは，どのメーカーの機器でも被検者にすぐお渡しできる用紙があり，「**換気障害区分図表**」（図I-5-2）が最後につけられています．

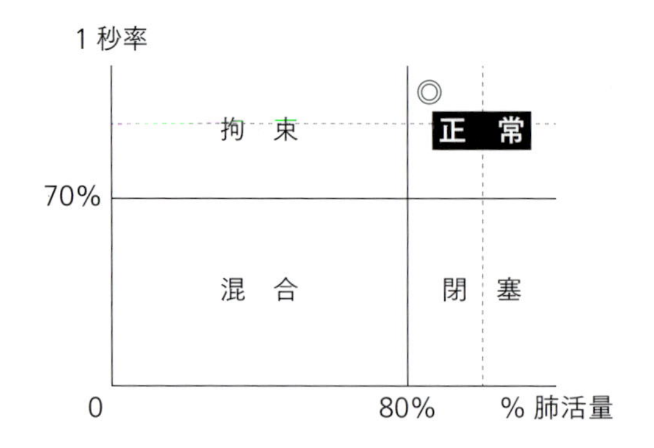


**図I-5-2　換気障害区分図表―69歳男性の例**
「正常」と機械的に印刷されるところがスパイロメトリーの限界です

ここで1秒率が70%以上で肺活量が80%以上だと，**その他の要因がどれだけ悪くても，「正常」と印刷されてしまう**のです．この用紙を渡すだけではCOPD予備軍の予後を救うことができません．「まだ喫煙できる？」という誤解も与えかねません．COPDの全体像・悲劇を理解したうえで適切な情報を患者さんに伝えられるようにしましょう．

## 「喫煙歴なし」検査結果のどこが「おかしい」か？

最後にもう1例，重症COPDの検査結果を示します（表I-5-2，図I-5-3，4）．

さて，この結果のどこが「おかしい」，つまり，「正常ではない」でしょうか．ノーヒントでわかった人はすばらしい！

一見すると，とくに問題のなさそうな重症COPDの検査結果です．FVカーブでは，強制呼出時の流量が安静呼出時の流量を下回っています．高度に進行したCOPDの特徴です．42歳でここまでいってしまうのは，相当のヘビースモーカーだったのでしょうか？　……あれ？　病歴を確認すると「**喫煙歴なし**」になっている！

さらに細かく実測値を見ていくと，%VCが86.8%なのに対し%FVCは69.7%で，かなり違います．COPDではVCよりもFVCが少ないのは特徴の1つですが，それぞれ3.77Lと2.97Lと800mLも差があるのは不自然です．このような場合には**空気漏れ**を考慮しなければなりません．強く息を吐くときに，マウスピースをしっかり密着させないと漏れる場合があります．空気が漏れないように時間をおいて再検したら，VCとFVCの差は半分以下になりました．喫煙歴なしは，「**今は**」吸っていないということだったそうです．

**表I-5-2　検査結果―重症COPD患者の例**

［肺活量測定］

| 単位 | 予測値 | 実測値 | % |
|---|---|---|---|
| VC　L | 4.34 | 3.77 | 86.8 |
| ERV　L | | 1.50 | |
| IRV　L | | 1.19 | |
| IC　L | | 2.27 | |
| TV　L | | 1.08 | |

［努力肺活量測定］

| 単位 | 予測値 | 実測値 | % |
|---|---|---|---|
| FVC　L | 4.26 | 2.97 | 69.7 |
| $FEV_1$%　% | 86.04 | 46.80 | 54.3 |
| MMF　L/s | 4.40 | 0.70 | 15.9 |
| EXTime　s | | 4.95 | |
| Vext　L | | 0.06 | |
| AT | | 21.22 | |
| $FEV_1$/VCpr | | 36.10 | |
| PEF　L/s | 8.74 | 3.86 | 44.1 |

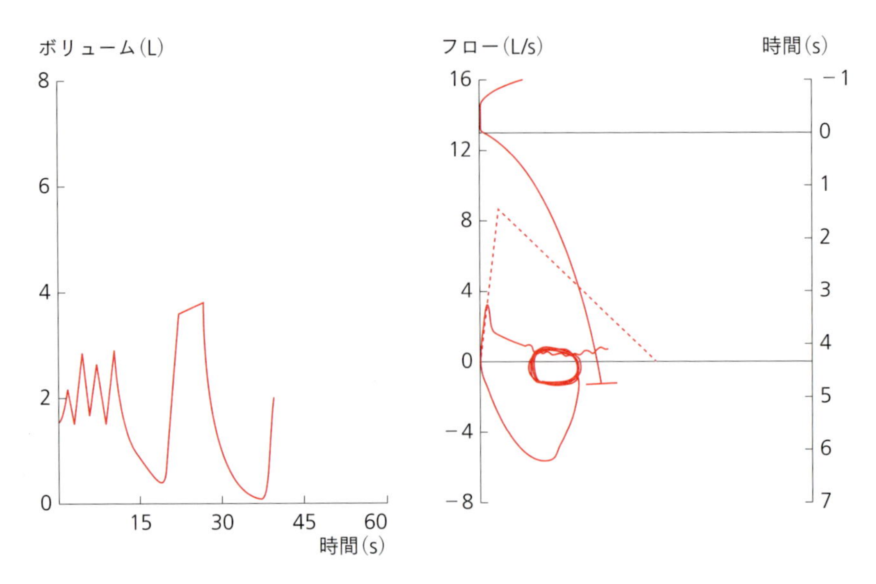


**図Ⅰ-5-3 肺気量分画とフローボリューム曲線—重症 COPD 患者の例**

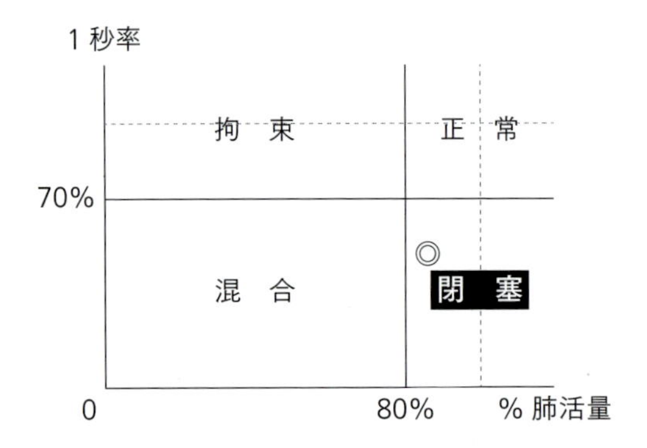


**図Ⅰ-5-4 換気障害区分図表—重症 COPD 患者の例**

＊ ＊ ＊

人間が行う検査で小さなミスはつきものであるし，医師が確認しても埋もれていた病歴を，看護師が確認することで浮上することもあります．ご注意を．

（河内文雄）

# 6 COPDの栄養療法

## 「栄養療法」という呼称

本来このテーマは，栄養指導ないしは食事療法と呼ぶべきかもしれません．しかしCOPDで問題となるサルコペニアやフレイル★1に対する，積極的な栄養摂取の必要性と有用性を勘案したとき，そうした攻めの業務内容をあらわす，よりふさわしい呼び方があるのではないかと思います．医療はもともと，**団体戦のみの精神的総合格闘技**です．COPDはとくにその色彩が強く，栄養士の方々にも，専門技能を生かしてチームメンバーとして治療チームにご参加いただきたく，本書では**「COPDの栄養療法」**という呼称で統一したいと思います．

## なぜ体重が減少する？

肺のもっとも重要な働きは，空気中の酸素を取り込んで，体の中の二酸化炭素を外に捨てることです．COPDではこのガス交換の能力が著しく落ちています．そうすると，生きていくために必要な酸素を体内に取り込むためには，呼吸筋に負担をかけながら換気量を増やさなければなりません．すなわち呼吸そのものの仕事量が増えるということになります．症状経過の項★2の復習ですが，健常者であれば呼吸に伴うエネルギー消費は150 kcal程度ですが，COPDが重症になると，その消費カロリーは健常者の10倍にも達すると考えられています．

またCOPDは従来肺の慢性の好中球性炎症と考えられてきましたが，じつは血液中のTNFなどのさまざまなサイトカインも上昇しており，現在では全身の炎症性疾患と考えられています．要するに体の中でボヤがくすぶっているようなものですから，全身のエネルギー消費は増大します．その値は，健常者の1.5倍ほどにも及ぶとされています．

このようにCOPDでは体から逃げるエネルギーが多いのに，逆に体に取り込むエネルギーは不足しがちです．COPDでは肺の過膨張により横隔膜が低下し胃を圧迫します．そのためすぐに満腹感が出てきます．また，COPDに伴う低酸素血症や高

★1　104頁参照．フレイルは2014年5月に日本老年医学会が提唱した「虚弱」をあらわす新しい言葉です
★2　13頁参照

二酸化炭素血症は消化性潰瘍の原因となり，その合併頻度は20〜40%との報告があります．さらに従来COPDでは高率に胃食道逆流症（GERD：gastroesophageal reflux disease）の合併が多く，これもまた食欲を落とす一因となります．

もう1つ忘れてならないのは，**精神的な影響**です．ほとんどの患者さんには喫煙歴がありますから，彼らの心を占めているのは**自責の念**です．自業自得とあきらめようとしてもあきらめ切れない気持ちだといいます．さらに病気について学べば学ぶほど，厳しい記述に出会うことになります．徐々にではあっても進行性の疾患が心身に与えるストレスは，健常者には想像しがたいほど大きなものです．さて，これだけ多くのハンディキャップを背負いながら，それを弾き返して無理にでも食べなければならないのですから，その目的を果たすためには，それ相応の工夫が必要です．

## COPDではなぜ栄養療法が必要？

1日に摂取するカロリーよりも消費するカロリーが多いと，生体は自分の身を削ってエネルギーを確保しようとします．通常は蓄積された脂肪を燃焼してエネルギーを得ようとしますが，出納バランスがマイナスに傾いた状態が長く続くと，今度は体を構成する蛋白質まで動員し始めます．これを**蛋白異化**といい，近年話題となるサルコペニアはこれが主因です．四肢の筋肉の量が減少すると，徐々に運動量が減り，COPDの患者さんではウォーキングなどによる呼吸リハビリテーションが効率的に行なえなくなります．さらに呼吸筋まで減少すると，十分な換気が行なわれなくなり，単位時間あたりに体に取り込む酸素の量が減りはじめます．すると生体は酸素の

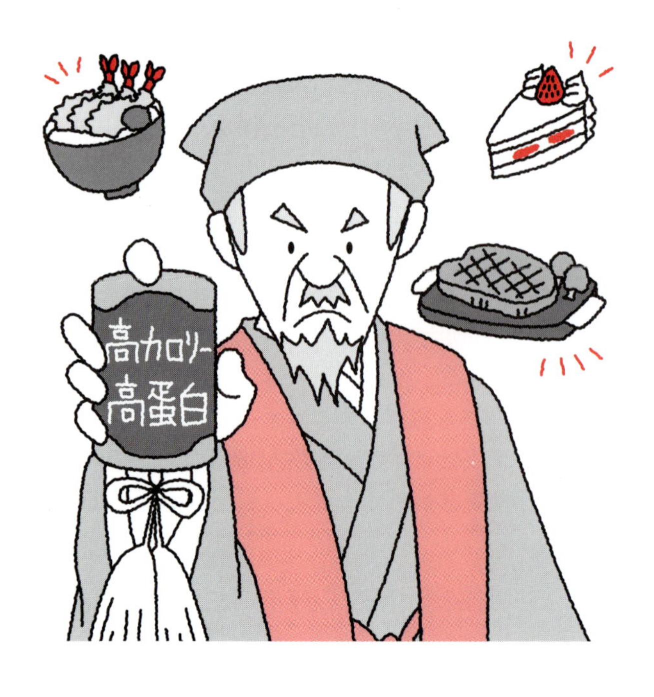

消費を抑えるため，ますます体を動かさなくなりますので，一気に悪循環の道を突き進むことになります．

したがって，COPDの患者さんが食事を多く摂る目的は，消費するカロリー以上のカロリーを摂取して換気効率を高めることと，**蛋白異化により失われた筋肉量を蛋白同化によって取り戻す**ことであって，やみくもに体重を増やせばよいというものではありません．この目的を達成する食事の内容をひと言であらわせば，**高カロリー高蛋白食**ということになります．

## COPDの実際の食事

COPDの患者さんは腹部膨満によって食欲が落ちやすいため，少量で多くのエネルギーを得るためには，意識的に脂肪の摂取を増やす必要があります．ただし脂っこい食事はもたれやすく，同じような食事が続くと食事に対する拒否反応が出てしまいます．

**食事療法の基本は，ベース・バランス・バラエティ**（base・balance・variety）です．**ベース**というのはその患者さんがどのような病的状況にあって食事療法をしなければならないかという元となる条件です．例えば，1日の摂取カロリー制限が糖尿病で1,800 kcalであるとか，腎炎で40 gの蛋白制限があるとか，膵炎で脂肪が30 g以内とか，COPDで2,400 kcal目標などがこれに相当します．

**バランス**とは，特定の栄養素のみ突出して多く摂取したり，逆に極端な制限をしたりしてはいけないということです．炭水化物・蛋白質・脂肪・ビタミン・ミネラルの五大栄養素をバランスよく組み合わせ，ベースに合わせた量的調整を行なうことが，いつの時代でも食事療法の基本です．人類が培ってきた食習慣あるいは食事の内容というものは，気の遠くなるような長い年月を生き抜いてきた人類の叡智の結晶でもあります．

**バラエティ**というのは，例えば炭水化物であればご飯・パン・麺類など，蛋白質であれば肉・魚・豆腐など，さらに同じ肉でも牛肉・豚肉・鶏肉といった具合に，日々の食事に変化をつけることが好ましいということです．人間には好き嫌いがありますから，絶対的にバラエティが必要というわけではありませんが，少なくともCOPDの患者さんが，食事に飽きないためには有効な手段となることでしょう．

さらにCOPDの食事で効果が期待されているのは間食です．先ほど述べたように，COPDの患者さんは肺の過膨張にともない腹部膨満感が出やすいので，一度に多くの食事ができません．そのため間食などをうまく利用して食事の回数を増やし，一日あたりの摂取カロリーと摂取する蛋白質を多くする必要があります．

好きなものは何を食べてもかまわない，間食のケーキも食べ放題というのは，多くの疾患が食欲との闘いであることを考えれば，とても贅沢な食事療法かもしれません．

（河内文雄）

# 7 画像検査から読み解く3つの病変

ここまでの項目で，「長年の喫煙歴がある方★1」で，「**咳ばらいや，痰，労作時の息切れが出現し**★2」，「呼吸機能検査で1秒率70%未満を示す★3」とき，COPDと診断されることが解説されました．ここで筆者が担当する画像検査，胸部X線や胸部CTには，「COPDの診断基準に入っていないのに，なぜ検査をするのか？」という疑問がわいてこられるかもしれません．その通りです．胸部画像検査ではCOPDと診断できません．COPDは画像で診断するのではなく，呼吸機能から診断する疾患だからです．外国のガイドラインにも日本の呼吸器学会のガイドラインにも胸部の画像検査は診断基準のどこにも入っておりません．でも，**実はとてもおもしろいこと**，重要なことを教えてくれる検査です．

## 胸部単純X線写真でわかること

まず，COPD患者さんの特徴的な胸部単純X線写真（図I-7-1）です．どんな所見が読み取れるでしょうか？ いきなりのX線読影，難しいですよね．画像からは，とくに早期のCOPDや肺気腫を診断することは非常に困難といわれています．胸部X線写真には肺胞の破壊をあらわす肺気腫病変，それから，肺気腫に伴う血管陰影の変化，さらに，息が吐き切れないことを反映して肺容量の増加，といった要素が反映されています．

ただ，正面写真（a）では，①肺野の透過性の亢進，②肺野末梢血管陰影の狭小化，③横隔膜の低位平坦化，④滴状心による心胸郭比の減少，⑤肋間腔の開大などが認められます．側面の写真（b）でも，やはり①横隔膜の平坦化や，②胸骨後腔の開大，③心臓後腔の開大などを認めます．このうち，もっとも信頼できる指標は，「**横隔膜の低位平坦化**」です（矢印部分）．空気のとらえこみ★4のために**肺の過膨張**がみられることもあります．ただ早期の病変についてはわかりません．

★1　17頁参照
★2　13頁参照
★3　20頁参照
★4　エアートラッピング，air-trapping

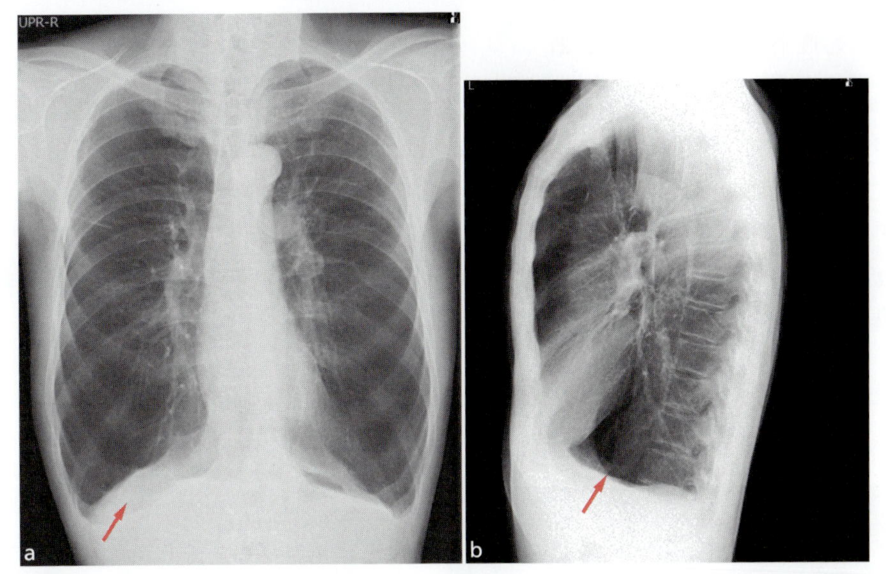


**図 I-7-1　COPD 患者の胸部 X 線写真**
a：正面　b：側面

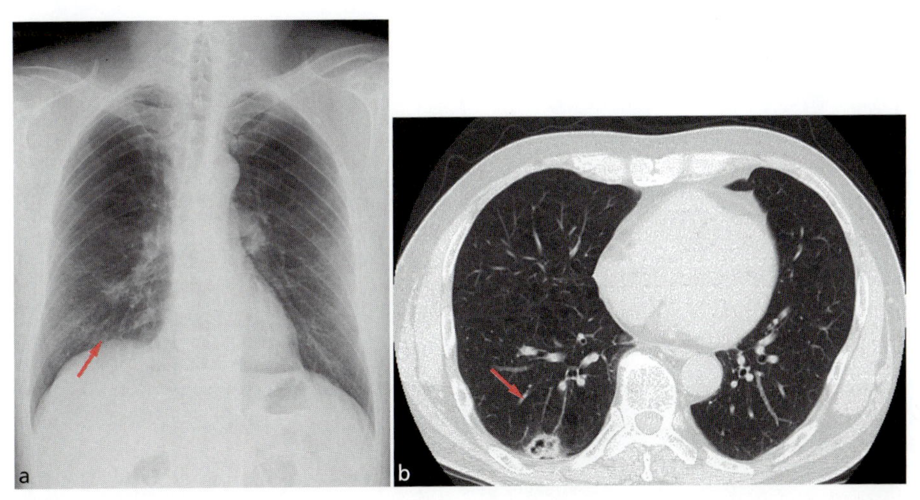


**図 I-7-2　COPD と肺がん**
a：胸部 X 線写真　b：胸部 CT

## 胸部 CT でわかること

胸部 CT は診断基準にこそ入っていませんが，診断時の病態把握や鑑別疾患，経過観察に重要な役割を果たしています．肺がんのスクリーニング検査にも非常に有用です（図 I-7-2）．また，CT 装置の発達やソフトウェアの普及によって，COPD の代表的な 3 つの病変――気腫病変，気道病変，さらに血管病変の詳細な評価が可能になってきています．

## 気腫性病変の画像診断

CT でみた肺気腫の図をお示しします（図 I -7-3, 4）．CT 画像では気腫性病変は黒く写りますので，**低吸収域**（low attenuation area：LAA）として示されます．

気腫性病変は病理学的に細葉中心型，汎細葉型，遠位細葉型の 3 つに分類されます．COPD では細葉中心型肺気腫がもっとも多く認められ，タバコとの関連が深いと言われています．早期には上肺野優位に小葉中心部に壁のない低吸収領域として認められ，病気の進行とともに肺野全体に拡大・融合してより大きな低吸収領域となっていきます．

汎細葉型肺気腫は細葉全体の構造が破壊され，CT では下肺野優位に肺野全体に低

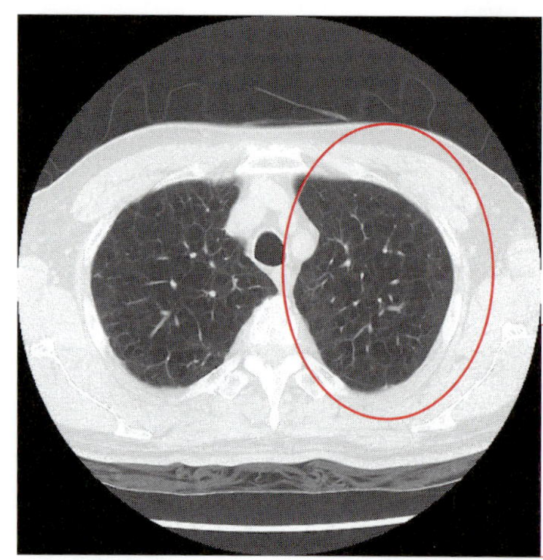

Goddard 分類

0 点：肺気腫　なし
1 点：肺気腫が肺野面積の 25% 未満
2 点：肺気腫が肺野面積の 25 以上 50% 未満
3 点：肺気腫が肺野面積の 50 以上 75% 未満
4 点：肺気腫が肺野面積の 75% 以上

**図 I -7-3　LAA（low attenuation area）の肉眼評価**

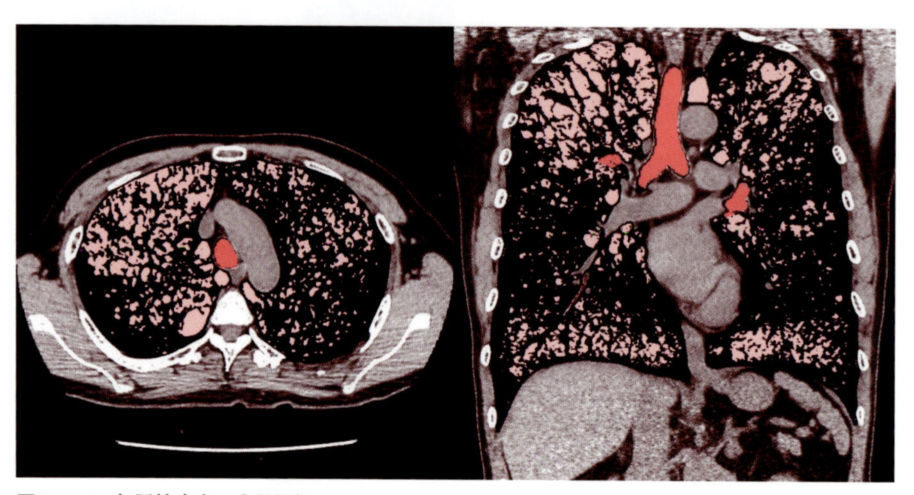

**図 I -7-4　気腫性病変の定量評価**

Low attenuation area または volume（LAA または LAV）が肺野体積（LV）に占める割合を LAA% または LAV% として算出．色の濃い部分が気道，薄い部分が気腫を示す．

吸収域が広がります．汎細葉型肺気腫は欧米では$\alpha_1$-アンチトリプシン欠損症と深い関連があるとされますが，この疾患は日本ではきわめてまれで，日本における汎細葉型肺気腫の多くは$\alpha_1$-アンチトリプシン欠損症と関連しないとされています．

遠位細葉型肺気腫は胸膜直下の細葉に限局する肺気腫で，上肺野に多いとされ，他の2つの亜型と比較して気流制限をきたすことは少ないようです．

## 気腫性病変の定量評価

従来からCOPDの患者さんの肺気腫を定量化しよう，という試みがなされてきました．肺気腫の視覚的な定量評価として，CT画像上で認められるLAAの占める面積を，0：肺気腫なし，1：25%未満，2：25以上50%未満，3：50%以上75%未満，4：75%以上の5段階に分けて左右の上肺野，中肺野，下肺野の合計6部位を測定し，合計するGoddard分類が代表的です（図I-7-3）．ただし，この方法は同一観察者内の複数回評価によるばらつきや，異なる観察者間のばらつきがあり，現在ではCT値による客観的評価方法が用いられることも多いです．肺気腫のCT値が正常肺の吸収値よりも低いこと★1を原理にしてさまざまな手法が考案されています（図I-7-4）．LAAが多いと，閉塞性換気障害，拡散能障害が**重症になる傾向**があります．また，LAAと**痩せ**，**骨粗鬆症との関連**も指摘されています．胸部のCT画像で肺以外のことまでわかるなんて面白いですよね．

このように，LAAの評価は病理所見や呼吸機能を反映し，COPDの病態把握や病型分類に非常に有用です．ただ，LAA値はCT装置の機種や再構成関数，閾値などの撮影条件などに影響を受けやすいので注意も必要です．

## 気道病変の評価

CT上，COPD患者さんの気管支に壁肥厚の所見をみることがあります．気管支の壁が厚く見えることありませんか？ 2次元では，スライス面に直交している気管支において壁の肥厚や内腔の狭窄が輪切り像（ring shadow）として認められます．また，スライス面に平行または斜めに走行する気管支ではtram line様の所見を認めることがあります．近年では3次元的な解析が行われるようになり，内径2mm程度までの気道についても定量評価ができるようになりました★2．気道病変の定量評価は気道壁の厚みや，気道壁面積（wall area：WA），気道壁面積を気道全面積で補正した面積百分率（wall area %：WA%）であらわします．ソフトウェアによる解析によって，6次分岐まで再現性のよい気道計測が可能で，末梢の気道ほど気道壁面積と呼吸機能の関連が強い，つまり末梢の気道壁の厚さと**閉塞性換気障害との関連**が深いことが報告されました．

★1 CTで黒く見えること
★2 Hasegawa, et al：Airflow limitation and airway dimensions in chronic obstructive pulmonary disease, AM J Respir Crit Care Med 173：1309-1315, 2006

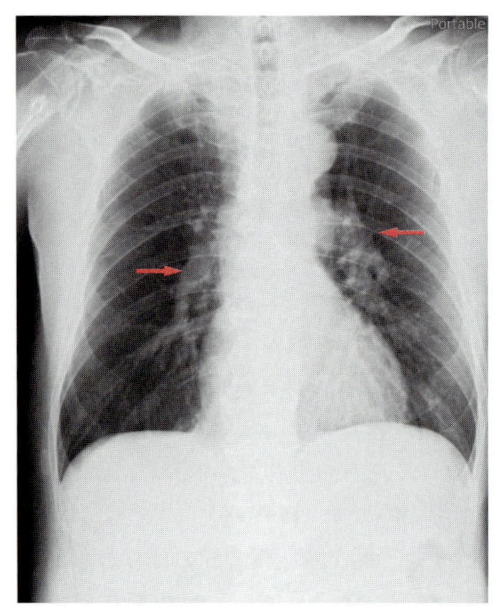


**図 I-7-5　肺高血圧を合併した COPD の胸部 X 線写真**

矢印は肺動脈拡張を示す．

## 血管病変の評価

「血管病変っていったい何？」と思われる読者も多いと思います．肺高血圧症の存在が COPD の予後に重大な影響を及ぼすことが近年，注目されています．

X 線で肺動脈の拡張が認められますね（図 I-7-5，矢印）．さらに，胸部 CT 画像を用いて肺の末梢血管の面積を定量的に評価する方法が提唱されました．詳細は割愛しますが，CT のスライス面とほぼ直交する 5 mm² 以下の肺血管断面積の肺野面積に対する割合（percentage cross sectional area less than 5 mm²：%CSA<5）という指標を使います．この %CSA<5 が右心カテーテルによって求められた肺動脈圧と有意に相関し，また肺気腫の程度や，閉塞性換気障害の重症度と関連することが報告されました★．

＊　＊　＊

COPD の画像評価は，鑑別疾患だけでなくさまざまなことがわかり，病態の把握に非常に役立ちます．ぜひ「難しい！」と嫌いにならずに，これからも画像診断・検査部門とのお付き合いをどうかよろしくお願いします．

（川田奈緒子）

★ Matsuoka S, et al：Pulmonary hypertension and computed tomography measurement of small pulmonary vessels in severe emphysema, Am J Respir Crit Care Med 181：218-215, 2009.

# 8 難民問題としてみるCOPD
## ―診断基準

### COPD難民問題

アフリカの地図を見ると，直線的な国境が多いことに気づかれることでしょう．通常，国の境というものは，自然の地形や人種の広がりや地域の歴史などを背景として定められるものですが，アフリカでは各国のさまざまな思惑が交錯し，人為的に地球に定規を当てる必要があったようです．COPDの成り立ちも，これと似たようなところがあります．

古くからある「**肺気腫砂漠**」と「**慢性気管支炎高原**」を合わせて新しい国の原型を作り，さらにそのど真ん中を走る「**70度**」に線を引き，その南側すべてと気管支喘息盆地の一部を加えて，新しい独立国家COPD国とする！　と宣言したようなものだからです．

新しく独立した多民族国家では拠り所となる法律が厳しく適応されるのと同じように，病理学的な病名である肺気腫と，症候論的な病名である慢性気管支炎という，異なる疾患概念を1つにまとめ上げるためには，強力な“**金科玉条**”が必要でした．そ

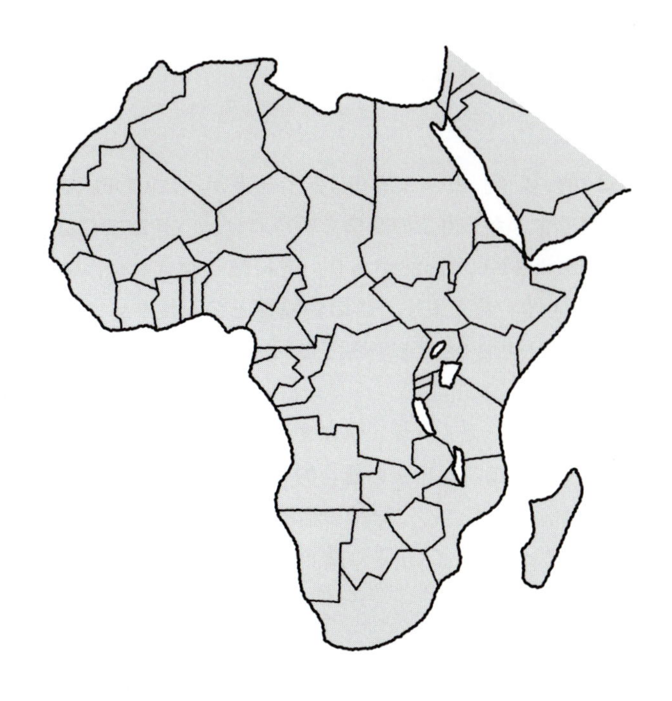

れが「**1 秒率 70% 以下**」という診断基準です．本来は病気を診断するための肺機能検査の 1 つの結果が，いきなり疾患の主役に躍り出たことになります．

人為的な基準はクリアカットでわかりやすい反面，さまざまな問題を内包しています．例えば，「北緯 70 度」より北にある旧肺気腫砂漠と旧慢性気管支炎高原の住民はどうなってしまうのでしょう？ COPD 国に行けば手厚く保護してもらえるのに，大地にまっすぐに引かれた国境線が邪魔をして追い返されてしまいます．いわば**COPD 難民**です．

診察室の中でも同じようなことが起こっています．喫煙歴のある患者さんが，このところ駅の階段を上ると息が切れて苦しく，痰が絡むことが多くなったので，もしかして COPD というものではないか？ と心配になって受診しても，その医療機関で行った肺機能検査で，気管支拡張薬吸入後の 1 秒率が 70% 以上ある場合には，「正常」とみなされてしまいます．なぜならば，診断基準がそうなっているからです．

ここに 1 つ大きな問題が潜んでいます．COPD は何十年もかかってゆっくりと進行する疾患です．それにつれて肺機能は徐々に低下するのであって，けっして**ある日突然，1 秒率が 70% 以下になるわけではありません**．がんにしても肺炎にしても，その他さまざまな疾患において，早期診断・早期治療の必要性は広く知られています．**ボヤであればバケツ 1 杯で消せるものが，大火事になると消防自動車でも消火できなくなる**からです．同じことが COPD についても言えます．

COPD の予防と治療はもっとも重要なテーマですから，それぞれ項目を改めて詳述します★．第 I 章の最後としては，早期の治療介入が個人レベルで疾患の進展を遅らせるのみならず，**国家レベル**においても今後急速に膨張していく慢性呼吸不全関係の医療費を一定限度削減しうることを指摘するだけにとどめておきます．

## 臨床家の真価が問われる

一方で，「1 秒率 70% 以下」という基準は，できあがった COPD を見逃さないためには有用な診断基準です．もしもこの基準を緩めれば，COPD ではない疾患も COPD と診断されてしまう（偽陽性）可能性があり，逆に厳し過ぎれば，COPD を診断できなくなる（偽陰性）可能性があります．**この偽陰性と偽陽性をミニマムにする**という点において，さらに simple is best という面において，この診断基準はとても優れたものです．

しかし臨床家である以上，ガイドラインにすべてを丸投げして，思考停止になってはならないと思います．臨床家は自らの総合的判断力にもっと自信を持つべきではないでしょうか？ 目の前の患者さんに早期の治療介入が必要であると感じたら，**仮に 70% ラインの外側であっても，COPD に準じた治療を開始する見識**を持ちたいと思

★ 201 頁（禁煙），160 頁（入院）参照

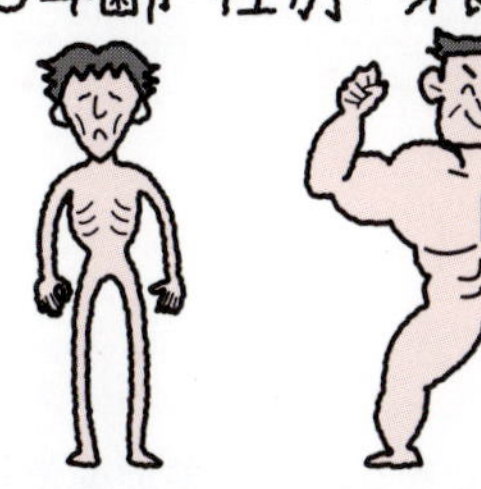


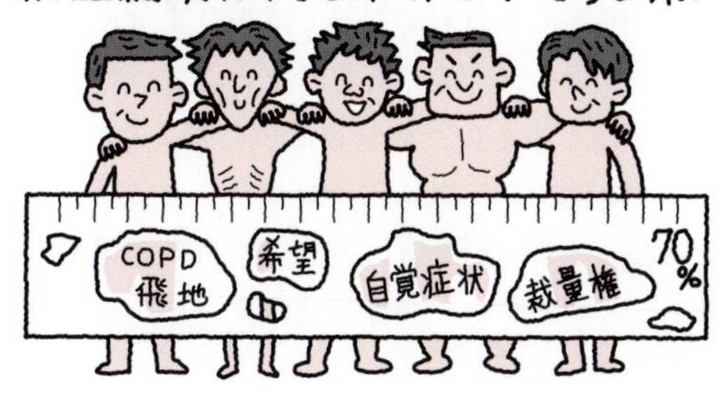


います．

1つ例を挙げましょう．肋骨が透けて見えるほどガリガリに痩せた70歳で170cmの患者さんと，同い年で同じ身長の筋骨隆々とした患者さんに，全く同じ程度の肺の傷害があった場合，1秒間に吐ける空気の量はどちらが多いでしょうか？ もちろん呼吸筋の発達した人のほうが，空気の通り道に同じように狭いところがあっても，筋肉の量が乏しい人より勢いよく息を吐くことができます．ところが肺機能検査では筋肉の量は考慮されません．肺機能検査で入力するのは，年齢・性別・身長だけです．要するに，**肺以外の要因で検査値が変わる**可能性のあることも含めて，目の前の患者さんにベストの対応ができるのは，その患者さんを診察している臨床家だけなのです．

## 穴のあいた定規で

ときに診断は天から降ってきます．天の声だけではなく，患者さんの声にも謙虚に耳を傾けましょう．患者さんが，なんだかいつもと違う！ と訴えるときには，必ず何かが潜んでいます．検査万能の風潮の中で，いつしか“かぼそく”なった自覚症状の訴えに，もっと光を当てましょう．医療の使命は「抜苦与楽」，すなわち，苦痛を取りのぞき，心地よさを与えるということにあります．検査値の改善よりも，患者さんの「楽になった！」という言葉に価値を見出しましょう．

いま医療の現場で求められているのは，そんな**自覚症状の復権**です．地球と違って生身の体に当てるのは，**ところどころ大きな穴のあいた定規**であってほしいものです．

（河内文雄）

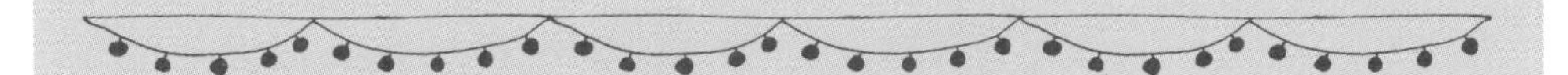

## タパコ──COPD対策の禁煙グッズ

薬理学的には十分に効果が期待できるはずの禁煙薬や嫌煙薬が幅広く用いられるようになりましたが，いまだにタバコをやめられない人が多いのはなぜでしょう？

喫煙習慣は，ニコチン中毒によるものだけではありません．タバコを人差し指と中指ではさみ，口にくわえてライターの火をカチッとつけ，煙を吸い込んでフーっと吐く，という一連の喫煙動作そのものへの精神的依存が，じつはとても大きいのです．さらに，無意識のうちに惰性でタバコに火をつけたり，食後やひと仕事終えたあとに条件反射で一服したりといった，厄介なメカニズムも喫煙習慣には働きます．

そこで，喫煙に対する心理的ブレーキと物理的ブレーキを同時にかけることのできる禁煙補助グッズ「タパコ」を提案しています．

「タパコ」は連結した2つのリングからなり，使用時にそれぞれのリングを人差し指と中指にはめることにより，指の間にタバコをはさむという喫煙動作を物理的に妨げることができます．さらにそれが，子どもや恋人など，その方の大切な人から，禁煙の思いを込めてプレゼントされたものであれば，心理的な抑制効果も当然そこに働くこととなります．

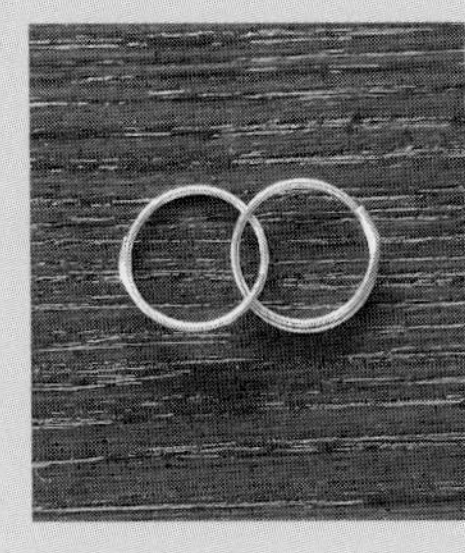

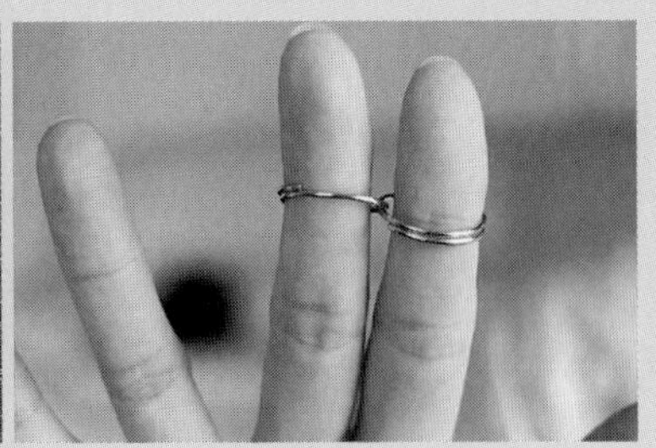

実際に装着していただければ，瞬時にその有効性はご理解いただけることでしょう．さまざまな機能を付与したドクトルタパコ，貴金属製のファッションタパコ，思いを込めたバレンタインタパコなどへと，コンセプトは拡張していくことでしょう．あなたもご自身のアイディアを生かし，その流れを創ってみませんか？

現時点では「タパコ」という固有名詞が，将来的に普通名詞として使われるようになることが私の夢です．

（河内文雄）

第Ⅱ章

# 看護でここまで支援できる

# 1 COPD看護のいまとその先

## 拡大する看護師への期待——呼吸器ケアの需要高まる

超高齢社会が進む日本において，カスタマーの多くが高齢者である医療現場は，人口の約3割が高齢者となる2025年問題がすでに始まっている状況です．このような状況を予測して，政府もいくつかの医療改革を行なっており，看護においても複雑化・重症化・急性期化する高齢者に対する手厚い看護を実現する「常時7対1看護体制」を可能とした診療報酬改定や，看護師等の静脈注射の実施に関する法解釈の変更などが実現されてきました．看護基礎教育の4年制大学化や看護系大学院の設置，専門看護師や認定看護師教育が推進されてきています．

COPDケアに関連した専門看護師や認定看護師も輩出されており，2003年に「**慢性疾患看護専門看護師**」，2010年に「**慢性呼吸器疾患看護認定看護師**」の教育が始まりました．現在ではその専門看護師は130人，認定看護師は約220人が，COPD患者・家族など対象者に対して専門性の高い看護実践を行なっているほか，医療・看護の全体の質の向上のため，指導や相談，研究などを行なっています．興味のある読者の方は，ぜひ専門性の高い技術を提供できる看護師にチャレンジしていただきたいです．そうして看護師の知識と技術は向上していますが，それに対する社会のニーズも大きくなる一方で，期待される役割はますます拡大しています．

とくに呼吸器ケアに関しては，高齢者問題に加え，呼吸器関連医師の不足，呼吸器関連医療機器の発展と普及に伴う業務量の増加，呼吸器関連感染症などが頻発する状況の中で，また，在宅医療を推進するためには，看護師に対するニーズは大きく，今後，役割は拡大していくことは間違いないと思われます．

実際に，2015年に厚生労働省が定めた看護師の行なう**特定行為**には，「経口用気管チューブまたは経鼻用気管チューブの位置の調整」「侵襲的陽圧換気の設定の変更」「非侵襲的陽圧換気の設定の変更」「人工呼吸管理がなされている者に対する鎮静薬の投与量の調整」「人工呼吸器からの離脱」「気管カニューレの交換」など，呼吸器関連の医療行為が多く含まれています．こうした侵襲度の高い医療行為も看護師の手で行なわれることになります．ただ，看護師自身ができる医療行為が増えるということは，それに関わるアセスメントや判断能力，対象者への説明能力，リスクに対する回避能力，そして起こりうる事故などに関する責任能力など，**さまざまな能力の向上が必要になる**ことも忘れてはいけません．たゆまぬ努力をしていきましょう．

（長谷川智子）

# 2 慢性疾患としてのCOPDを理解する

## 慢性疾患の特徴，そのつらさ

アメリカの社会学者ストラウスは，慢性疾患の特徴として「**長期的で，不確かで，不経済で，多くの場合重複していて，きわめて侵害的であり，治癒不可能なので姑息的である**」と述べています★1．在宅酸素療法やインスリン自己注射など，毎日繰り返す自己管理が長期間必要となります．また，「不確かである」ということは予後が不確かで，危機そのものが予測できず，治療法の効果も不確かでわからないことが多く，何ごとも計画が立ちにくいものです．筆者が行なった研究★2でも，慢性疾患を抱える患者は，疾患の将来の見通しがわからないと同時に，病気のために長期間にわたり行なっていかなければならない自己管理を，自分自身で続けていけるかどうかも不確かでわからないと感じていました．今までのライフスタイルや日常生活活動を再構成したり，根本的に変えなければならなくなるといった患者の生活にとって「きわめて侵害的である」ということにも関連し，自己管理の継続がいかに困難であるかを物語っています．

COPD看護の前提として，こうした**慢性疾患のつらさ**を抱えた患者さんの本当の気持ち・状況について，医療者は理解しておくべきでしょう．疾患の理解でなく，その対象者理解が看護の基本になります．

また，慢性疾患のもたらす有害な影響に「社会的疎外」があります．容姿の変貌や病気を否定的にイメージした烙印を押されることも要因の1つです★3．筆者の研究では，その烙印は他者から直接的に言葉として押されるものと，過去に自分の考えとして他者に押していたものを再度自分に押し直すという2重の構造があり，その中で苦悩し，烙印が間違いであるとわかっても修正できずに経過しているものでした．例えば，過去に携帯酸素ボンベで酸素吸入を行なっている人を見たときに，自らがその他人に押していた烙印を，同じ病気になった自分に押し直すといった，これまたつらい構造があるわけです．

★1 Anselm L. Strauss，J. Corbin，他（著），南裕子（監訳）：慢性疾患を生きる　ケアとクォリティ・ライフの接点，医学書院，1987.

★2 淺川久美子，岩田浩子：発症時期の違いによる2型糖尿病患者が語る病気の意味の特徴，第38回日本看護学会論文集―成人看護II（1），309-311，2007.

★3 「烙印（スティグマ）」とは，昔，刑罰として罪人の額や腕などに押した鉄の焼き印で，一度押された烙印は一生消すことができないことから，「烙印を押される」とは，拭い去ることができない汚名を受けること，周囲からそういうものと決めつけられることという意味になります

## 疾患（disease）と病い（illness）

慢性疾患の理解のうえで，疾患（disease）と病い（illness）を区別することが大切です．

**疾患**（disease）は，人体の構造と機能の変化など生物学的視点からの見方です．そのケアは一時的で断片的です．一方，**病い**（illness）は，症状や苦しみを伴う人間の体験として健康状態の変化をあらわす用語であり，看護は，個人と家族が病気をどのように感じているか，どのように病気とともに生き，病気をどのように受けとめているかなどに介入していきます．そのケアは継続的で連携的です．患者の同じ現象を見ていても，疾患（disease）と病い（illness）とのとらえ方で，現象の読み取り方は異なるものになっていくということです．看護は，慢性状況においても生物医学的な側面を理解することはもちろん重要ですが，長期にわたるケアを提供するときは，「**その人の病気に伴う体験**」を理解することがそれ以上に重要となります．

医療者は，患者の基本情報として，年齢や職業，家族構成，現病歴，既往歴の情報を得ますが，それを**疾患**（disease）**に関連してとらえる**ことが多く，病気やこころの痛みに対する体験を知る機会としてとらえることは少ないのではないでしょうか．また，患者が生活の中で病気に対してどのように対処し，その対処方法は患者にとってどのような意味をもっているのかまで気づくことも少ないと思われます．

それどころか，場合によっては，医療者の価値観で「理解が悪い」「やっかいな」「自己管理ができない」「独特で変わった」患者さんというフィルターを通してみている場合があるかもしれません．

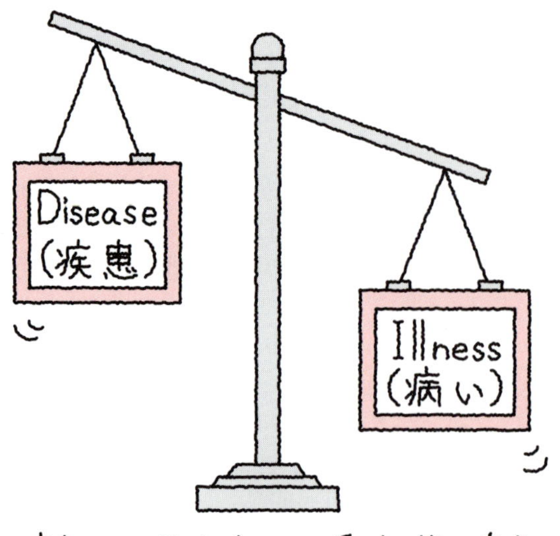

## 病みの軌跡とは

慢性疾患を抱える患者・家族を理解する理論の1つに「軌跡理論」があります．1984年に前述のストラウスと看護学者のコービンとが提唱したもので，その人が病気と人生を管理していく病い（illness）の体験やライフストーリーについて理解を深めるために有用な看護モデルです．

慢性の病気は長い時間をかけて多様に変化していく「行路」をたどり，その行路は，方向性を定めたり調整することが可能で，病気に随伴する症状をコントロールすることで，行路を延ばすことや安定を保つことができるとされています．行路を方向づけるためには，患者・家族・医療職者が共に努力する必要があります．「軌跡」は病みの行路と同じ意味を持ちますが，病気の経過だけでなく，それをコントロールしたり，方向付けたりしようとする患者やその家族，医療者の取り組みを含み，人生でその人が何を大切にしているかによっても変化します．不確かではっきりとわからない場合が多く，過去を振り返ったときにはじめて「軌跡」として図表に示すことができます．患者・家族は慢性疾患と共に歩んできた「軌跡」を振り返ったときに，さまざまな局面を体験してきたことを実感し，今自分たちのいる局面についても理解することが可能となります．

軌跡の局面は，**「前軌跡期」「軌跡発現期」「クライシス期」「急性期」「安定期」「不安定期」「立ち直り期」「下降期」「臨死期」**といった9つに細分化され，自己管理の安定の程度により上位の局面と下位の局面，そして，上に向かう局面（立ち直り期）と，下に向かう局面（下降期・臨死期），そして同じ状態を保つとき（安定期）があると言われています．後の事例で具体的に紹介しましょう．とくに「立ち直り期」では，生理学的な安定や回復のみならず，病気に伴うさまざまな状況と折り合いをつけるために，その人がそれまで編んできた人生や生活という糸を少しほどいてもう一度編みなおす内面の作業である「編みなおし」が含まれます．そして，各局面の特徴に応じた管理目標が示されています．

病みの軌跡における看護では，5段階のプロセスがあります（**表II-2-1**）．

まず**第1段階**は，患者と家族の管理プロセスにおける位置づけです．過去から現在までの軌跡の局面と現在の局面での症状や障害，患者，家族，医療者の軌跡の予想，養生法とケアなど軌跡管理の全体計画と遂行状況を確認し，目標設定します．軌跡の予想は，病気の行路に関する見通しを意味し，病気の意味や症状，生活史，時間が含まれ，その人の知識や経験，信念などによって異なるものとなります．患者，家族，医療者がそれぞれ異なる予想をしていることを知ることが大切です．そして，患者が，病気，日常生活活動，生活史の仕事に対してどのように取り組んできたかなどについて情報収集します．病気の仕事は，症状の管理や医学的危機の予防で，日常生活活動の仕事は，生活のあらゆる場面で家族を含めて日常性を獲得することです．

表Ⅱ-2-1　病みの軌跡における看護の5段階のプロセス

| 段階 | 看護のプロセス | 概要 |
|---|---|---|
| 第1段階 | 位置づけと目標設定 | 軌跡の局面の明確化，現在の局面で症状や障害，それぞれの軌跡の予想について情報収集し，軌跡管理の全体計画，目標設定 |
| 第2段階 | 管理に影響を与える条件のアセスメント | 資源やケア環境，患者の体験など，目標の促進や妨げとなる条件を明らかにする |
| 第3段階 | 介入の焦点の設定 | 患者家族に確認し，適切なプランの範囲を限定し介入の焦点化をはかる |
| 第4段階 | 介入，管理条件の設定 | 直接ケアやカウンセリング，教育，調整 |
| 第5段階 | 介入効果の評価 | 解決方法が実行され，効果的かどうかを評価するが，「慢性性」における評価は容易なプロセスではないことも念頭に置く |

**生活史**とは，人生の行路，自分史のことです．生活史の仕事は，自己概念や自分史を構成する認知的・情緒的な仕事で自らにとって意義のある人生を築いていくことです．

**第2段階**は，管理に影響を与える条件のアセスメントです．このプロセスでは，管理を促進する条件，妨げる条件を明らかにし，問題の優先順位をつけます．

**第3段階**は，望ましい目標に到達するために操作しなければならない条件を明らかにし介入の焦点を定めます．このときは患者家族の意見を確認することが重要になります．

**第4段階**は，介入です．直接ケアやカウンセリング，教育，調整などの方法で行ないます．

**第5段階**は，介入効果の評価です．解決方法が実行され，効果的かどうかを評価しますが，介入によってたやすく変化が得られることは少なく，「慢性性」における評価は容易なプロセスではないことも念頭に置く必要があります．

**情報収集**では，聞き出すのではなく語ってもらうことを意識し，語れる環境を整えることが大切です．また，患者の体験を知ろうとする姿勢は，“聴く力”となり，患者の語りを聴くこと自体が看護であるという信念を持つことが重要です．また，患者の尊厳を守り大切にしようとする態度は，良好な人間関係を促します．入院した目の前にいる急性期やクライシス期の患者に対し，ついその患者の一部分だけをとらえ，疾患（disease）の視点だけ理解してしまいがちですが，長い経過の中で自己管理のためにがんばって安定期があったのかもしれませんし，病状の進行に伴い，少しずつ行動が制約される中，辛い喪失体験を重ね，折り合いをつける作業を繰り返し行なってきたのかもしれません．

まず「長い間ずいぶん苦労されたのではないですか」と尋ねることが，患者理解のはじめの一歩になるでしょう．

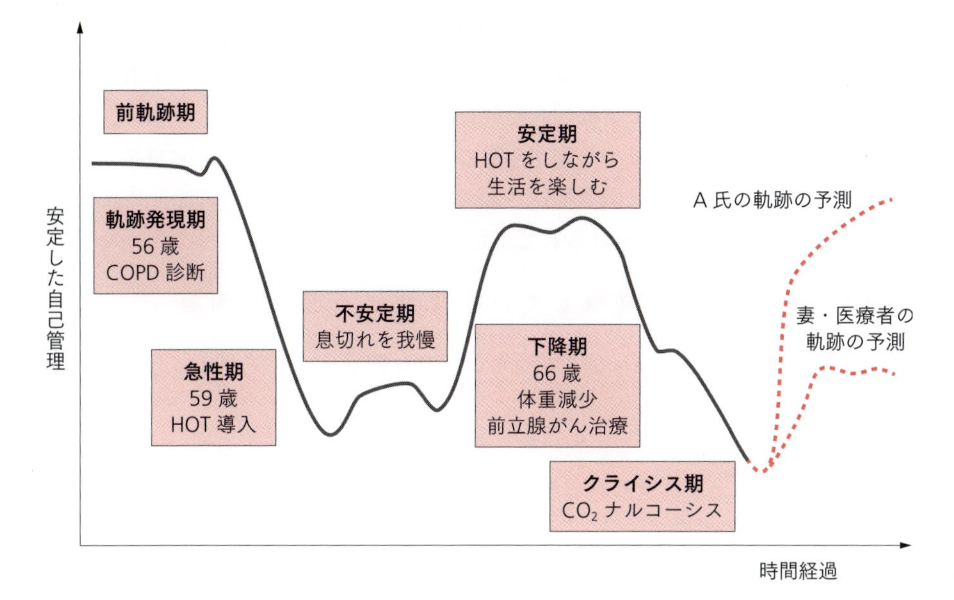


図II-2-1　A氏の病みの軌跡の局面

## 第1段階:「位置づけと目標設定」

### 事例——Aさん（70歳男性）COPD，II型呼吸不全

妻66歳と2人暮らし．長男夫婦と孫は県外在住．急性増悪で入院

### 過去から現在までの軌跡の局面（図II-2-1）

**【前軌跡期】**「鉄鋼会社の専務として働いていた頃は充実していた．趣味のゴルフを楽しんでいた．タバコは20歳から1日2箱吸っていた」

**【軌跡発現期】**「56歳のとき，階段で息切れを感じ，開業医でCOPDと診断されたが，そのままにしていた．妻にタバコをやめろと言われたが，やめられずにいつも喧嘩になった」

**【急性期】**「59歳のとき，インフルエンザにかかった後，肺炎になって1か月入院した．退院のときにはHOT（home oxygen therapy：在宅酸素療法）が必要といわれびっくりした」

**【不安定期】**「HOTを始めたころは鼻に管がついているのが恥ずかしいし，周りに説明するのがイヤだったから家の中だけで行なっていた．通勤で息切れがあったが我慢した」

**【安定期】**「退職後，ゴルフの仲間の一人で奥さんがHOTをしている友人が『酸素しながらでもできるから』と誘ってくれて，酸素しながらプレイしたり，練習にも行くようになった」

**【不安定期・下降期】**「66歳のとき，原因不明の下痢が続いたため体重が10kg減って入院した．以前より息切れが強くなりゴルフをする体力もなくなった．それと同時期に前立腺がんがわかりホルモン療法を受けた」

**【クライシス期】**「風邪気味で少し頭が痛くて調子が悪いと思っていたら意識が朦朧となって，気がついたら病院に救急搬送されマスク（NPPV：noninvasive positive pressure ventilation，非侵襲的陽圧換気療法）をつけられていた」

## 現在の局面の中で経験しているすべての症状や障害

- 「器械（NPPV）と呼吸が合わなくてつらい．口も乾くしマスクがうっとうしいから早く器械を外してほしい．」
- 「少し調子が悪いだけで，こんな状態（$CO_2$ナルコーシス）になるのか」
- 「早めに受診するように言われるが，いつが早めなのかわからない」

## それぞれの軌跡の予測

**患　者**「今回は急激だったが，一時的なことだからまだ大丈夫．落ち着いたらHOTで生活できるだろう」

**妻**「体力が落ちて，できていたことができなくなってきている．このまま器械がはずせなかったら，家で過ごせるだろうか」

**医　師**「今回の急性期は乗り切るだろうが，換気調節機能の低下と呼吸筋疲労が著しく，夜間の在宅NPPVを導入する必要がある．今後も増悪を繰り返し状態は徐々に悪化するだろう」

**看護師**「今回のクライシス期は乗り切ることができるだろうが，在宅NPPVが行えないと換気不良，呼吸筋疲労が増強し，さらに状態が悪化しQOL（quality of life），ADL（activity of daily living）が低下していくだろう．本人が思っているより見通しは厳しいと思われる」

## 3つの側面に対する仕事

**病気の仕事**：HOT導入時は，家の中だけの実施であったが，退職後は指示通り酸素吸入を継続し，HOTの自己管理はできている．内服薬は飲み忘れたことがなく確実に管理でき，身体活動性維持のために息切れがあっても毎日マンションのエレベーターを使わず3階まで階段昇降し新聞を取りに行っている．

**日常生活活動の仕事**：家事はほとんど妻に任せているが，運動のために新聞と郵便を取りに行き週1回は妻と一緒に買い物に行っている．町内会の会計を担っている．

**生活史の仕事**：定年まで勤めたことを誇りに感じている．病気はヘビースモーカーだったから自業自得，くよくよしてもしょうがない，家族に迷惑をかけたくない，自分でできることは自分でしたいと思っている．孫に会えることが一番の楽しみ．

### 軌跡管理の全体計画と遂行状況

HOT を自分の治療として受け入れ管理はできていた．しかし，身体活動性維持を意識しているが，病状にあった適切な運動ではなかった．また，$CO_2$ ナルコーシスを早期に気づき，早い段階での受診につなげるセルフマネジメントができていなかった．

## 第 2 段階：「管理に影響を与える条件のアセスメント」

### 管理条件

**資源となる管理条件：**インテリジェンスが高く，物事に対して前向きである．妻の全面的なサポートや長男夫婦の協力がある．年金と蓄えで経済的な問題なし．身体障害者手帳 3 級を取得し，HOT の自己管理ができ，業者との信頼関係がある．
**調整が必要な資源：**NPPV に対する不快感と拒否感がある．運動への意識は高いが，これまで強い息切れを感じながら低酸素状態で生活していた．初めての $CO_2$ ナルコーシスの経験であり，受診のタイミングがわからない．妻は A 氏の予後を心配し不安になっているが，A 氏は楽観的にとらえている．
**その他の条件：**II 型呼吸不全，COPD IV期，低酸素状態での運動，$CO_2$ ナルコーシスで NPPV 実施時の不快感がある．

### 問題の優先順位

①NPPV による不快感と苦痛があり，NPPV に対する拒否反応がある．
②A 氏，家族，医療者の軌跡の予測が異なっている．
③現在の病態や肺機能に合わせた予防行動や活動性維持増進ができていない．
④予後や今後予測される治療に対する事前準備や意思決定ができていない．

## 第 3 段階：「介入の焦点の設定」

A 氏と妻の考えを聞き，介入の焦点を「NPPV の不快感や苦痛に早期対処しながら，A 氏が自己の病状を理解し，病状に合わせたセルフケアができるように介入すること」とした．

## 第4段階：「介入，管理条件の操作」

### NPPV実施に伴う不快感や苦痛の対処に介入する

①NPPVによる不快感や苦痛を把握
②実施時のマスクリークの確認やマスクフィッティングに介入し細やかに調整
③患者の呼吸状態やグラフィック波形を観察し，至適設定にむけてチームで介入
④適宜休憩を取り入れたりNPPVの効果を伝え，頑張りを称賛

### 病状と管理方法の理解に介入する

①A氏と妻，長男が時間的余裕をもってIC（Informed Consent）できるように調整し，それぞれが考えを表出し共有できるように介入
②A氏の病気に対する知識や理解度を再確認し，セルフケアの再指導に介入

### 予後の選択肢についての意思決定に介入する

①一般的なCOPDの予後の選択肢の理解に介入
②A氏と妻が予後の選択肢について話し合える機会が持てるように介入

## 第5段階：「介入効果の評価」

### NPPV実施に伴う不快感や苦痛の対処に介入

A氏の訴えを詳細に確認しながら，適切なマスクフィッティングや患者の呼吸に同調する至適設定，精神的支援により，「前より楽，あまり気にならなくなった．夜も眠れる」とNPPVの不快感が軽減し拒否的言動もなくなった．早期に介入し解決できたことで，NPPVに対する拒否反応は最小限でとどめることができたと考えられる．

### 病状と管理方法の理解の介入

IC後，A氏は「徐々に悪くなっているとは感じていた．自分の力で何とかしたいと思っていたがとうとう器械か…」と落胆した．妻と長男は「お父さんのために一緒にできることはやっていきたい」と言葉にされ，全員が今NPPVを行なうことでのメリットを理解し，夜間の在宅NPPVを受け入れた．また，NPPVの管理について指導するとともに，LINQ★を活用し，悪化の兆候が早期に気付けるようアクションプ

★ 50頁参照

ランの作成と，$SpO_2$ モニターのモニタリングによる活動のマネジメントについて指導した．実施状況は外来で継続して評価していく必要がある．A 氏からは，NPPV のしくみについて質問があり，医療者と共働し妻の協力を得て積極的に新しい病気の仕事に取り組もうとしている．

### 予後の選択肢に対する意思決定の介入

今回のイベントは NPPV 導入で乗り越えることができたことを共に喜んだ．IC 後，NPPV，IPPV（invasive positive pressure ventilation，侵襲的陽圧換気）や TPPV（tracheostomized positive pressure ventilation，気管切開下陽圧換気療法），DNR（do not resuscitate，蘇生措置拒否）の患者さんのことを教えてほしいと言われたため，さまざまなケースを紹介し管理についても説明した．予後の選択肢について，A 氏，妻ともにまだ具体的な意思決定に至っていない．今後，それぞれの選択肢での生活や管理を具体的にイメージして意思決定できるよう，これまでの A 氏の生活史の仕事を念頭に継続して関わり，支援していく必要がある．

事例の関わり方を通して，いわゆる医学モデルのアプローチと異なった看護師のケアの方法論，力点の違いがおわかりいただけるでしょうか．

そして，こうしたケアの土台を支えるためには，医師・セラピスト・薬剤師といった医療チーム全体の意識共有が不可欠になります．

**文献**


・Pierre Woog（編著），黒江ゆり子，他（訳）：慢性疾患の病みの軌跡　コービンとストラウスによる看護モデル，医学書院，1995.
・中村光江，下山節子，阿部オリエ：「慢性疾患の病みの軌跡」モデルに関する文献検討 その 1，日本赤十字九州国際看護大学 IRR，5，71-76，2006.


（淺川久美子）

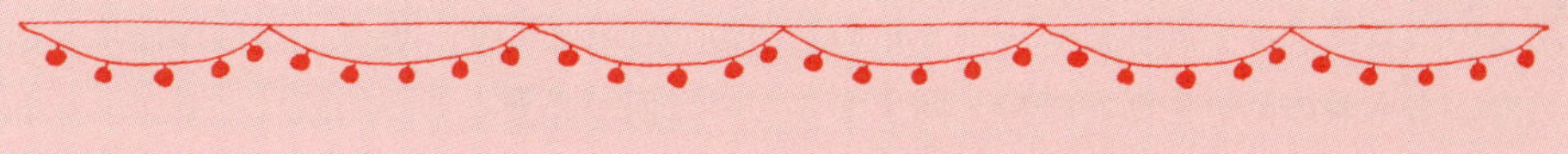

## ためらいのナースコール

「とことん耐えてコラえて我慢して，さんざん迷いためらい躊躇して，もうどうしようもなくなってから，あらんかぎりの勇気をふりしぼって，患者はナースコールのボタンを押す」

ただこの一点を知るためだけに，すべての医療者は患者体験をすべきであると，私は確信しています．

（河内文雄）

# 3 人の可能性を引き出す
## ——患者教育

## 「人の可能性を引き出す教育」とは

医療職である読者の皆さんには，患者・家族にとって「何かを教えてくれる存在」，つまり教育者（伝える人）としての役割が非常に大きいことにお気づきでしょうか．患者・家族への「教育」は，教室のような場所でハイテク機器を使った「健康○○教室」だけではなく，普段に接する会話1つひとつが患者・家族にとって役に立つ内容であるべきですし，医療者として「あの人と話すといろいろなことを教えてくれる」という存在になりたいですね．

ただ，教育というのは単なる「新しい情報の提供」で必ずしも効果が現れるものではなく，患者・家族の状況とニーズに合わせ，現実的なゴール設定をしたうえで，戦略的に実施しなければ高い効果は生まれません．ここでは，患者教育に関するポイントを紹介します．

### 健康教育の過程

患者あるいは家族に対し教育を始めるにあたり，単純にパンフレットや「一般人対象」に書かれた疾患管理に関する書籍を用意し，それを最初から順に説明をすれば目的が達成できると思ってはいませんか？ それは大間違いです．

教育は，**個々の対象者に必要な情報**を，その人が吸収し知識・技術として身につけ，想定されたゴールに到達して，初めて成り立つものです．患者教育は，医学過程あるいは看護過程と同様にニード充足のためのプロセスです．患者・家族が症状を抱えながらも質の高い生活を維持・向上するために何が必要なのか的確にアセスメントし，現実的で満足のいくゴールを設定し，それに向けた具体的な方策を計画し，実施・評価するプロセスを確実に達成する必要があります．

### 学習者のアセスメント

教育を開始する前に，対象となる学習者のことをよく理解しましょう．対象者に必要な情報を，対象者にあった教育方法で提供するためには，学習者のアセスメントはとても重要なプロセスです．

#### ✴ 学習ニーズの把握——事前質問票 LINQ（リンク）

COPDを主とする呼吸器疾患は病態も複雑で疾患理解も難しく，また，薬・酸素・

運動・食事など，患者・家族は多くの知識と技術を持つ必要があります．ただ，これらの項目を教科書や教育パンフレットの順に沿って説明しても効率的ではなく，学習者が混乱したり意欲を失ったりと，あまりよいことにはなりません．学習者が主にどの領域における知識と技術が必要なのか，優先順位は何か，また学習者の役割分担（例えば，酸素と運動は患者本人，薬は妻，食事は嫁など）も把握し，適切な学習者に適切な教育が届くように，学習ニーズを把握しましょう．

そのためには，LINQ（リンク，Lung Information Needs Questionnaire）などの尺度がすでに開発されています．LINQは，COPDの患者・家族が必要としている情報を定量的に測定する自記式質問票で，**【病気の理解】【薬】【自己管理】【禁煙】【運動】【栄養】**の6つのドメイン（領域）から成り立つ**簡易質問票**です[★1]．英国の公式サイト（http://www.linq.org.uk/）からダウンロードできます．各ドメイン（領域）は，「あなたは自分の肺の病名を知っていますか？（病気の理解）」で「はい：0点」「いいえ：1点」など16の簡単な質問で構成されており，点数が高いほどそのドメインの情報ニーズが高いことを示します．この質問紙を活用することで，学習者の学習ニーズがどこにあるのか，また定期的に評価することでニーズの充足度を明確にすることができます．

ただ，これはあくまでもpre-interview assessment（事前アセスメント）なので，学習者がどの程度理解して，実施しているかは，次の段階の深いアセスメントが必要になります．また使用は無料ですが，日本語版連絡先の許可が必要になります[★2]．

### ✳ 学習レディネスの把握——健康行動理論/モデル

学習者である患者・家族が学習を始めるにあたり，健康に関連する（あるいは阻害する）行動を説明する理論として，**健康行動理論**や**健康行動モデル**を活用すると学習者のレディネス（準備状態）を理解することができるでしょう[★3]．以下が学習レディネスのアセスメントポイントと例です．

- **健康管理行動が「よい」ことだと思っているか**
  例：HOTを導入する患者が，24時間酸素を吸う行動を「よい」ことだと思っているか
- **健康管理行動を行なう「自信」があるか**
  例：日常的に吸入療法が必要な患者が，吸入器を使用することに対して「自信」があるか
- **いまの健康管理方法は「まずい」と思っているか**
  例：タバコを止められない患者が，喫煙を継続することを「まずい」と思っているか

★1　詳細は，木田厚瑞（編）：LINQによる包括的呼吸ケア セルフマネジメント力を高める患者教育，医学書院，2006.
★2　日本医科大学呼吸ケアクリニック　電話：03-5276-2325　http://rcc.nms.ac.jp/
★3　松本千明：やる気を引き出す8つのポイント　行動変容をうながす保健指導・患者指導，医歯薬出版，2007．また，松本千明：医療・保健スタッフのための 健康行動理論の基礎，医歯薬出版，2002．も参考になる

・**健康管理行動を行なううえでの「妨げ」はあるか**
例：運動が必要なHOT患者の家屋内外に，行動するには「妨げ」となる段差や階段はどれくらいあるか

・**ストレスとうまくつきあっているか**
例：ストレスを感じたときに，パニックコントロールなど，ストレスに対処する行動を身につけているか

・**健康管理行動に対するサポートはあるか**
例：HOT患者に外出やレクリエーション実行をサポートしてくれる家族はいるか

**✳健康管理行動は他者や運ではなく「自分の努力」によって左右されると思っているか**
例：自分の呼吸困難感は「自分の努力」によってコントロールすることができると思っているか

**✳これまでの経験から学ぶ――大人の経験学習モデル**

人間は高度な頭脳を授かったがゆえに，常に新しいものに興味を持ち学習するという特徴を持っています．ただ，子どもの頃のように教える先生に依存するのではなく，**大人の学習者**は，**自分の興味のあるものや困っていること**に対して積極的に学ぶ姿勢を持っています．また大人は過去の経験を学習の資源とし，学習のプロセスを自分で決めようとします．本で読んで覚えるという学習ではなく，自分の経験と関連づけながら今の自分にある知識を振り返り（リフレクション），課題を見つけ新たに学ぶというプロセスを自分のペースで繰り返すのが大人の学びです★1．

COPD患者・家族もまた，長い経過をたどる中で多くの経験を積んでいます．何かを経験するごとにリフレクションを行ない，自分の経験知につなげられれば，療養生活も円滑に過ごせることになるでしょう．コルブの経験学習モデル★2によると，経験→省察→概念化→実践のプロセスを通して学習していくとされます．

例えば，よく吸入療法を忘れてしまう患者Aさんが，あるときそのために息が苦しくなったという経験をしました．ふだんはあまり深く理由を考えないAさんが，あるときに「なんで吸入を忘れちゃうのだろうか？」と考えて反省するとともに，「（同じような習慣である）朝のお茶は忘れずに飲めるのに，吸入は何で忘れるんだろう」と気づき，「お茶のセットの中に吸入薬が入っていたら忘れないかもしれない」と思いました．そしてお茶の道具と吸入器のセットを一緒の箱に入れ，「お茶と吸入」セットで実施を試みたところ，毎朝，吸入を欠かさず実施することができるようになりました．これも経験によって学習し，よりよい行動を身につけることになった例です．

★1　リフレクションとは，人材育成の分野においては，個人が日々の業務や現場から離れ，自分の積んだ経験を【振り返る】ことを指します．過去の経験の真意を探り自分のあり方を見つめ直すことで，今後，同じような状況に直面したときに対応できるための【知】を形成していきます．「今度息が苦しくなったら，気管支拡張薬を増やそう」というアクションプランは，これを応用したものです

★2　1984年発表，第2版あり．Kolb, DA：Experiential Learning：Experience as the Source of Learning and Development, 2nd Ed., Pearson FT Press, 2014

残念なことに，学習プロセスは自分のペースで決めていくのが大人の学習者なので，経験が学習につながらないときもあります．大人の学習者には，何かきっかけとなるような経験を思い出すことからはじめ，そこから次のステップにつながるような手助けを行なうのが看護ではないでしょうか．また，人間は「いやなことは忘れる」動物です．辛い経験を忘れるから，明るい明日がやってくるし，希望を持って生きていけるので大事なことです．ただ，COPD 患者・家族の皆さんには，時として苦しかったことを思い出して，そこから何が問題かを見出し，それ以上悪化しないように対策を考えることが必要です．しかし，「苦しいときに○○をしたら楽になった」という経験よりも，「とにかく苦しくて辛かった」という苦い経験のほうが勝ってしまうと，「思い出すのもイヤ！」という状況になるでしょう．

辛かったこと・苦しかったことに焦点を当てるのではなく，その中で何か改善に向かったことや，やってよかった成功体験などに焦点を当てて思い出せるような第三者，医療専門職による手助けが大切です．「失敗した」というネガティブな経験より，「やればできる」という経験が，人を成長させてくれるのです．

## 目標設定

患者・家族に関するアセスメントにより，学習の必要性，つまり抱えている問題が明確になったら，学習によって何をめざすかという到達目標を定めましょう．

教育目標とは，一般的に学習によって得られる成果ですが，健康や疾患に関する教育の場合，対象者自身がどうなりたいのか，そしてどのようなステップを踏んでいくのか（短期目標，中期目標，最終目標など）を明確にしておくことが大切です．

例えば，ストレス対処行動として喫煙してしまう COPD 患者 A さんをあなたが担当したとしましょう．A さんは「ストレスがたまるとどうしてもタバコの本数が増えてしまう．緊張したりイライラするときに，タバコは欠かせないんです」と言っています．A さんの目標は「禁煙」なのでしょうか？ A さんにとってストレス発散に欠かせない喫煙習慣を止められたら，呼吸器にとってはよいことになりますが，「タバコを止める」ということのみを目標にした場合，果たして実現可能なのでしょうか？

まずは，自分の感情をどうすることもできず悩んでいる A さんのありのままを受け入れ，「共感」しましょう．そして，A さんとともに，そのうえで何ができそうかじっくり話し合って決めましょう．

**患者自身のニーズや興味に基づいた目標であればあるほど，目標達成は成功する**と言われています．逆に，目標設定しても到達せずに挫折する要因は，目標が現実離れしていたり難しすぎたりすることです．その場合「自分はできない」という敗北感のみを助長してしまい，モチベーションを下げてしまいます★．例えば A さんだったら，

★ ご自分のダイエット計画など，挫折の思い出をふり返ってみてください

**表Ⅱ-3-1　目標設定（RUMBAの法則）**

| RUMBAの法則 | 〔知識の習得や理解〕 |
|---|---|
| Real<br>現実的であること | ・選択する<br>・質問に答える<br>・いくつか選び出す<br>・リストアップする<br>・文章にまとめる<br>・まねる<br>・やって見せる<br>・計算する |
| Understandable<br>誰もが理解可能であること | |
| Measurable<br>測定ができること | |
| Behaviorable<br>行動につながるもの | |
| Achievable<br>到達が可能であること | |

「ストレスを感じたら，大きく深呼吸をして呼吸を整える．そして，ストレスがかかっている自分を自覚する」など，まずはできそうなことを行動目標として設定し，それがクリアできたら次のステップと，徐々に最終的にあるべき姿に到達するのが実現可能な方法です．

また，最終段階を見失わないようにすることも大切です．Aさんの場合，**医療者としては「禁煙」が最終段階の目標のように考えがち**ですが，Aさん自身はストレスのかからない生活や，**ストレスに対して上手な対処ができるかっこいい自分に**なることがめざすべき姿なのかもしれません．そのような自分を目指すことで，自ずと禁煙ができるAさんが生まれる可能性もあります．

目標設定でもう1つ大切なのは，**測定可能な目標にしておく**ということです．

病棟で記録を付けていても「評価が書けない」と悩むことはありませんか？　そんなときは，目標で使われている用語を振り返ってみましょう．

例えばAさんの計画で，「喫煙の害について理解する」という目標があったとしましょう．Aさんが「理解」しているかどうかをどのように測定するのでしょうか．「質問：理解しましたか？」「回答：はい」は理解していると判断してよいのでしょうか？　もし，Aさんに対して試験のようなテストをして問題に対する正答率で理解していると判断するなら，目標に使用する用語は「正しく解答する」や「質問に答える」などではないでしょうか．表Ⅱ-3-1に目標設定のポイントと目標に使える動詞の例をまとめたので，参考にしてください．

# 計画

## 期日設定

目標が定まったら，短期・中期・長期目標の期限を設定しましょう．

対象者の入院期間中から教育が始まる場合は，入院中の目標設定と教育担当者を設定し，退院後に誰がどのように教育を継続していくのかも計画の中に含まれなければ，対象者は最終ゴールに到達できません．また，継続的に外来通院をしている対象者の場合は，通院の頻度に合わせて設定したり，訪問看護師などの地域医療福祉サービスと連携して教育サポートしていくとよいでしょう．重要なのは継続です．医療機関の都合で教育が継続されないことが問題となっている中で，切れ目のない医療が提供できるようにしたいですね．

## 方法と教材設定

学習の方法には直接対象者に話をする講義形式やビデオ学習，あるいは実技訓練などさまざまありますが，学習方法によって学習効果が異なります★．

例えば，酸素療法の教育では，酸素療法の意義や酸素と身体のしくみの説明（講義）のみにとどめるのではなく，酸素機器を使ったデモンストレーションを加えたり，酸素療法を受けている患者同士で話し合ったり（グループワーク）する方法をとることで，より記憶の定着率をあげることができるでしょう．対象者の体調によっては，あまりに長時間の学習は負担が大きくなるでしょう．短い時間でも，デモンストレーションや演習などのアクティビティの高い内容にすることで，学習効果を上げることができます．

使用する**教材選び**も大切です．各病棟・医療機関などで独自に開発された教育パンフレットから，医療機器・薬剤製造会社などが作成したパンフレット，そして本や模型，ビデオやコンピュータープログラムなどの著作物もたくさん出回っています．それぞれの教材はその目的もさまざまです．選ぶ前にまず，内容について評価しましょう．

教材選択のポイントとしてはまず，それぞれの対象者に合った教材を選ぶことにあります．対象者のゴールに合っていることはもちろん，視力，理解力，筆記力など，学習するための本人の能力や好みも適切にアセスメントし，ベストなものを選びましょう．ただ，そんなにぴったり適する教材がない場合は，複数の教材の中から必要な項目を抽出してアレンジすることもよい案です．

対象者によっては，分厚い教材を渡されるとそれだけで嫌悪感を抱く人もいると思うので，その場合は，小冊子などを小分けに渡すとよいかもしれません．ただ，小分

★ 「ラーニング・ピラミッド」や「経験の円錐」モデルがその解説として著名

けに渡す場合は教材を紛失してしまうこともあるので，整理するためのアドバイスやファイルの提供なども可能であれば行ないましょう．

教材の内容が対象者や目的に適しているかどうかを判断するポイントとして，対象者に説明したいことと，教材内容が合っているかどうかを見極めてください．教材はあなたの行なう教育のアウトラインになっていることが望ましいです．あなたの話す内容と教材が一致していれば，教育を受ける対象者も理解しやすくなります．ただ，気をつけなければならないことは，教材は説明するための道具であって，あなたと対象者の相互関係にとって代わるものではないことを忘れないようにしましょう．

教材が中心ではなく，何かを学びたい対象者とそれを伝えたいあなたを助ける道具なので，その道具を上手に利用してゴールを目指しましょう．

## 実施

実施とは，教育計画を行動に移すことなので，計画が詳細で具体的ならその通り時実行に移せます．ただ，どんなに具体的で実行可能な計画があったとしても，やはり実施にはいくつかのポイントがあります．まず，教育を担当するあなた自身の情報伝達力や話し方の癖などを自覚しておきましょう．誰でも最初から物事を説明する能力が高いわけではありません．とくに医療に関することは説明が難しい内容がとても多いので，それをどのようにわかりやすく説明するかは，かなりの技術と工夫が必要になります．また，話し方の癖によって心地よい雰囲気とそうでない雰囲気を醸し出し

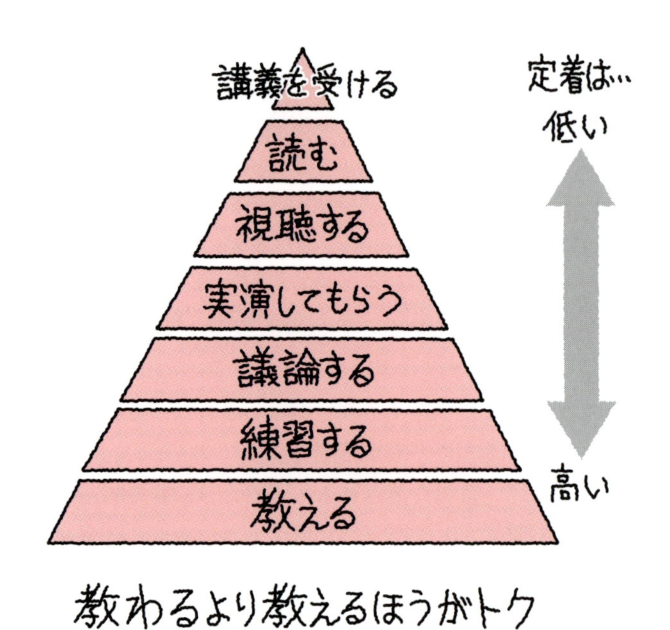

・ガス交換が行われる肺胞の理解を深めるためのイラスト
・肺胞で動脈血に酸素を取り込み，静脈血の二酸化炭素を排出することをイラスト化したもの

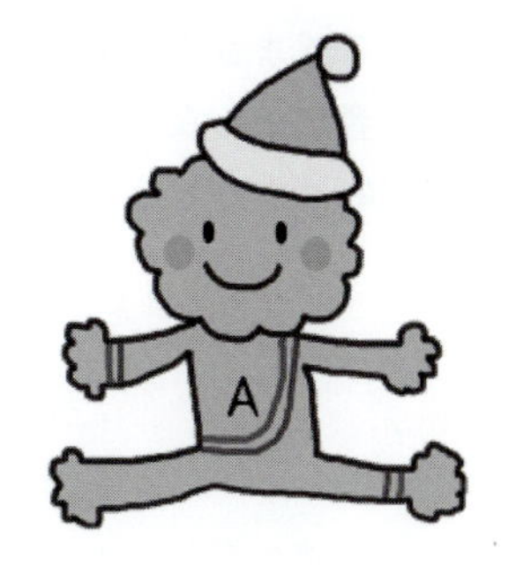


**図II-3-1　教材の工夫例──「肺ほぅくん」**
肺胞で動脈血に酸素を取り込み，静脈血の二酸化炭素を排出することをビジュアルで表現したもの
（作：上田真弓）

てしまうことがあります．医療のプロとして，自分の教育力を高める訓練は必要なことですね．

次に，教育を実施しながら対象者の理解のスピードをしっかりつかみましょう．対象者もそれぞれ強みと弱みを持っているので，内容によってはサクサクと理解できてしまう項目もあれば，なかなか理解できない項目もあるでしょう．

例えば，ほとんど料理をしたことがない男性に栄養管理は難しいですし，機械に弱い女性に関しては医療機器のしくみや扱いは難しい内容になるでしょう．ゴールに向かって歩むことは大切ですが，一度に多くの情報を伝えすぎず，理解できる範囲で着実に進めたほうが，逆に時間的ロスは少なくなるようです．

また，**専門用語**の使い方にも注意が必要です．「専門用語はなるべく使用しないように」という注意は聞いたことがあると思いますし，伝わらない用語は使うべきではありません．ただ，現代の情報社会では医療職以外の人々でも，専門用語を知っている，あるいは聞いたことがある人は意外と多いものです．また，何度も使用する専門用語は最初にその言葉をしっかり説明し，理解してもらうとその後の説明がとてもスムーズになることもあります．

例えば，図II-3-1の「肺ほぅくん」は認定看護師の上田真弓さん★が，ガス交換のしくみを理解しやすいように，肺胞をイラスト化したものです．図は言葉よりも概念を伝えやすく，共通のイメージを持つのに役に立ちます．こんなかわいい肺胞がガス交換してくれていると思うと，患者さんも理解しやすいですね．

大切なのは，どんな言葉を使っても，教育を担当しているあなたと，教育を受けている対象者との**認識の違い**がないことが大切です．教育実施中に対象者がどのように理解しているのか，重要なことは言葉に出して言ってもらうことで，両者の認識のずれの有無を確認し，ずれているようなら説明の方法を変えるなどして，早期に認識のずれを修正していきましょう．また，対象者が治療計画や健康行動をどのように日常生活に組み込んでいくのか，具体的に言葉に出してもらうのもよいと思います．

★　60頁参照

あなた自身が考えるさまざまな提案をしたとしても，対象者がそれを受け入れるとは限りません．対象者がどんなことならできそうか，具体的に考えてもらい言葉に出すことで，より現実的になっていくでしょう．

## 評価

評価とは，物事の価値や意義を査定し，認めることなので，あまり好きな人はいないと思います．ただ，一連の教育過程の随所で行なわれるべき確認なので，得られる結果にあまりこだわらずに，対象者とともに今どのあたりまで目標を到達できているのか，**一緒に確認する**という気持ちで行ないましょう．それを実現可能にするには，やはり細かく具体的で実現可能は目標設定がとても重要になります．

次に，実施されている教育そのもの（教育者の教育力を含む）である「**教育介入方法**」と，対象者が何をどこまでできるようになったかという「教育効果」，それぞれを評価しましょう．前述した目標は，基本的に対象者主体なので，対象者が何をどこまで理解しできるようになっているか（行動変容の程度）が，評価の焦点になることは間違いありません．ただ，実施されている教育そのものが対象者に適していなかったり，教育実施者の能力や態度に問題があり，伝えなければいけない情報を伝えきれていない場合などは，教育の成果が得られるとは思えません．教育を実施するにあたって，教育担当者の教育力などを含む教育介入方法の評価基準を定めたり，教育の実際を看護師同士でピアレビューするなどして，適切な教育介入が実施されたかどうかを評価していきましょう．

教育効果の指標としては，対象者の知識レベルの向上として教えられたことをどの程度口に出して言えるかなどを客観的に評価する必要がありますが，最終的には，対象者自身が日常生活の場で，健康管理に必要な行動をどの程度実行できているかどうかという視点で評価することが大切です．とくに，外来など対象者の日常生活における行動を実際に観察できない場合は，対象者から実際の行動について表現してもらい，評価するようにしましょう．対象者は自らの行動を言葉で述べることに慣れていない場合が多いので，対象者が自らの行動を客観的に観察し他者に伝えることができるようなサポートも必要です．評価すると言うことは，対象者自身が自分の行動をとらえ表現し，自らの到達状況を自覚することにあるでしょう．そして，設定した目標に到達，あるいは少しでも前進していたら，その努力に対し賞賛と感謝を伝え，できるようになった行動を無理なく行なえるよう強化しましょう．

最後に，対象者の行動が変わらなかったり，全くやる気をなくしてしまっていたりと，目標に到達できていないことが確認できた場合は，それを責めるのではなく，理由や原因を対象者と一緒に考えるという共感的態度が大切です．対象者には「行動変容を起こさない」という選択肢もあるし，対象者としてはやらない理由もはっきりしていることもあるでしょう．行動変容しなかった場合のリスクについて，理解していることを確認することはとても大切ですが，対象者がリスクを十分に理解したうえで行動変容を起こさない場合は，その理由に耳を傾け意思決定を理解することも対象者の尊厳につながります．ただ，行動変容しないことのリスクを理解できていなかったり，目標に向かって行動を起こすにあたり障害がある場合は，リスク理解向上への教育介入に加え，障害となっていることに関する解決策を対象者とともに考え，少しでも前進できるようサポートしましょう．

＊　＊　＊

人は自分自身の価値観や信念をもって毎日の生活を営んでいます．そして，私たち医療者も同様に，自らの価値観や信念をもって医療を提供しています．患者教育を実施するにあたり，お互いの価値観の自覚と尊重が不可欠です．

対象者が医療者の**言われた通りに行動するとは限らず，その理由**もさまざまであることをいつも念頭に置いて患者教育にあたりましょう．

今までの生活や価値観・人生観を変えるのは並大抵のことではありません．ただ，私たち医療者の願いは，対象者の人生の質の向上にあり，その思いが伝わることで対象者の考えた態度が変わることも多いと思います．私たち医療者の対象者に対する思いをしっかり伝えて，共に努力する協働者になりましょう．

**文献**

・Falvo, DR.（著），津田司（監訳）：上手な患者教育の方法，医学書院，1992.
・ナンシー・ホイットマン，バーバラ・グレアム他（著），安酸史子（監訳），ナースのための患者教育と健康教育，医学書院，2013.

（長谷川智子）

## 4 対象者に寄り添うテーラーメイド看護

「テーラーメイド」とは，その人にあったピッタリの洋服を仕立てるなどの意味で使われていますが，テーラーメイドの看護とは，どのような看護なのでしょうか．

看護の対象者である患者や家族は，人それぞれの考え方や価値観を持ち，自分らしい生活を見つけながら暮らしています．また，看護者もひとりの人間としてさまざまな価値観を持っているので，自分の価値観の中で患者・家族の最善の姿を考えながらアセスメントし，患者・家族がよりよくなるためのケアを提供していくことが，COPDのような人生の長い期間で必要となる慢性疾患に向き合う基盤になります．

### 聴く姿勢とタイミング

テーラーメイド看護へつなげるには，「聴く姿勢」と「タイミング」のこの2つのコツを押さえておくとよいでしょう．

まずは，患者にとっての「その人らしさ」とは何かのヒントをキャッチする看護者の洞察力と，「その人らしさ」のヒントを導き出す看護者の姿勢があげられます．このヒントを得るには患者と向き合い，対話することが必要です．しかし，患者の思いやニーズをとらえることが重要と頭では理解していても，「こんな忙しいのに，患者

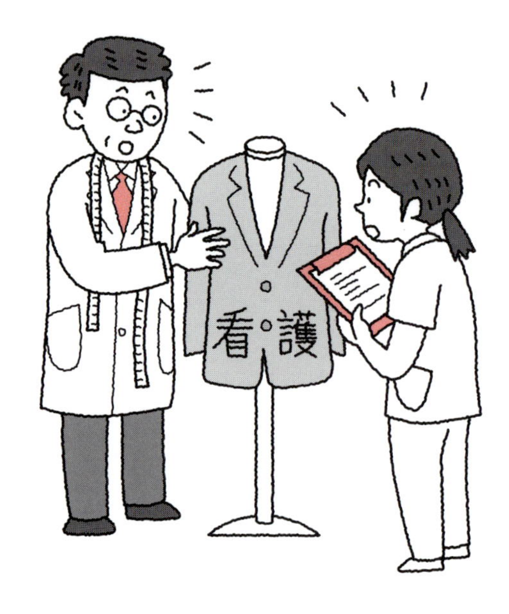

さんとゆっくり話している時間がないわ」などと，日々の看護業務に追われ，患者とゆっくり対話することすらできないなどのジレンマはありませんか？ 確かに患者としっかり向き合う姿勢は，常に持っていたいですし，医療者である私たちには欠くことのできない，とても大切な姿勢であると思います．

ここで考えたいのは患者にとっての「その人らしさ」を導き出すヒントを得るためには，対話する時間が必要なのかということです．筆者の考えとしては，患者と対話する時間の長短に関わらず，看護者が患者から情報を得る「聴く姿勢」と「タイミング」であると思っています．「聴く姿勢」により，人は自分に関心を寄せてくれている人や共感してくれる人に対して安心感を抱き，自分のことをもっと知ってほしいという思いが強まるためコミュニケーションが広がっていきます．ただ気をつけなければならないことは，患者は苦痛を抱えながら生活しており，人と関わりたいときもあれば，そっとしておいてほしいというときもあることです．

患者が人と関わりたいと思う「タイミング」を患者の表情や言動などからキャッチし，適切な「タイミング」で患者と対話することは，患者にも看護者にも有意義な時間となると思います．つまり患者に関わるときに，看護師が「聴く姿勢」を持ち，「タイミング」をみながら効果的な対話を行ない，その効果的な対話から導き出された「その人らしさ」へのヒントをキャッチしアセスメントすることで，患者個々に応じたテーラーメイドの看護へとつながっていくのです．けっして，難しいことではありません．きっとこれは，患者の生活を「看るプロ」である看護者が一番得意な部分であり，チーム医療の中でも重要な役割を示すことでしょう．

## その人らしさを支援するアセスメントの視点

COPD 患者の主な症状として息切れがあり，息切れを持つ患者の苦痛や苦悩は，客観的に把握しにくい特徴があります．また患者は，疾患管理や息切れのマネジメントなど身体と心のバランスをとって，療養生活で何らかの折り合いをつけながら，問題に対処して生活しています．まずは，このような患者の特性をとらえたうえでアセスメントすることが重要です．

### 看護者のアセスメントを導き出す姿勢

生活支援において，「その人らしさ」に焦点を当てたアセスメントがとても重要です．看護者は，患者一人ひとりの「その人らしさ」へのヒントを得るためには，息苦しさを抱えながら生活している患者の思いを理解し，尊重した態度で関わること，また，患者の思いを包み込むような温かく親切な対応などのケアリング・マインドを持ち，患者の気持ちにどれだけ寄り添えるかが鍵となります．これらは看護の基本的姿勢ではありますが，このよりよいコミュニケーションが，「その人らしさ」を導きだすアセスメントへとつながります．

## 患者・家族とともにこれからの療養生活をイメージしてみよう

療養生活では患者が主役であり，患者自らが問題に対処できるようなセルフマネジメント教育が必要です．人は，それぞれの生活環境や生きがいなどの価値観が違います．療養生活を支援する看護者は，まず患者・家族の思いを第一にとらえ，患者自らが疾患管理をライフスタイルに組み込めるように，患者が，これからの生活にむけて「これならできるかも」「やってみよう」などと意欲が持てるような計画を立てましょう．

これには看護師が，疾患管理の指導など主導的に行なうことも必要ですが，何より患者の療養生活にあつらえたテーラーメイドのケアを提供するために，柔軟な発想力や創造力を持って，ちょっとした療養生活へのヒントなど患者・家族がイメージしやすいような提案をしていくことが，よりよい生活へと導くでしょう．患者・家族が笑顔で暮らせる日々を想像しながら…….

## 「息切れ」を生じる動作のアセスメント

息切れ（66頁参照）を持つ患者は，動くことでの息切れが増強するなどの体験により，恐怖感を抱いている人も少なくありません．まずは，患者がどのような動作で息切れを感じているか，その頻度や度合いを聴き取ります．また慢性的な低酸素状態によって，息切れをあまり感じない場合もあります．この場合は，$SpO_2$ モニターや脈拍などの数値を可視化して，患者自らがセルフモニタリングできるように指導してみるのも1つの方法です．また医療者も，客観的に息切れを生じる動作を観察するなど，きめ細やかなアセスメントの視点を持つことが重要です（表II-4-1，2）．

**表II-4-1　息切れや呼吸を意識した動作のアセスメント**

①動作を，呼吸を意識しながらゆっくり行なえているか
②連続した動作をしていないか
③口すぼめ呼吸や腹式呼吸を行なえているか
④呼吸筋ストレッチ運動を行なえているか
⑤動作は呼気に意識を向けて行なえているか
⑥安静時・労作時に応じて酸素流量を調整しているか
⑦顔に冷気を当てるなど，息切れの緩和への知識を持っているか
⑧負担のかかる動作の前などに，気管支拡張吸入薬を有効に使用しているか

**表II-4-2　日常生活動作に関するアセスメント**

1）食事

①食事は腹八分目にして，回数を増やす方法について理解しているか

②呼吸のリズムに合わせて，休憩をはさみながら食べることを意識しているか

③炭酸飲料を控える必要性を理解しているか

2）排泄

④洋式トイレを使用する必要性を理解しているか

⑤排泄時，呼気を意識しながら腹圧をかける方法を行なえているか

3）入浴

⑥脱衣所で椅子を使用して休憩できているか

⑦息切れが強いときは，入浴よりシャワーを選択しているか

⑧前屈みを少なくする入浴動作の工夫が行なえているか

⑨長めのタオルを使用するなど，腕を高く上げない工夫が行なえているか

⑩浴槽につかるとき胸の高さにする必要性について理解をしているか

4）洗髪

⑩深く前屈みにならずに洗髪する工夫が行なえているか

⑪洗髪する日と，体を洗う日を分ける必要性への理解をしているか

⑫洗髪を片手で半分ずつ洗う動作を行なえているか

5）整容

⑬息を吐きながら洗顔する必要性を理解しているか

⑭歯磨きの反復動作をゆっくり行なう必要性への理解をしているか

6）更衣

⑮椅子に座って着替えるなどの工夫ができているか

⑯着替える衣類は，あらかじめ準備しておくなどの工夫が行なえているか

⑰靴下は椅子に座り，足を組んで履くなどの工夫が行なえているか

⑱着脱しやすい服を選択しているか

7）歩行・階段

⑲呼吸に合わせて歩くことや階段昇降することへの必要性を理解しているか

（アクションプランは137頁参照）

## その人らしさへの生活支援のアセスメント

COPDなどの慢性疾患を持つ患者にとっての療養生活は，疾患と向き合いうまくコントロールしながら，よりよく生きることができるかが重要なポイントです．患者によっては，上手くセルフマネジメントしながら活動的にいきいきと生活している方もいる一方で，息切れなどの苦痛を少なくして，一日一日を安寧に過ごすことが，とても大切な時間であるという方もいます．患者個々の疾患の状況はもとより，患者のQOLに関する価値観に合わせて支援していくことがとても重要といえます．このために看護者は，息切れを生じる動作のアセスメントに加え，療養生活での人的・物的環境調整などを含むソーシャルサポートも視野に入れ，アセスメントしましょう．アセスメントのポイントとしては“その人らしさ”に重点をおき，患者が現在，何を求め，何を生きる力とし，大切にしている思いは何か，また何を大切に生きてこられたかをとらえて関わることが，患者のQOLの維持・向上につながります（表Ⅱ-4-3）．

**表Ⅱ-4-3　その人らしさへの生活支援のアセスメント**

**1）QOLに関するアセスメント**

①患者の現在の生きがいや，大切にしている思いは何か

②健康や疾患についてどのように考えているか

③家族もしくは社会の中での役割が失われていないか

④患者が，疾患と上手く向き合いながら，克服していこうとする前向きな姿勢を持ち，今後どうありたいかについて考えているか

⑤日常生活において，何が問題となるかを患者が理解しているか

**2）生活環境に関するアセスメント**

⑥患者の退院後の居住環境はどうか，改善点はあるか

⑦患者の退院後の行動範囲（就労・外出など）はどうか

⑧患者が退院後，地域の医療・介護スタッフの導入や社会資源活用が必要か

⑨家族（もしくはキーパーソン）が患者をサポートできる体制であるか　など

**文献**


・上田真弓：5章 患者への生活指導　6．ADLの維持・向上，石﨑武志（監）：呼吸器ケアの疾患・検査・治療はや調べブック，呼吸器ケア夏季増刊，210-241，2015.
・今戸美奈子，池田由紀，松尾ミヨ子：慢性呼吸器疾患患者における呼吸困難のマネジメント方略とADLの関連，日本看護科学会誌，30(1)，14-24，2010.
・宇都宮宏子，三輪恭子（編）：これからの退院支援・退院調整，日本看護協会出版会，2011.


（上田真弓）

# 5 症状別アセスメントとマネジメント

症状は患者さんの**主観的な体験**であり，そのとらえ方も多様です．

慢性呼吸器疾患によく見られる症状として，咳，痰，息切れ・呼吸困難などがあります．患者さんがこれらの症状をどのようにとらえているか，生活に支障をきたしていないかをアセスメントすることが看護の視点として大切です．患者さんは，症状と向き合いながらうまく生活をしている方もいれば，なんらかの支障を抱えながら生活をしている方もいます．中には，それが病気のせいだとは思わずにいる患者さんもいます．看護師は患者さんの症状のみならず，日常生活の状況やこれまでのライフヒストリーにも関心を持ち，抱えている問題に対してどのようにとらえ対処しているかを見極めることが大切です．

ここでは，慢性呼吸器疾患に見られる特徴的な症状である**咳**，**痰**，**息切れ**，**呼吸困難**について看護の視点から，ケアに必要な情報を説明します．

## 咳（咳嗽）

咳嗽とは，気道に入った異物や炎症による分泌物を排出するための生体の防御反応の1つです．とくに咳は体を疲労させるばかりか，周囲への気遣いやコミュニケーションが妨げられ，患者さんに身体的，心理的，社会的苦痛を与えます．

咳のアセスメントについては**問診から得られる情報**がとても大切です．咳の誘発因子となる喫煙や薬剤の服用はないかを尋ねましょう．咳の分類では，痰を伴う湿性咳嗽なのか，あるいは痰を伴わない乾性咳嗽なのか，また，持続する期間によって，3週間未満の急性咳嗽，3〜8週間持続する遷延性咳嗽，8週間以上持続する慢性咳嗽と分類されているため詳細を確認することが大切です．その他には，季節性の変化はないか，夜間や明け方にかけてなどの時間的な変化はないかも大切な情報です．また，咳に伴う随伴症状や，現在生活している環境についての問診も大切です．

そして，咳に対して患者さんがどのようにとらえ，対処してきたかを確認することは，患者さんの理解につながり今後のケアへの糸口へとなります．

## 痰（喀痰）

喀痰の評価においては，咳嗽の強さや痰の喀出ができているか否かを観察します．

患者さんは，少なからず「痰が出にくい」「痰がからむ」などの体験があり，痰の喀出に伴いさまざまな苦痛を感じています．とくに，痰の量が多ければ喀出するための咳嗽が生じるため，呼気筋群の疲労が生じることが考えられます．また，痰の粘り気や，からみが強いときは，適度な飲水や輸液がなされているか，また，発熱の有無などの情報を得てアセスメントしましょう．痰の性状を評価するには，痰の量や色，性状，臭いを観察しましょう．痰を喀出するために咳が誘発されます．呼吸音を聴診し分泌物の貯留を認めたときに，咳嗽は比較的に太い気管支の分泌物の排出には有効ですが，より細い気管支となると咳嗽による排出は困難なため，体位ドレナージなどのケアにつなげ，排出に伴う疲労を少しでも軽減することが望ましいです．

**Aさんの事例**

気管支拡張症のAさんは，痰のからみと咳で悩んでいました．両胸に手を当ててゴロゴロするほうの肺を上側にして横になりましょうと提案したところ，排痰が楽になったと話していました．

## 息切れ・呼吸困難

息切れと呼吸困難は同じ意味で用いられ，「息が吸えない」「溺れそうな感じ」というように，経験した本人しかわからない主観的な体験です．呼吸困難を体験している患者さんは，苦しさの度に過去の辛い体験を思い出し，「このまま息ができなくなるのではないか」という不安や恐怖から，パニック状態に陥ることもあります．呼吸困難という患者さんの体験を理解するためには，呼吸困難に伴う身体的な苦痛のみならず，心理的・社会的，スピリチュアルな側面も含めてとらえていくことが大切です．

呼吸困難を評価するうえで大切なことは，原因となりうる病態の客観的評価と，呼吸困難という主観的な体験の評価を行なうことです．疾患によって呼吸困難の発生機序は違い，COPDでは，動的肺過膨張により吸気量が減少して呼吸困難が生じます．気管支喘息では，発作時に気道抵抗が上昇し息の吐きにくさが生じます．間質性肺炎では肺胞壁が厚く硬くなり（線維化），酸素化やガス交換が障害され，安静時では感じない呼吸困難を日常生活のなかで感じるようになります．看護師は疾患の特徴と病期を理解したうえで，酸素の取り込み・運搬・消費，呼吸パターンのどこに問題が生じているのかをアセスメントすることが大切です．

また，呼吸困難を定量的に評価するために「修正版ボルグスケール」，「MRC息切れスケール」★などのスケールを使い，呼吸困難の程度や変化を共通認識できるとよいでしょう．看護師は患者さんに対して，丁寧な問診を行ない呼吸困難の程度，発症の状況や出現時間などを確認します．呼吸困難による生活への支障と，それに関連す

★ 181頁参照

る患者さんの思いなどの心理面をアセスメントし，患者さんの抱えている苦痛を理解するよう努めることが大切です．

Bさんの事例

COPDのBさん，「動くと苦しいのは年のせいだから仕方ない」と，看護師の話に耳を傾けませんでした．しかし，口すぼめ呼吸と息切れの少ない動作を体験したBさんは，「言われた通りすると楽だ，息切れは病気のせいだったんだね」と，とらえ方も変わり，療養法を継続しています．

## 呼吸関連の症状マネジメント

慢性呼吸器疾患の特徴は不可逆的な病理学的な変化から，病気が治癒することがないことです．したがって，**ケアの焦点**は治療にあるのではなく，**病とともに生きることを支援**することです．しかし，それは容易なことではありません．慢性疾患においては一定の決まりきった経過はなく，長い経過の中でよくなったり，悪くなったりを繰り返します．また，経過とともに症状も増え，他の症状と相互に影響しあい気持ちが沈んでいくこともあります．このように，身体症状から心理的，社会的，スピリチュアルな問題（74頁で詳説）へと発展していくこともあり，症状をコントロールできるようになることは，症状による悪循環を断ち切るためにも大切なことです．看護師の役割は，患者さんが症状をマネジメントし，自分の症状と上手につきあう方法を身につけることができるよう支援することです．

症状マネジメントについては，症状を体験している患者自身が中心となり行動しなくてはならず，ラーソンらによって紹介された，The Integrated Approach to Symptom Management〈IASM〉：症状マネジメントの統合的アプローチの概念が広く用いられています．これをさらに現場で使うことができるように，内布敦子らによる「The Integrated Approach to Symptom Managementを応用した看護活動ガイドブック」が公開★されています．症状マネジメントは「症状の体験」「マネジメントの方略」「症状マネジメントの結果」の3つの大きな概念から成り立っており，それぞれの概念は相互に影響しあっています．看護師は患者さんの「症状の体験」を理解するために，患者さんが自分の症状をどのように認知し，その症状をどのように評価しているか，そして症状に対してどのように反応しているのかを，患者さんの声に耳を傾け聴きます．次に「症状への方略」として，症状を緩和するために必要な知識や技術を提供し，看護師の実践で得た経験や必要な資源を最大限活用して，患者さんと一緒に対処方法を考えていきます．最後に，セルフケア能力や症状がどのように変化したのか，またQOLはどのように変わったのか，「症

★ 2016年現在 ver.10,unpublished．使用にあたっては研究班ホームページの注意事項に準拠すること．
http://sm-support.net/program/data/iasm_guidebook.pdf

## 事例紹介

Cさん　60歳代男性

**【診断】** COPD　　**【主訴】** 歩行時の息切れ
**【これまでの経過】** 2年前，検診でCOPDを指摘されたが，自覚症状を感じることもなかったため，受診することはなかった．
最近になり長い距離を歩くと息切れを感じ，立ち止まることが多くなった．
不安に思い，A病院に受診した結果COPDを診断され看護外来に訪れた．

## 1．症状の体験を傾聴

**【自覚症状について】**
- 歩くだけで息が苦しくなり，立ち止まって休むようになった．
- 以前は症状がなかったのに，こんなに苦しくなるなんて想像もしていなかった．この先どうなるのか……．

**【症状をどのようにとらえているか】**
- 息苦しさは前よりも強くなっている．病気が進行しているから，安静にしなくてはならない．
- 今までのような生活ができなくなるのだろうか．

**【症状への反応】**
- 症状の進行に伴い不安を抱き，受診をした．
- 呼吸困難がさらに病気を悪化させてしまうため，安静にして体に負担をかけさせないようにしている．

**【看護師が考えたこと】**
1. 病気や療養の方法に関する情報が不足し，適切な療養行動がとれずにいる．
2. 呼吸困難により，日常生活への支障が生じている．
3. 呼吸困難による苦痛から不安が生じている．

## 2．具体的な介入

1. **病気や療養の方法に関する情報提供が不足し，適切な療養行動がとれずにいる．**
   ①病気について（COPDとは）
   ②口すぼめ呼吸
   ③息切れの少ない動作の工夫
   ④症状の観察の仕方
   ⑤身体活動性の維持・向上の必要性について
2. **呼吸困難により日常生活への支障が生じている．**
   ①症状の体験を傾聴する
   ②呼吸困難が生じる動作を確認し課題を明らかにする
   ③呼吸法の取り入れ方
   ④休息の入れ方
3. **呼吸困難による苦痛から，不安が生じている．**
   ①不安な思いを傾聴する
   ②パニックコントロール

## 3．看護師による支援の結果

- 口すぼめ呼吸と息切れの少ない動作を取り入れ，活動できるようになった．
- 歩行中は息が苦しくなる前に休憩し，口すぼめ呼吸を行うことで呼吸困難を回避できるようになった．
- 病気や療養の方法についての正しい知識を持ち，自分にあった内容でリハビリテーションを実施している．

**症状をコントロールしながら，身体活動性の維持・向上に向けて取り組んでいる**

**図II-5-1　看護師による症状アセスメント・マネジメントの流れ**

状の結果」を評価します．事例でまとめたものを**図II-5-1**に示しました．実際の場面では，これほどうまくいくことはありませんが，患者さんとともに話し合い，成功体験を積み重ねることができるよう支援しています．

症状マネジメントの能力は，患者さん一人では身に付けることはできません．患者さんが自分の体に関心を持ち，自らの体調について些細な変化に気づくことができるようになることが大切です．看護師は日頃から患者さんと体の調子を見たり，体調を整えたりするための方法を一緒に考え，互いに協働関係を深めながらケアを継続していくことが大切です．

筆者は，患者さんに「自分で自分の体をみることができる先生」になってもらいたいと思っています．

**文献**


・安酸史子：糖尿病患者のセルフマネジメント教育 改訂2版 エンパワメントと自己効力，メディカ出版，2015.


（小林千穂）

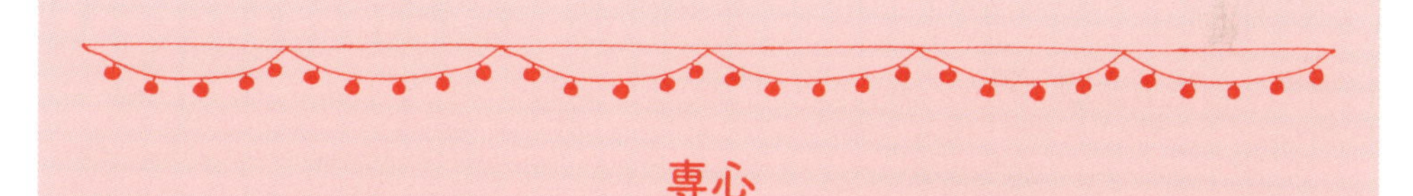

## 専心

看護専門外来で関わっていたZさん．終末期との診断で入院され，終日NPPVをしており，呼吸困難と倦怠感が強く，始終閉眼しておられました．「そばにいてもいいですか？ それとも休まれますか？」と尋ねては，Zさんの反応によってそばにいました．NPPVは同調していますが，頻呼吸で，少し呼吸介助しながら，伝えたいことはないかの確認後，今までのセルフマネジメント良好であったこと，ご夫婦仲がよいことなど，筆者が思いを交えて話しては退室するということを行なっていました．

後で，奥さまが「主人は，『竹川さんが今日も来てくれた，うれしい』と言ってました」と感謝の意を伝えてくれました．

医療的なことでの限界はありますが，一人部屋で呼吸困難やその他スピリチュアルペインに耐えているZさんに対して，そばにいたい，少しでも気持ちが安らいだり，瞬時の快の体験を提供したいという思いでの関わりでした．

（竹川幸恵）

# 6 疾患の経過とQOLのアセスメント

COPDは，ゆっくりとした非可逆的進行により呼吸機能が徐々に低下します．閉塞性換気障害であるためうまく息を吐き出せず，換気に対して努力が必要となり疲労を伴います．その結果，労作による呼吸困難は患者にとって非常に苦痛となり，患者は動くことを避けるようになります．そのため，日常生活動作（ADL）やQOLに大きく影響を及ぼします．

ADLやQOLのアセスメントの視点は多様ですので，既存の尺度を活用するとよいでしょう．尺度は作成される過程の中で信頼性（安定した結果が得られること）や妥当性（測定しようとするものが測定できていること）が検証されています．誰もが共通の「ものさし」でアセスメントでき，結果を共有することができるとともに，点数化されていることから症状の経過と合わせた変化を追うことも可能となります．ただし，尺度は使用の際に使用申請や登録，連絡が必要な場合がありますので注意してください．

## ADLのアセスメント

ADLは大きく分けると基本的ADL（basic activity of daily living：BADL）と手段的ADL（instrumental activities of daily living：IADL）があります．BADLは歩行などの移動に関する動作と，食事・排泄・更衣・入浴などの身の回りの生活動作（セルフケア）のことです．IADLはBADLよりも複雑な日常生活動作で，調理や洗濯，買い物，交通機関の利用，金銭の取り扱いなどのことです．言い換えれば，IADLは**社会で自立した生活**を営むうえで必要なものということになります．

COPD患者では，労作時の呼吸困難が主症状であることから，患者は自力での中～長距離移動が必要な外出に著しく困難を伴います．つまり，**買い物や交通機関を利用しての外出が含まれるIADLの障害**が特徴となります．反対にBADLのセルフケアに関してはCOPDがかなり重症化した状況でもあまり低下しないことが指摘されています．

COPD患者のADLのアセスメントでは，BADLだけでなく**IADLに関するアセスメントが重要**だということです．ADLの障害は主として動作に伴う呼吸困難や疲労によりもたらされることを忘れてはいけません．近年，そのようなCOPD患者のADLの特徴をふまえて，慢性呼吸器疾患特異的評価尺度が開発されています★．

★ The Modified version of the Pulmonary Functional Status and Dyspnea Questionnaire：PFSDQ-Mはその1つです．COPD患者が呼吸困難を生じやすい整髪や更衣など上肢挙上動作や歩行に関して10項目をあげ，それらの変化や息切れ，疲れについて評価するものです

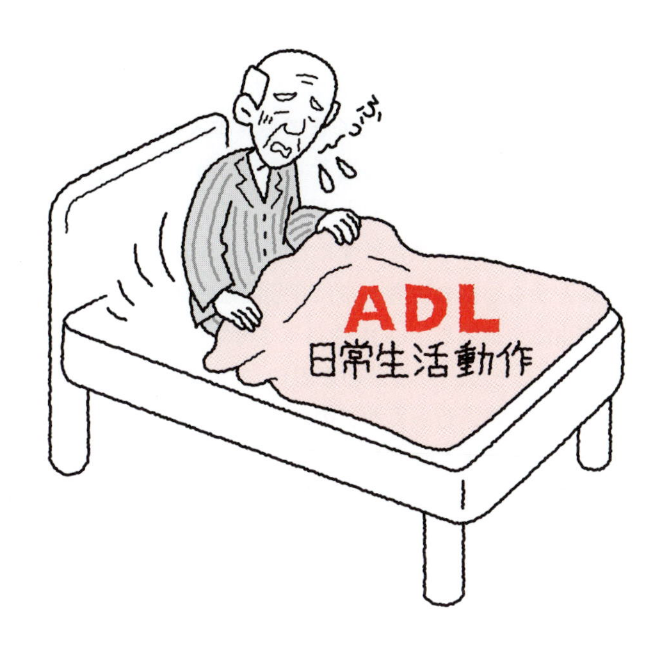
ADL
日常生活動作

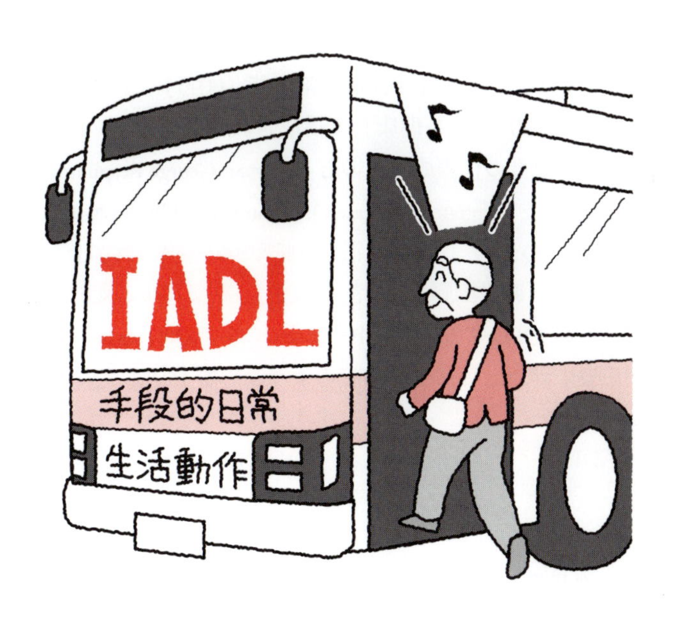
IADL
手段的日常
生活動作

## QOL のアセスメント

QOL（quality of life）は日本語では生活（生命・人生）の質と訳され，満足感や幸福感といったその人の主観的な評価です．**あくまでも「本人がどのように感じているか」**であるため，全く同じような身体状況の患者であっても，その人がおかれている立場や社会環境，価値観の違いにより，そのとらえ方には違いがあります．しかし，慢性呼吸器疾患患者の 8 割が息切れを気にせずに日常生活を送ることを望んでいると言われています．このことから 8 割の患者が常に呼吸困難と隣り合わせた生活を送っており，そのことが日常生活を制限し，QOL を低下させていることが伺えます．

QOL 尺度を活用することで，今現在の患者の QOL の状況をアセスメントすることが可能となります．さらに，行ったケアの前後の評価で，そのケアが患者にとって有効であったかのアウトカムとして利用することもできます．

医療に関連して影響を受けるものは健康関連 QOL と言われ，患者の疾患や状態に関係なく一般的な QOL を測定する**包括的尺度**と，特定の疾患に影響されやすい内容に焦点を当てて評価する**疾患特異的尺度**があります．目的によってどちらを使用するかは選択されますが，疾患の治療や経過などと関連させて評価するのであれば，疾患特異的尺度を使用するほうが良いでしょう．

包括的尺度の構成要素は尺度により多少異なりますが，基本的には身体機能，メンタルヘルス，日常役割機能，社会生活機能などによって構成されることが多くなっています．代表的な包括的尺度の 1 つである MOS short form 36：SF-36（36 項目）では，「身体機能」「日常役割機能（身体）」「日常役割機能（精神）」「全体的健康感」「社会生活機能」「体の痛み」「活力」「心の健康」で構成されています．

COPD の疾患特異的尺度の代表的なものとして，St. George Respiratory Questionnaire：SGRQ（76 項目）や Chronic Respiratory Disease Questionnaire：CRQ（20 項目）が知られています．構成要素は，SGRQ では「症状」「活動（呼吸困難や身体的機能）」「衝撃（精神心理的社会的要因）」，CRQ では「呼吸困難」「感情」「疲労」「病気による支配感」となっています．近年，より簡便な COPD アセスメントテスト（CAT：COPD assessment test，図II-6-1）が，COPD の状態が患者の健康と日常生活にどのような影響を与えているかを把握するために開発されています．

＊　＊　＊

これらさまざまな尺度を活用することは，患者の ADL や QOL を適切にアセスメントすることに有効です．ただし，尺度はあくまでも患者の症状や不自由さ，悩みなどの一端を測定したものにすぎません．尺度に頼るだけでなく，患者から発せられる生の声に耳を傾けてアセスメントすることも忘れないようにしましょう．

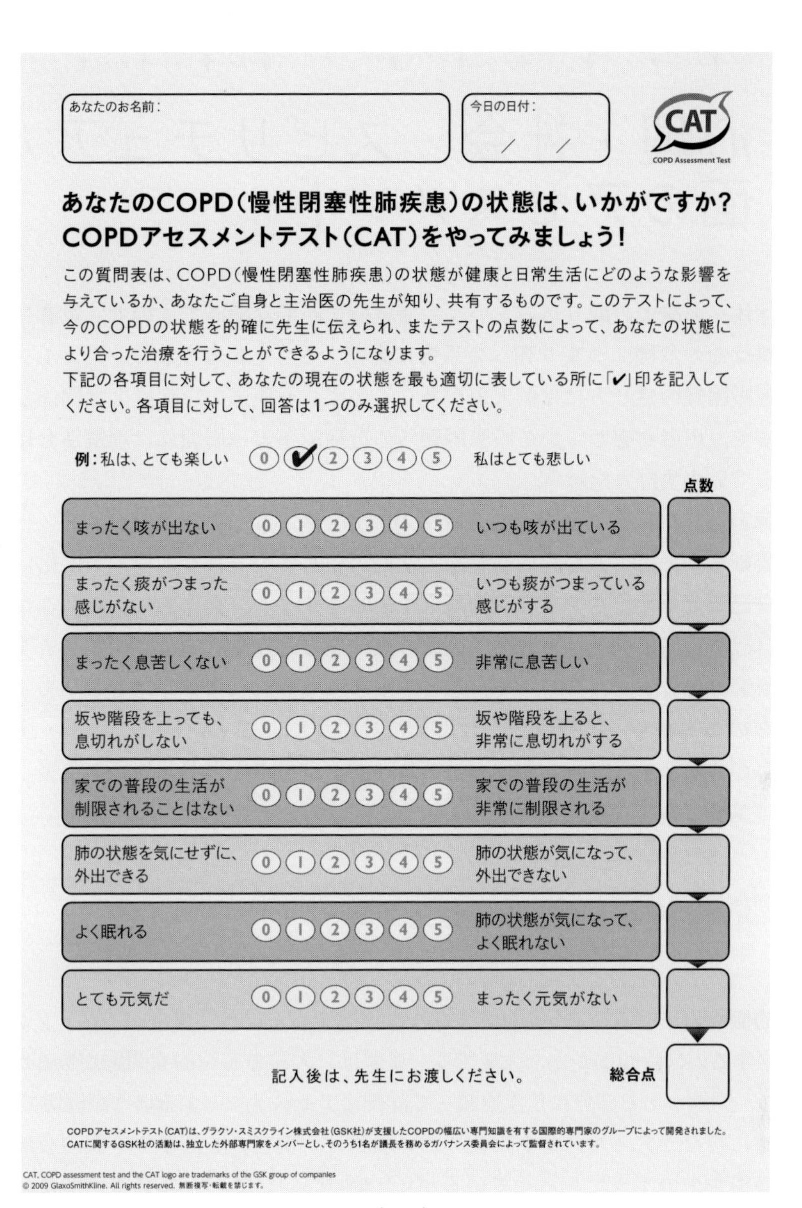

あなたのお名前：

今日の日付：　／　／

CAT
COPD Assessment Test

**あなたのCOPD（慢性閉塞性肺疾患）の状態は、いかがですか？**
**COPDアセスメントテスト（CAT）をやってみましょう！**

この質問表は、COPD（慢性閉塞性肺疾患）の状態が健康と日常生活にどのような影響を与えているか、あなたご自身と主治医の先生が知り、共有するものです。このテストによって、今のCOPDの状態を的確に先生に伝えられ、またテストの点数によって、あなたの状態により合った治療を行うことができるようになります。
下記の各項目に対して、あなたの現在の状態を最も適切に表している所に「✔」印を記入してください。各項目に対して、回答は1つのみ選択してください。

**例**：私は、とても楽しい　⓪ ✔ ② ③ ④ ⑤　私はとても悲しい

| | | | 点数 |
|---|---|---|---|
| まったく咳が出ない | ⓪ ① ② ③ ④ ⑤ | いつも咳が出ている | |
| まったく痰がつまった感じがない | ⓪ ① ② ③ ④ ⑤ | いつも痰がつまっている感じがする | |
| まったく息苦しくない | ⓪ ① ② ③ ④ ⑤ | 非常に息苦しい | |
| 坂や階段を上っても、息切れがしない | ⓪ ① ② ③ ④ ⑤ | 坂や階段を上ると、非常に息切れがする | |
| 家での普段の生活が制限されることはない | ⓪ ① ② ③ ④ ⑤ | 家での普段の生活が非常に制限される | |
| 肺の状態を気にせずに、外出できる | ⓪ ① ② ③ ④ ⑤ | 肺の状態が気になって、外出できない | |
| よく眠れる | ⓪ ① ② ③ ④ ⑤ | 肺の状態が気になって、よく眠れない | |
| とても元気だ | ⓪ ① ② ③ ④ ⑤ | まったく元気がない | |

記入後は、先生にお渡しください。　**総合点**

COPDアセスメントテスト（CAT）は、グラクソ・スミスクライン株式会社（GSK社）が支援したCOPDの幅広い専門知識を有する国際的専門家のグループによって開発されました。
CATに関するGSK社の活動は、独立した外部専門家をメンバーとし、そのうち1名が議長を務めるガバナンス委員会によって監督されています。



図II-6-1　COPD アセスメントテスト（CAT）
©2009 GlaxoSmithKline　http://www.catestonline.org/english/index_Japan.htm

## 文献


・小島重子，安藤守秀，岡澤光芝，他：呼吸器疾患特異的機能状態に関する尺度の日本語版の開発，日本呼吸器学会誌，42(6)，486-490，2004.
・牛場直子，里宇明元，藤原俊之，他：慢性呼吸器疾患患者の日常生活動作（ADL） Pulmonary Functional Status and Dyspnea Questionnaire Modified（PFSDQ-M）による予備的検討，日本呼吸管理学会誌，4(2)，240-245，2004.
・池上直已，福原俊一，下妻晃二郎，他（編）：臨床のためのQOL評価ハンドブック，医学書院，2001.


（上原佳子）

# 7 心理・社会・スピリチュアル面のアセスメント

呼吸は体への酸素の取り込みという生命維持に必要な機能ですので，患者にとって呼吸困難は命の危機，つまり**死への恐怖**に直結することになります．しかし，COPD患者の呼吸困難の感じ方には個人差があり，必ずしも疾患の重症度とは関係しないこともあって，患者が感じている呼吸困難への苦痛や不安は周囲には理解されにくいものとなっています．

呼吸障害自体が苦痛や不安となり直接のストレスとなるとともに，ADLやQOLに影響を及ぼすことによる心理的影響や二次的に生じてくる社会的役割の変化は，これまでの自己概念を変化させて社会的孤立を生じさせます．具体的には，抑うつ，自尊感情・自己肯定感の低下，自己存在価値の喪失などがみられるようになります．さらにその影響は患者本人だけでなく，**患者の家族にも多大なストレス**となります．

これらのことから，COPD患者においては身体的側面と同様に，心理・社会的側面，およびスピリチュアルな側面のアセスメントが患者を理解し適切に支援していくためには重要となります．

## 心理的な側面のアセスメント

心理的側面のアセスメントにはさまざまな理論をもとにした視点がありますが，それらを網羅するのは時間がかかり大変です．まずは，大枠で心理的な問題があるかないかを把握し，問題がある部分に焦点を絞って詳細にアセスメントするほうが適切でしょう．

はじめに行なうアセスメントに含めたい項目は，現在の心配事や不安の有無，自分自身や疾患をどのようにとらえているか（健康自覚・自己知覚），年齢や性別による発達課題と達成状況，社会や家庭における関係や役割に関する問題の有無などがあげられます．また，話をしているときの表情や態度，口調などにも，患者の心理的な不安定さが表出されてきますので観察しましょう．

COPD患者では，とくに**抑うつ**への注目が必要になります．COPD患者の抑うつ併存率は，一般人はもとより他の慢性疾患患者と比較して多いことが明らかになっています．さらに，抑うつ症状のあるCOPD患者は増悪が多く，死亡率も上昇することも指摘されています．抑うつでは，おっくう感，悲観的思考，不眠，食欲低下などがみられるようになります．このような症状がないか注意してアセスメントしましょう．身体疾患を有する患者の抑うつの有無や程度の評価尺度としては，Hospital Anxiety and Depression Scale：HADS（表II-7-1）がよく使用されています．また，前節で紹

**表II-7-1　日本語版 Hospital Anxiety and Depression Scale（HADS）**

1. **緊張したり気持ちが張りつめたりすることがありますか？**
いつもある　　たびたびある　　時々ある　　全くない

2. **以前に楽しんでいたことを今でも楽しめますか？**
以前と全く同じくらいに楽しめる　　以前より楽しめない
以前よりも 少ししか楽しめない　　全く楽しめない

3. **なにか恐ろしいことが起こりそうな恐怖感を感じることがありますか？**
いつもあって気になる　　あるが，あまり気にならない
少しあるが，気にならない　　全くない

4. **物事の面白い面を笑ったり，理解したりできますか？**
以前と同じようにできる　　ある程度できる
以前ほどできない　　全くできない

5. **心配事が心に浮かぶことがありますか？**
いつもある　　たびたびある　　時々ある　　ほとんどない

6. **機嫌の良いときがありますか？**
全くない　　たまにしかない　　時々ある　　いつも良い

7. **のんびり腰かけて，くつろぐことができますか？**
できる　　たいていできる　　たまにできる　　全くできない

8. **以前よりまるで考えや反応が遅くなったように感じますか？**
いつも感じる　　たびたび感じる　　時々感じる　　全く感じない

9. **不安でおちつかないような恐怖感を感じますか？**
全く感じない　　時々感じる　　たびたび感じる　　いつも感じる

10. **自分の顔，髪型，服装に関していかがですか？**
以前と同じ，あるいはそれ以上にできる　　以前より多少できない
以前よりも明らかにできない　　ほとんどできない

11. **じっとしていられないほど落ち着かないことがありますか？**
いつもある　　たびたびある　　あまりない　　全くない

12. **これからのことが楽しみにできますか？**
関心がない　　以前よりも気を配っていない
以前よりも気を配っていないかもしれない
以前と同じ，あるいはそれ以上気を配っている

13. **急に不安に襲われることがありますか？**
いつもある　　たびたびある　　あまりない　　全くない

14. **面白い本や，ラジオまたはテレビ番組を楽しめますか？**
いつも楽しめる　　時々楽しめる　　あまり楽しめない　　全く楽しめない

Zigmond AS, Snaith RP, 北村俊則（訳）：Hospital Anxiety and Depression Scale（HAD 尺度），精神科診断学 4(3)，371-372，1993 より

介したCAT★[1]は，HADSのスコアと相関があります★[2]ので，抑うつのアセスメントにもCATの結果を参考にするとよいでしょう．

## 社会的側面のアセスメント

COPDは進行性の慢性疾患でありながら増悪による急性期を経験し，最終的な終末期に向かって，治療やセルフケアの遂行には家族の疾患への理解と継続した協力が重要となります．家族だけではサポートが不足する場合や，重症化に伴い家族の負担感や疲労が増加した場合には，身体障害者の認定や介護保険の利用など社会保障制度の活用も検討が必要になります．

家族の疾患への理解，サポート力，家族の健康状態や経済状態，現在利用しているまたは利用可能な社会保障制度についてアセスメントしましょう．また，働いている患者の場合には，職業と疾患による仕事内容への影響，勤務先の理解や協力の程度についてもアセスメントが必要となります．

**患者のサポート体制の有無**のアセスメントだけではなく，患者の社会や家庭におけるポジションについても確認していくことは，心理的およびスピリチュアルな側面にも影響を及ぼす内容でもあり重要です．

## スピリチュアルな側面のアセスメント

スピリチュアリティはspiritに由来する言葉で，語源は「息，生命，霊魂，自尊心，勇気」などを意味するラテン語のspiritusです．スピリチュアリティに関しては学問領域によりさまざまな定義がありますが，共通しているのは「**自分自身の存在や生きる拠り所に深く関わって存在するもの**」ということになるでしょう．必ずしも宗教や信仰と結びつくものとは限りません．また，スピリチュアルという表現からは終末期患者を想像するかもしれませんが，世界保健機関（WHO）が従来の健康の定義である身体的（physical）・精神的（mental）・社会的（social）なwell-beingに，スピリチュアル（spiritual）の追加を提案していることからも，**現在はすべての患者に重要な側面**であるとみなされるようになっています．

COPD患者は，長い経過の中で進行していく呼吸障害とそれに伴う苦痛や不安の中で，そのような状況とともにこれからも生きていかなければならない自分の存在について考えざると得ないのだと思われます．そこで**自分の生きる希望や意味**を見出すことができない場合には，自尊感情や自己肯定感の低下，自己存在価値の喪失が生じ

★1　73頁参照
★2　齋藤小豊，鈴木順，中村豊，他：COPD日常臨床におけるCATの有用性．心身医学55(8)，929-935，2015．

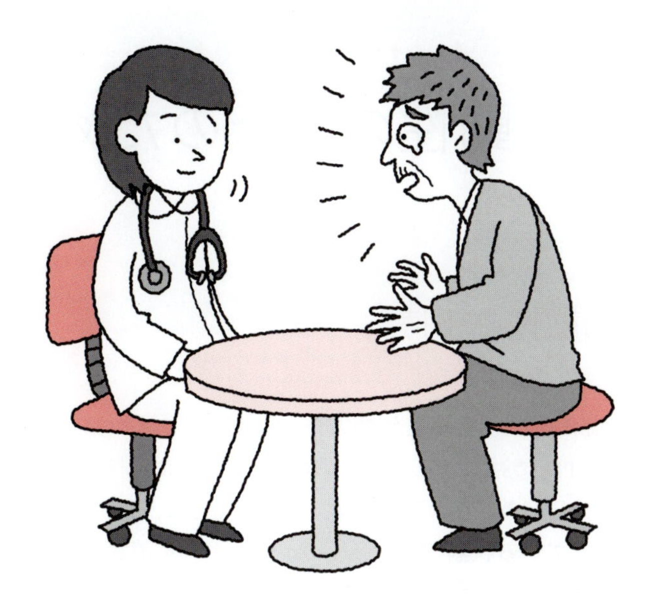

ます.「こんな治療をしたって仕方がない」「誰もわかってくれない」「自分は厄介者だ」などの発言がみられたときは要注意です.患者がスピリチュアルな側面で問題を抱えている可能性があります.患者が自分の病気や存在をどのように感じているのか,現在抱えている苦痛や不安は何なのかなど,時間をかけて話を聞いてみましょう.

＊　＊　＊

心理・社会的,スピリチュアルな側面は,お互いが影響し合っていたり,内容が重なっていたりしており,厳密に項目としてわけることは難しい部分もあります.また,先述したADLやQOLとも関連がありますので,包括的にアセスメントしていく内容であるといえるでしょう.

(上原佳子)

# 8　身体活動性の向上のための技術

## 身体活動性の維持

「COPD（慢性閉塞性肺疾患）診断と治療のためのガイドライン第4版」（日本呼吸器学会，2013年）で，COPDに対する管理目標6項目の2番目に，「運動耐容能と身体活動性の向上および維持」があげられています．身体活動とは，日常生活動作プラス運動量であり，安静にしている状態より，多くのエネルギーを消費する動きのことです．動くと苦しいからといって，安静にしてばかりでは，全身の筋肉の低下や呼吸に関わる筋肉も低下します．動くと苦しい，だから動かないという負の連鎖で，ますます呼吸機能が悪化し，生命予後にも影響がでてきます．そのため，毎日継続できる無理のない範囲で，運動を薦めていくことが重要です．ウォーキングなどの有酸素運動や四肢の筋力トレーニングを行なうことでより効果はあります．しかし，翌日に疲労が残る運動は，薦めないようにすることが大切です．例えば，夫婦での毎日の散歩，30分程度の犬の散歩，畑仕事を行なっているなど，日ごろから楽しみながら行えていることが継続につながります．

また，活動の測定指標として歩数計を使用し，毎日記録してもらうことで，患者個々の活動量のベースを知ることができます．既存の肺の健康手帳（図II-8-1）などを利用すると，その日の咳や痰の回数・食事量・吸入・酸素飽和度なども一緒に記録で

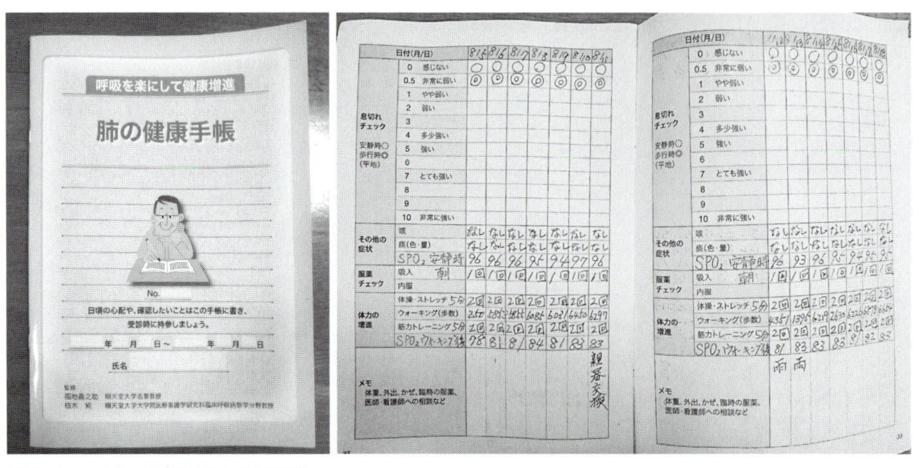


図II-8-1　肺の健康手帳（記載例）

きます．急性増悪発症時の参考になり，患者自身のセルフマネジメントにも活用できます．

## 携帯酸素を使用している患者への工夫

最近では，携帯酸素もコンパクトで軽いタイプの種類（図II-8-2）が増えています．患者個々に適した，使用しやすいタイプを選択することで，携帯酸素を使用しても活動量を低下させないことにつながります．

### 呼吸法

労作時や，急な息切れが生じた際のパニックを回避するためにも，呼吸法を習得しコントロールすることが必要です．COPDは，気道の閉塞や肺の弾力性が低下することで，空気を十分に吐き出せずにたまったままとなります．空気がたまり肺が膨らんだままでは，健康な方に比べて横隔膜を多く使い，呼吸の効率が悪くなります．吐きやすくするため，口すぼめ呼吸法★を指導します．鼻からゆっくり息を吸って，息を吐くときには口笛を吹くように口をすぼめ，吸った時間の倍の時間をかけてゆっくり吐いてもらう呼吸法です．

**階段を上るときのポイント**：①安静にして息を吸う，②ゆっくり吐きながら数段昇る，③止まって息を吸う，④ゆっくり吐きながら昇る　を繰り返し行なう

**荷物（重いもの）を運ぶときのポイント**：①持ち上げたり，運ぶ前にゆっくり息を吸う，②ゆっくり吐きながらかがんで荷物を持ち上げる，③荷物を運びながら口すぼめ呼吸　を繰り返し行なう（かがむ際には膝は曲げて腰はまっすぐにする）

**姿勢のポイント**：肩の緊張や背中が丸くなる姿勢は，胸や横隔膜の動きが妨げられて息切れが強くなることもあります．

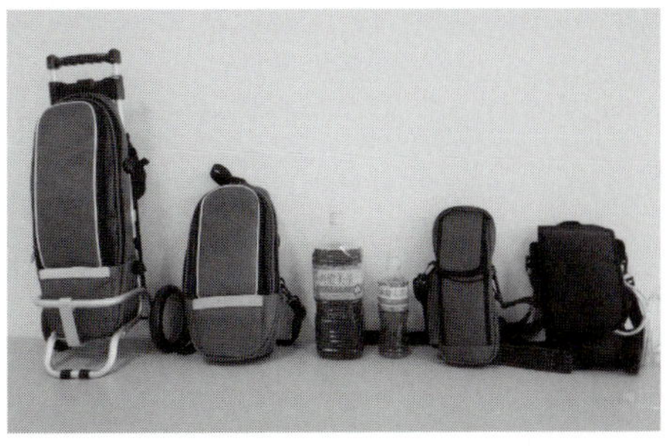

**図II-8-2 携帯酸素の例**
軽量で，小さいものを好まれる方が多い
（中央は比較のための2L，500mLペットボトル）

★ 図V-1-4，188頁参照

**座位**：①胸を前に傾けて肘を膝の上に置く，②テーブルなどもたれるものがある場合は腕をテーブルの上に置く

**立位**：①壁や机などの台がある場合は手や肘を台に置く，壁にもたれる，②ない場合は胸を前に傾けて手を大腿の上に置く

**リラクセーション法**（**腹式呼吸**）：腹式呼吸でゆっくり息を吐くことで副交感神経が優位になり，体をリラックスさせることになります．①お腹に手を当てる，②お腹が膨らむことを感じる，③鼻で息を吸いながらお臍の下に空気をためていく，④口をすぼめながら息を吐く，⑤お腹をへこませながら吐き出す．1日5回を目安に繰り返し行ない，慣れてきたら10分以上続けます．10分以上続けることで脳内バランスを整えるセロトニンが増え，気分も爽やかに，また集中力も高まります．

**排痰法**：痰をうまく出せなくなると気道が塞がれ，息切れや感染症の原因になります．悪化すると無気肺を起こし酸素化が低下します．排痰法を行なう前には，水分の摂取やネブライザー吸入を行なうことで，痰がより出やすくなります．

**体位排痰**：痰がたまっている部位を20分から30分程度上にすることで，末梢気道から中枢気道へと痰を移動させ出しやすくします．

**ハフィングと咳**：①両腕で胸を引き絞るようにして声門を開きハッハッと息を短く吐く，②咳払いをして痰を吐き出す　これを4，5回繰り返す．

体位排痰だけで十分に痰が出ないときは，上記のハフィングを併用することを薦めます．

その他，呼吸介助法や排痰器具（アカペラなど）を使用，呼吸法を用いたACBT（active cycle breathing technique）などありますが，患者個々に適した排痰法を指導し，実践することが大切です．

（山崎昌代）

# 9 家族・介護者の支援向上

COPDの治療の基本は，禁煙・ワクチン接種・薬物療法・運動療法・栄養療法です．しかし，それらを支えてくれる**家族の理解**や協力が得られないと治療の継続は困難です．

**禁煙**：患者自身が禁煙できていることが大切ですが，家族の中で喫煙者がいる場合は，受動喫煙の影響について説明します★1．

**ワクチン接種**：各市町村でのインフルエンザ・肺炎球菌ワクチン接種の助成の有無を確認し，家族へ説明します．

**薬物・運動**：内服薬や吸入についての必要性や効果・使用方法を説明し，残薬のチェックや吸入・自宅での活動状況などの確認依頼をします．

**栄養**：3食で摂取できない場合は，間食や分食（1日4〜6食）での工夫★2や塩分・お腹にガスが発生する食品のとりすぎに注意（炭酸・豆類・かぼちゃ・玉ねぎ・とうもろこし・キムチなど）．プルモケア®-Exなどの栄養補助食品について情報提供をします．

**在宅酸素療法やNPPV療法**：各種機器について取り扱い方，トラブル発生時の対応について，家族にも理解してもらいます★3．携帯酸素の確認が重要で，災害時の対応★4も必須です．

**社会資源の活用**：医療ソーシャルワーカーへの各種相談や介護保険，身体障害者手帳について説明し，活用できる助成金や援助があることを伝えます．家族や介護者の負担軽減はとても大きな支えになります．

**その他**：状況に応じて患者会の紹介やレスパイト入院★5（後述）について説明します．

## 家族単位でのテーラーメイドの支援

COPDは安定期・急性増悪期・終末期などが移り変わり，がん患者と違い予後が不確かです．患者を支える家族も不安な気持ちで日々を過ごされています．看護する立場として，それらの時期に応じた家族への支援が必要です．また，患者に関わる家族のキーパーソン，それぞれ家族の役割・ケアできる技術・経済的な情報（年金など）を把握していないと，適切な支援を行なうことは困難です．例えば，在宅酸素を導入

★1　100頁参照
★2　27頁参照
★3　144，148頁参照
★4　153頁参照
★5　83頁参照

するにあたり，どのくらいの医療費がかかるのか，電気代金や加湿のための滅菌蒸留水の使用本数や値段など，知りたいけれど聞きにくいのが本音です．充填する手間はかかるが，電気代金が不要な液体酸素も在宅酸素療法の1つであるといった情報提供や，無料で借りられるパルスオキシメーターの機種などの選択肢を看護師も知っていないと対応はできません．

また，急性増悪を繰り返し外来通院が困難な場合は，訪問診療・看護や身体障害者手帳や介護保険申請について，医療ソーシャルワーカーと連携して情報を提供することで，家族の負担は軽減します．さらに状態が進んだ場合は，在宅酸素にNPPV療法，吸引，経腸栄養，清潔援助（入浴サービスなど）が必要になる場合があります．それぞれ家族が行なう手技の確認や，希望されるサービスについて話し合う場を設け，悩みや相談を受けられる体制作りも重要です．その際は，訪問看護師やケアマネジャーと共に，患者家族の情報を共有しながら，介入に必要なプランを作成し，患者や家族が納得できる内容であることが大切です．在宅で過ごすことがメインになると，電動ベッドやベッド柵・経腸栄養の場合は点滴台や経腸栄養物の選択・吸引する器具・尿器やポータブルトイレが必要になってきます．

介護費用内でレンタルが可能な物，購入しないといけない物，レンタルしても費用が高額な物の情報も重要で，もし院内の訪問看護部で貸し出し可能な物があれば（吸引器や点滴台など）期間限定で貸し出すことでより経済的な負担が軽減されます．

経腸栄養物も，**院内処方で可能な物**（エンシュア®・リキッド，ラコール®など）を第一選択とします．しかし，下痢や便秘がみられるときは，経腸栄養の滴下速度や内容変更，整腸剤や緩下剤の処方など医師と相談・検討していくことが大切です．

排泄に関しては，オムツを使用している場合は，各市区町村でのオムツ助成金の有無の確認に加え，陰部の清潔保持のためのシャワートイレの活用や，それがない場合は，排便時プラス毎日1回は，ペットボトルや食器用洗剤のボトルを利用し，微温湯

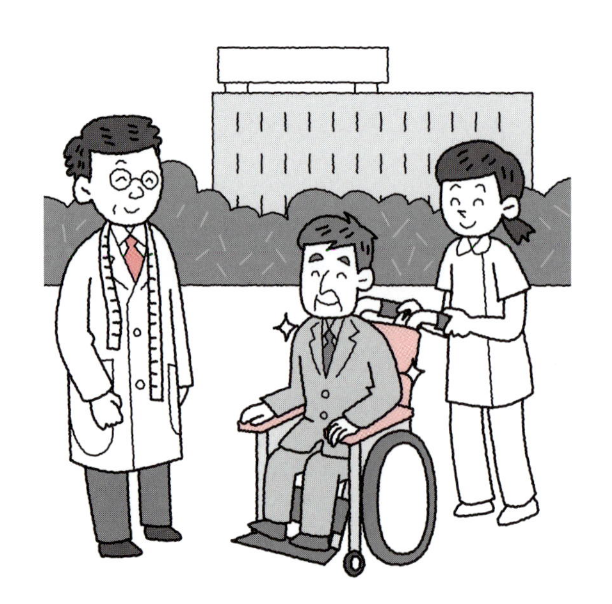

での陰部洗浄を行なうことの指導が必要です．

また，在宅で24時間介護する場合は，家族の身体的・精神的な負担はもちろん家族自身の自由も少なくなります．そういった際には，レスパイト入院ができる施設や病院をあらかじめ決めておくことで，疲れたときには誰かにまかせてもよいのだと安心して介護ができます．

急変時もいつ誰に連絡すればよいかなど話し合い，部屋の見える場所に大きく張り紙を貼付するなどの工夫で，家族の誰がみてもわかりやすい方法を考えましょう．終末期を迎える際の医療処置も，患者本人がどこまでの対応を希望しているかを安定期より十分話し合い，患者や家族が望む最期となるよう支援することがなにより一番です．

（山崎昌代）

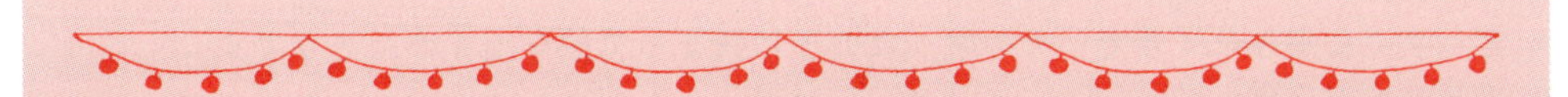

## 町医者の裏ミッション

ご自宅の2階に上がるだけで息が切れるとの主訴で受診した患者さんの思い出です．心臓病の家系だし，なんだか胸を押されるような気もするとのことでした．聴診では心音・呼吸音に異常は認めず，胸部X線でも肺の異常陰影や心陰影の拡大はありませんでした．

念のための心電図でもとくに異常所見は認めませんが，長期にわたる喫煙歴があるため肺機能検査を勧めたところ，本人は「心臓に問題がある」と思いこんでいますので，そんな検査よりも，もっと心臓の検査をしっかりやってくれと言って，肺機能検査を行なうことを頑なに拒みます．そこを何とか説得してスパイロメトリーを実行するのが，町医者の表のミッションです．結果は中等度のCOPDでした．

しかしここで，「言った通りCOPDでしたね」とか「プロの言うことは聞くものですね」などという言葉は禁句です．こういうときは明るく「患者さんがいつもと違うと思ったときにはやっぱり何か隠れていますね，早く来ていただいて良かったです～!」と言います．中等度だからちっとも早くないけれど(笑)．

COPDの治療でもっとも大事なのは患者さんのモチベーションです．上から目線の要らぬひと言で，それを低下させる必要はありません．さらにこのような対応を積み重ねることにより，COPD啓発の要員を増やしていけるのです．患者さんに勝る人材はありません．これこそが表よりも重要な，町医者の裏のミッションです．

（河内文雄）

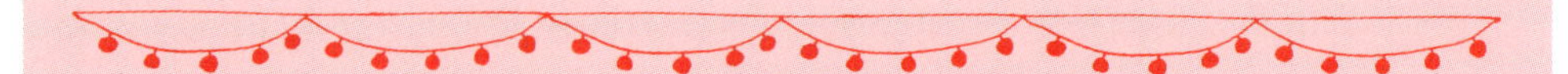

## 「聴く」ことは町医者の使命

いつも祖母に連れられて受診してくる，淋しい顔付きの女の子がいます．この子の母親の育児放棄を見かねて，小さいときから祖母が面倒を見てきました．おばあちゃんはもともと体が弱いのに，生活のためにほとんど休まず働かなければなりません．

祖母は自分に残された時間がそんなに長くないと，うすうす感じています．そして自分がいなくなったときのことを本当に心配しています．母と娘があまりに疎遠になってはいけないと，おばあちゃんはまだ若い母親（わが娘）の機嫌のよさそうなときを見はからって，二人が短時間でも一緒に過ごせるようにいろいろと考えるけれど，すぐに帰されてきて，その晩，女の子は決まって熱を出すのだそうです．

そんなある日のことです．めずらしく母親から女の子に「家においで」と電話がかかってきました．そんなことは初めてだったもので，女の子はとても喜んで，となり町に住む母親のアパートに一人で出かけて行きました．祖母は気が気ではなく，しばらく時計ばかり見ていましたが，とうとう我慢しきれずにどんな様子か確かめようと，娘のアパートの傍まで行ってみたそうです．そうしたら，女の子は道端にしゃがんで泣いていました．おばあちゃんは思わず駆け寄って抱きしめたそうです．

「来なければよかったね…」「うん…」

なんともせつない祖母と孫の帰り道の会話です．

町医者はそんな人たちの味方です．歯を食いしばってそんな話を聴くことだけしかできなくても，辛さや悲しさや悔しさや苦しさを分かち合うことのできる味方です．そうして地域で暮らす皆さんの味方であり続けることは，町医者の使命の一つなのだと思います．

（河内文雄）

第Ⅲ章

# 外来で

## ——通院治療そこが知りたい

# 1　何を目標とするか？
## ――QOL と並ぶもの

いままで，COPD とは何者か？　ということにつき述べてきましたが，ここからは，当院では COPD をどのように治療しているか，というテーマでお話していきます．

はじめに述べたいのは，機能を正常に復することが期待できない COPD での治療の目標をどこに置くかということです．

もっとも重要な目標は，**患者さんの QOL の改善**です．息切れなどの症状が軽くなり，体を自由に動かすことができるようにならなくては，本当の QOL の改善は得られません．**治らなくともよくなる**．これを患者さんに実感してもらうために，COPD のさまざまな治療法が存在すると言っても過言ではありません．ちなみに，主観的な患者さんの自覚症状を，客観的な数値であらわす有効な方法の 1 つが，CAT★です．

## 進展抑制・増悪予防

QOL の改善と並ぶ重要な目標が，**進展抑制・増悪予防**です．四字熟語を使うと，それだけでわかったような気になりますが，要するに，COPD という病気そのもの

あらゆる感染の場面で使えるワザです
休養
保温
水分補給

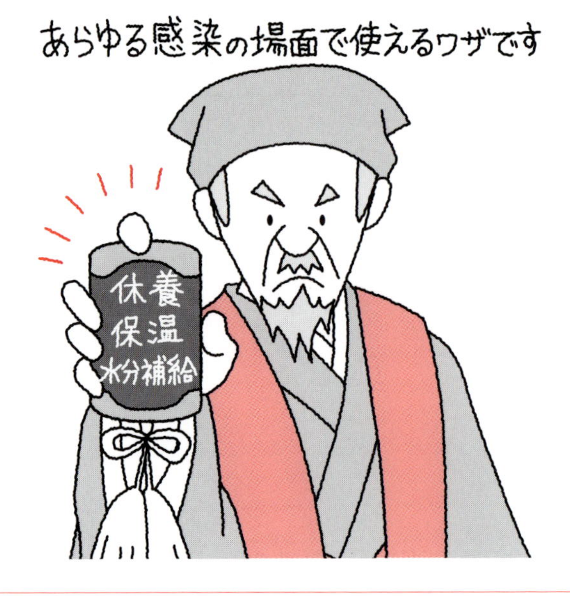

★　73 頁参照

が重症化していくのを抑え，感染などを契機として病状が悪化するのを防ぐということです．そのためのもっとも重要な手立てが禁煙で，実際の禁煙外来の紹介も含め独立した項目で解説します．

COPD の患者さんの感染を予防する手立ては，実際問題としてそれほど多くあるわけではありません．そのような中で，インフルエンザワクチンや肺炎球菌ワクチンの有効性に関しては，明らかなエビデンスが得られています．さらに COPD の患者さんでは，風邪などのウイルス感染をきっかけとして状態が悪化することが多いので，流行期には，うがい，手洗いといった基本的な対応だけではなく，ウイルスや細菌を追い出す力＝免疫力を高めるために，**休養・保温・水分補給**を心がけてもらいましょう．

（河内文雄）

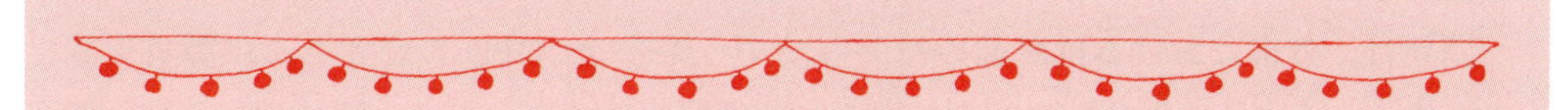

## T君と聴診器

T君は5歳になったばかりの，サンタクロースの存在を固く信じている男の子です．ご多分に洩れず好奇心の塊で，診察中も「あれは何？　これは何？」と次々と聞いてきます．筆者は外来中で忙しくとも子どもの質問にはしっかり答えることを心がけていますので，彼が聴診器を指差して「これは何なの？」と尋ねてきたときは，

「これはね，君が秘密にしていることも全部聴こえる器械なんだよ」と答えました．

すると，彼は一瞬困ったような表情を浮かべると，

「ママがね，目玉やきをつくってね，卵がひとつあまってね，ママがそれをあたためてたらヒヨコさんになってね，どんどん大きくなって，ぼくになったの」

と，彼にとって最大の秘密を明かしてくれました．そして「それもわかるの？」と訊ねるので，「今までよく聞こえなかったけど，今の話でよくわかったよ」と答えると，とてもうれしそうな笑顔を見せました．

さて，後日談です．そのあとT君は，お母さんの言ってたことは本当だったと，飛び跳ねて喜んでいたそうです．

「あれから隙をみては，冷蔵庫から卵をとりだして温めるので困ります」と，お母さんが教えてくれました．

（河内文雄）

## 2 COPDのクスリ
### ——内服薬と吸入薬

### 現場の内服治療

意外に思われるかもしれませんが，COPDの治療に用いられる内服薬の種類はそれほど多くありません．現在は外来におけるCOPD治療の主体が，後述する吸入療法に移っているからです．それでも，いわゆる「セキ止め，タン切り」は症状に合わせてしばしば用いられますし，気管支喘息を合併した例では，ロイコトリエン受容体拮抗薬を長期に使用する場合もあります．

問題は，**外来における抗菌薬**の使い方です．外来でCOPDの患者さんに肺炎を認めた場合，それを全例病院に紹介したら，呼吸器病棟はあっという間に満杯になってしまいます．胸部X線所見や酸素飽和度や患者さんの一般状態や家族のカバー体制などを総合的に勘案して，ベストウェイを選択していかなければなりません．

一般の市中肺炎への対応と異なり，COPDの肺炎はしばしば時間との闘いとなります．外来治療を選択した場合，当院ではまずニューキノロン系抗菌薬（レスピラトリーキノロン）をただちに処方します．さらに，本来は入院適応のケースでも，どうしても入院ベッドが見つからない場合は，外来で第3世代のセフェム系抗菌薬などの点滴加療を行なうこともあります．

このあたりの治療のニュアンスは，感染症専門医と病院の呼吸器専門医とわれわれ町医者との間で，以前から若干見解の異なる部分です★．

抗菌薬に関してはもう1つ，増悪予防のためのマクロライド系抗菌薬を長期にわたり使用するかどうかという問題があります．それなりの効果は認められていますが，COPDは合併症がとても多いので，私はそちらの疾患で優先的に服用しなければならない薬の量を見て，マクロライドをお出しするかどうか決めています．結論から申し上げますと，処方する患者さんはほとんどおられません．

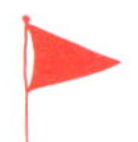

### 肺はなぜつぶれないのか？

読者の皆さんは，子どものころ，コップになみなみと水を注いで，コップの縁から水が盛り上がってもすぐにはまだこぼれない，という表面張力の実験をしたことがあ

★ 174頁参照．本節は筆者施設における2016年時点でのチョイスです

ると思います．もしなければ居酒屋で日本酒を頼んでみてください，すぐに店員さんがやってくれます．サトイモの葉っぱの上を水玉がコロコロころがるように，水は表面積を最小にするように縮もうとしますが，その際に働く力も表面張力です．

肺の中の肺胞の表面積は約 100 $m^2$ もあります．肺胞の中の湿度は 100% ですから，その表面は常に濡れています．ということはそこに作用する表面張力，すなわち肺を潰そうとする力はとても大きなものだということになります．それなのになぜ肺は潰れないのでしょう？　その理由は肺胞の表面を覆うサーファクタント＝界面活性剤にあります．肺の細胞から分泌される，ジパルミトイルレシチンという六角形の敷石のような形をした界面活性剤は，水分があるとその表面に広がって，表面張力が働くのを抑えてしまいます．

このサーファクタントの分泌を増やすのがアンブロキソール塩酸塩という薬です．アンブロキソール塩酸塩は痰の滑りをよくしますので，タン切り＝去痰剤として使われます．去痰剤でもっともよく使われるのが，ネバネバした痰をサラサラにする L-カルボシステインという薬です．

他の呼吸器の病気では L-カルボシステインの処方を希望される患者さんが多いのに対し，不思議なことに，多くの COPD の患者さんは，アンブロキソール塩酸塩の継続した処方を希望されます．この臨床の場での観察は，COPD の成り立ちに，サーファクタントの分泌不足も関わっていることを示しているのかもしれません．

ちなみに，喘息の発作時などの場合，ネブライザーで直接肺の中に送り込まれるサーファクタントは，チロキサポールという合成の薬品です．人間の体内で作られるジパルミトイルレシチンのほうが安全と思われますが，なぜ，わざわざチロキサポール（ア

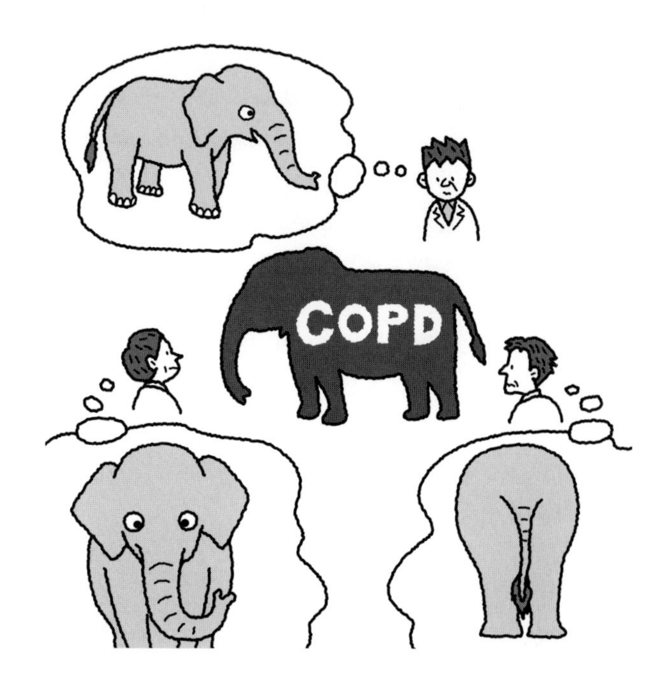

表III-2-1　吸入薬の種類

| LABA | long acting $\beta_2$ agonist | 長時間作用性 $\beta_2$ 刺激薬 |
|---|---|---|
| SABA | short acting $\beta_2$ agonist | 短時間作用性 $\beta_2$ 刺激薬 |
| LAMA | long acting muscarinic antagonist | 長時間作用性抗コリン薬 |
| ICS | inhaled corticosteroid | 吸入ステロイド薬 |

レベール®）という別な界面活性剤を合成して用いるのでしょうか？　ジパルミトイルレシチンは，レシチンにパルミチン酸が2つ付いただけの単純な構造なので，手技的には簡単に作れるはずです．なぜなのでしょう？　世の中には不思議が溢れています．

## 象使いの魔法の杖

COPDという疾患概念が示されたとき，多くの医療者が違和感を覚えました．それは，肺気腫と慢性気管支炎という，よって立つべき背景が異なる疾患を，1つにまとめるということへの戸惑いでした．肺気腫はもともと，肺胞の破壊などの病理学的な所見にもとづく病名であり，慢性気管支炎は，3か月以上持続する咳や痰が，2年以上にわたり認められるという，症状経過にもとづく病名です．本来ルールの異なるボクシングとレスリングを，同じ土俵の上で戦わせるような感覚でとらえられても不思議ではありませんでした．しかし現在のCOPD治療学の発展を前にして，やはり多くの医療者がその提言の正当性，すなわち**同じ象を違う角度から眺めていた**ということを，正しく認識するようになりました．

その荒くれ者の象＝COPDを慣らす魔法の杖として用いられるのが，さまざまな吸入薬です．COPDのみならず，呼吸器疾患の治療でしばしば使われる吸入薬の略語を，まず説明しておきましょう（表III-2-1）．とくにこの分野は，略語の意味を正確に理解していないと，話がかみ合わないことがあります．

かつてはSAMA（短時間作用性抗コリン薬）もありましたが，LAMAが登場した時点で歴史的役割は終わりを迎えました．ちなみにSABAは，喘息の発作時にいまだに使用されることがあり，それなりに命脈を保っています．

呼吸器疾患の治療学の進歩には目覚ましいものがありますが，とくにこの吸入薬の分野は沸騰しており，各製薬メーカーが開発競争にしのぎを削っています．各社はさまざまなLABA，LAMA，ICSの3種を組み合わせて合剤を作っており，筆者が選択している吸入薬は表III-2-2のようになります．

### デバイス物語

吸入薬を論ずるうえで，薬と並んで重要なのはデバイスと呼ばれる吸入器です．薬

表III-2-2 筆者が使用している吸入薬（2016年6月現在）

| 種別 | 商品名 | デバイス |
|---|---|---|
| ICS | フルタイド | ディスカス<br>エアロゾル製剤 |
| ICS＋LABA | レルベア<br>アドエア<br>シムビコート<br>フルティフォーム | エリプタ<br>ディスカス<br>タービュヘイラー<br>エアロゾル製剤 |
| LAMA | スピリーバ<br>エクリラ | レスピマット<br>ジェヌエア |
| LAMA＋LABA | ウルティブロ<br>アノーロ<br>スピオルト | ブリーズヘラー<br>エリプタ<br>レスピマット |
| SABA | サルタノール | エアロゾル製剤 |

の吸入形態は大別して，液体の薬剤に圧縮ガスで圧力をかけて細かい霧として噴霧し，タイミングを合わせてそれを吸い込むタイプ（噴霧式）と，乾燥した細かい薬剤の粉末を，自分の吸う力で撹拌して肺の奥まで吸い込むタイプ（ドライパウダー式）に分かれます．それぞれ一長一短で，噴霧式はタイミングを合わせにくく，ドライパウダー式は高齢者や重症COPDのように吸う力が弱くなっている人には不向きです．さらに，それぞれのメーカーは工夫を凝らして，名前を覚えるだけで一苦労するほど，さまざまなデバイスを開発していますが，内服薬と異なり，吸入というひと手間が加わるため，デバイスの性能により治療効果に差が生ずる可能性があります．それを見極めるのは実は患者さんです．

世の中には，頭は良いけれど性格が悪いとか，器量は良いのに足がクサイとか，惜しい組み合わせはいろいろあります．それと同じように，良い薬なのにデバイスが使いにくいとか，それとは逆に，デバイスは優れものなのに，肝心のクスリの効きが物足りないとか，残念な組み合わせの吸入薬があります．どれとは言いませんが(笑)．喘息にしろCOPDにしろ，経過の長い患者さんは自分自身でクスリの効果判定をする，いわば呼吸器疾患治療薬評論家です．したがって残念な薬は，日ならずして市場から淘汰されていくことになります．

### 当院の治療戦略

COPDの患者さんは，注意信号の息切れが早くから出現していても，それを病気とは結びつけて考えず，かなり病状が進んでから受診する場合があります．逆に，COPDという病気の存在が知られるようになってきたため，肺機能検査で正常と判断されるCOPD予備軍の喫煙経験者が，不安に駆られて訪れる場合もあります．

前者のように治療を急がなければならないようなケースでは，当院では早期に

LABA＋LAMA を用います．喘息を合併しているような例（ACOS）では ICS＋LABA に LAMA を重ね，ロイコトリエン拮抗薬も使います．繰り返す咳が気道の過敏性を助長している場合には，積極的に鎮咳剤を処方し，症状によっては去痰剤も用います．要するに使える手立てを総動員して病気の暴走を食い止めます．

後者のように，まだ気流閉塞が顕在化しないようなケースでは，禁煙とともにウォーキングを勧めます．これは COPD への進展を遅らせ，将来 COPD が発症した場合に呼吸リハビリテーションを実行しやすくするためです．夜間の呼吸困難などを訴えるような場合には LAMA を単独で使用する場合もあります．

この両極端の間に分布するさまざまな段階の要治療者には，ケースバイケースの対応が必要となります．例えば，長期にわたる喫煙歴を有する気管支喘息で，非発作時の肺機能検査に軽度の気流閉塞を認めるようなケースでは，ICS＋LABA を継続使用します．ケースによっては，ICS＋LABA と LAMA を隔日で使用するという，変則的な治療を行う場合もあります．すべては患者さんの QOL 改善のためです．

（河内文雄）

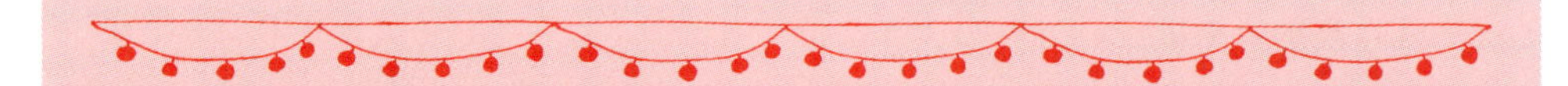

## 「12.3%」のウソと感受性ありのマコト

統計にあらわれた数値が，意図的にねじまげて解釈されることがあります．たとえば，NICE study において COPD の有病率が喫煙者で「12.3%」と報告されたとき，「100－12.3＝87.7% の人間はタバコに感受性がない」と喧伝されたのはこの一例です．いまだに類似の言説が弄されていますので，ひと言述べておきましょう．

長期間濃厚に接触して初めて「感受性＝毒性」があるかどうかわかることになります．タバコに関しては，「60 pack-year 以上のヘビースモーカー」の「約 70%」に COPD が認められます．ということは，大量長期に曝露すれば，タバコはかなりの高率で人体にダメージを与えることを示しています．

ちなみに，NICE study の 12.3% という数字は，短期間しか喫煙していない人もすべて含めた喫煙者全体の中でどの程度 COPD がいるかどうかを見るものであって，それを感受性＝毒性の有無に結びつけて論ずるところに作為的な必死さを感じます．

（河内文雄）

# 3 COPD と空気
## ——HOT と CPAP

### 酸素療法の意義

肺のもっとも大事な働きは，空気中の酸素を取り込み，体の中の余分な炭酸ガスを外に捨てることです．COPD などで肺の機能が低下すると，酸素を取り込む能力が落ちるため，全身に送られる動脈血液中の酸素が減ってしまいます．そこで酸素を吸うことにより血液中の酸素が増えるのであれば，それはすなわち低下している肺機能を，直接持ち上げるのと同じことになります．

上に述べたことは実に単純な話で，幅広い活用がなされそうですが，病院内でも事故を起こす危険性のある酸素を，比較的安全な形で家庭に持ち込むためには，（技術的にも手続き的にも）越えなければならない壁が幾重にもありました．それらを地道に 1 つずつ乗り越え，実際にわが国で在宅酸素療法が健康保険の適応を受けたのは 1985 年のことです．その後の 30 年間で約 16 万人の患者さんがこの治療を受けており，今後の超高齢社会を控え，その数はさらに増大していくものと思われます．

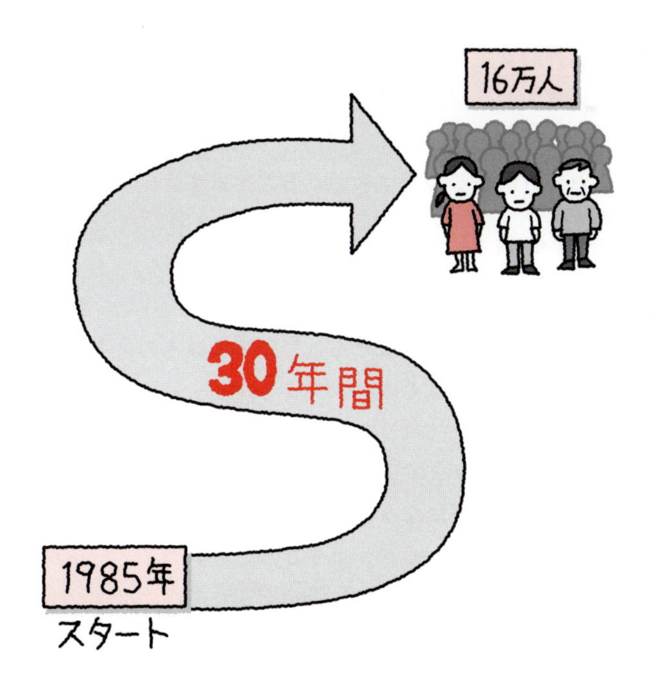

## 在宅酸素療法の導入

在宅酸素療法（HOT）のポイントは2つに集約されます．その1つはHOTをどのようなケースではじめるか？　ということであり，いま1つは，HOTをどのように行なうか？　ということです．

HOTの適応となるのは，①$PaO_2$（動脈血酸素分圧）55 Torr以下，②$PaO_2$ 60 Torr以下で睡眠時または運動負荷時に著しい低酸素血症をきたす者，となっています．導入時には$PaCO_2$やpHの値も調べなければならないので，動脈血液ガス分析が必要ですが，以後は酸素飽和度（$SpO_2$）で代用できます．

$PaO_2$ 55 Torrは$SpO_2$ 88%，$PaO_2$ 60 Torrは$SpO_2$ 90%，にそれぞれ相当します．睡眠時や運動負荷時には，非侵襲的なパルスオキシメーターを使用することになります．

## 在宅酸素療法の維持

長期酸素療法（long-term oxygen therapy：LTOT）自体は病院の入院下でも行われますが，在宅でLTOTを行なう際の**$PaO_2$の目標値は60 Torr以上，可能であれば70～75 Torrで，時間的には一日18時間以上が望ましい**とされています．

わが国のLTOT中の患者の90%は，据え置き式型酸素濃縮器を用いています．イオン交換樹脂の膜を通すことにより，無尽蔵にある空気から酸素だけを得ることができます．開発当初の酸素濃度は40%くらいでしたが，最近の機種では90%以上になっています．また，LTOT中にもっとも気を付けなければならないのは，喫煙による火災や熱傷などのトラブルです．今後認知症を合併したCOPDの高齢者が増えることを考えると，人間の目や手に頼らない安全対策機器の開発が急がれます．

LTOTによって得られるのは，生命予後の改善だけではなく，自覚症状の改善，身体活動性の向上，精神的安定など多岐にわたります．現在外出時には小型の携帯酸素ボンベが使われていますが，将来的に携帯型の酸素濃縮器が開発されるものと思います．昨今の目覚ましい技術革新を目にすると，家庭内においてすらチューブや鼻カニュラから解放される日が来るのではないかと思えます．

## 睡眠時無呼吸症候群とは？

先にCOPDの酸素療法の有効性につき述べましたが，いくら酸素を流しても，それを吸入しなければ効果は期待できません．起床時にはそのようなことが起こりませんが，睡眠中には病態によってはそのようなことが起こりえます．それが**睡眠時無呼吸症候群**（sleep apnea syndrome：SAS）です．

SASには3つのタイプがあります．もっとも多いのは，寝ている間に，舌の付け根にある舌根部が，空気の通り道にすっぽりとはまり込んで息ができなくなる閉塞型です．一般的に舌というと，あっかんべ～をする部分というイメージがありますが，その際に見えるのは先端のほんの一部です．気道を塞ぐのは，タンシチューや焼肉の牛タンに使われるような筋肉の塊です．他の2つのタイプは，呼吸中枢から息をしろ！

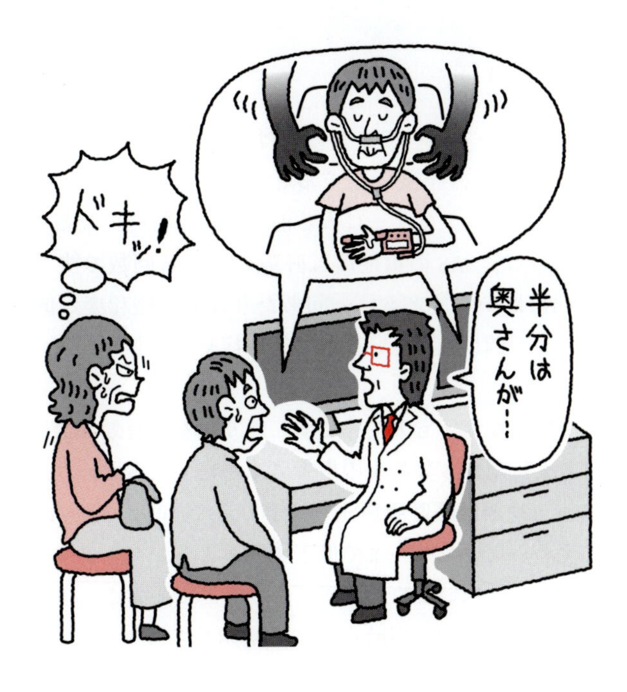


という命令が出てこない中枢型と，閉塞型と中枢型が混在した混合型です．

SASの有無や重症度を判定するためには，入院して胸部と腹部の呼吸運動，鼻カニュラによる気流計測，酸素飽和度，脳波などを調べる睡眠ポリソムノグラフィーが必要ですが，最近では，自宅で手軽に酸素飽和度と気流計測のみを行なうことのできる簡易法が普及した結果，今まで気づかれなかったSASも数多く見つかるようになりました．

検査結果で，10秒以上呼吸が止まるのを無呼吸発作と言います．そのような状況があると，酸素飽和度の低下が起こります．10秒以上止まることはないけれど，呼吸が弱くなって酸素飽和度が下がる状態を低呼吸発作と呼びます．両者を合わせた無呼吸低呼吸発作の回数が一晩で400回を超える人はざらにいます．

「あなたは寝ているうちに400回首を絞められています．半分は奥さんです」

などと軽い冗談で緊張をほぐしてから，治療の必要性をじっくりと説明します．

この発作の回数を睡眠時間で割ったものを**無呼吸低呼吸指数**（apnea hypopnea index：AHI）といって，SASの重症度をあらわす指標となっています．この**AHIが通常のポリソムノグラフィーで20以上，簡易法で40以上が重症SAS**と分類されます．重症SASというのは，実は深刻な病状です．8年間の追跡調査で1/3の患者さんが亡くなり，人道的にこれ以上の経過観察を行なうべきではないということで，前向き研究が中止された歴史があるくらいです．

## CPAPの出番です

さて，長々とSASについて述べてきたのにはわけがあります．一般の人よりも血液中の酸素が不足しやすく，一度低下すると元に戻りにくいCOPDの患者さんにSASが合併すると，重症のカテゴリーに入る前に危険な状態になる可能性があるからです．先に述べたように，SASの重症度は呼吸の止まる回数で決まります．しかしCOPDでは，仮に回数は少なくとも，一回あたりに酸素飽和度が低下する割合が大きくなります．この値が低ければ低いほど，狭心症や不整脈を発症する危険性が高まります．

しかしそんなに心配しなくとも大丈夫です．頼りになる有効な治療の手立てがあります．前項で述べた8年間で3分の1の患者さんが亡くなるという，かなり衝撃的な重症SASのリスクも，**持続陽圧呼吸療法**（continuous positive airway pressure：CPAP）により，正常の人と変わらないレベルまで低下させることができます．これはまさに医工学の素晴らしい成果だと思います．今後はより有効で患者さんの負担とならない治療法が開発されると思いますが，現時点で強く指摘しておきたいポイントは，COPDの患者さんにSASの合併が疑われたら，速やかに検査を行なうということです．

1つ問題になるのは，簡易法でAHIが40回を超えなければCPAPは健康保険の適応にはならないということです．回数が少なくとも一回あたりの程度がひどいという，CPAPが本当に必要な人は取り残されてしまいます．現行法制上の大きな不備だと思いますが，規則を盾にして保険請求は削られてしまいます．

したがって，簡易法でAHIが40以下の場合は，入院下での睡眠ポリソムノグラフィーで，AHIが20回以上あることを証明するか，患者さんがご自身でCPAPの機器をアメリカから並行輸入して用いるか，いずれかを選択することになります．

（河内文雄）

# 4 合併症の tips(ティップス) ①気管支喘息

## ACOS とは？

COPD と気管支喘息の合併例を ACOS と言います．asthma COPD overlap syndrome の略語で，エイコスと発音します．無理に日本語であらわすと，気管支喘息慢性閉塞性肺疾患合併症候群と 18 字にもなり，早口言葉以外によい使い道が見当たりません．ちなみに呼吸器疾患を論ずる場合には，病名だけではなく病態にしても検査にしても吸入薬の名前にしても，やたらと長いものが多く，略語が頻用される傾向があります★．

気管支喘息（bronchial asthma：BA）と COPD はどこが違うのか，本書の中でも何度か述べてきましたが，**表Ⅲ-4-1** に典型例の鑑別点を示します．

ただし，アレルギー体質の COPD は一定の比率で存在しますし，BA の相当数に喫煙習慣を認めます．これは，両者が合併する土台が元から備わっていることを示しています．

その割合に関しては，報告によって異なりますが，COPD の約 30% が ACOS ではないかと目されています．比較的若年者が多い当院でも，ACOS の比率は大体それくらいであると認識しています．

**表Ⅲ-4-1　COPD と気管支喘息の鑑別のポイント**

| | COPD | 気管支喘息 |
|---|---|---|
| 発症年齢 | 中高年 | 比較的若年 |
| 原因 | 主に喫煙 | アレルギー素因 |
| 遺伝の関与 | なし | しばしばあり |
| 症状経過 | ゆっくりと進行 | 発作が出没 |
| 気管支拡張薬吸入効果 | ほとんどなし | 明らかにあり |
| 気道粘膜の過敏性 | ほとんどなし | 明らかにあり |

★ 本書では初出時に何を略したものかあらわすようにしています．なお tips は現場で役に立つコツ，豆知識，ティップスのこと．ポテチのことではありません．

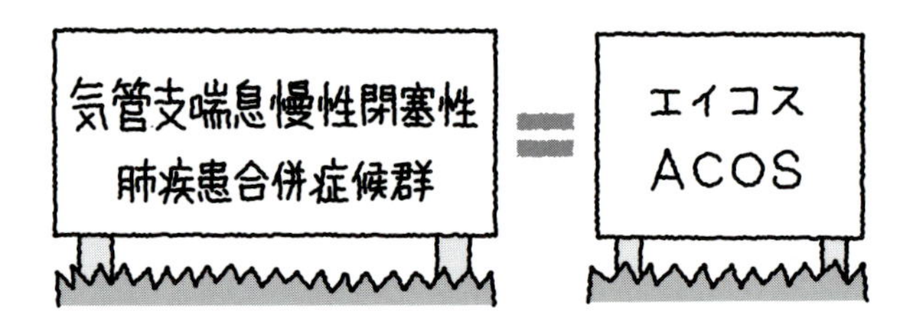


問題は，しばしば指摘されるように，COPDのみのケースと比較してACOSは，**肺機能の低下速度が速く，より増悪頻度も高く，より重症化しやすく，さらに予後も不良である**ということです．すなわち，COPDの中でもとくに，早期診断・早期治療が必要なグループであるということです．

## ACOSの診断

実際の外来診療では，肺機能検査で1秒率が70%以下で，気管支拡張薬の吸入によってもその値が70%を超えることがない場合にCOPDと診断されます．臨床的に明らかなケースでは，治療前の数値を記録するため，はじめから気管支拡張薬を吸入して検査を行なう場合もあります．

気管支拡張薬吸入前後で検査を行なった場合，吸入後の1秒量が大幅に増えるような例ではBAの合併を疑います．そのような変化が起こるということは，不可逆的（irreversible）な器質的病変だけではなく，可逆的（reversible）な機能的病変の割合が大きいということを示しているからです．教科書的には，気管支拡張薬の吸入後に1秒量の変化率が12%以上，かつ1秒量の絶対値が200 mL以上増加した場合に，気道可逆性があると判定します．

しかし，現場での診断でもっとも重要なのは，やはり自覚症状です．基礎にCOPDのある患者さんが，一度でも明らかな喘息発作を起こした場合には，躊躇せずその後はACOSとして対応すべきです．繰り返す喘息発作は増悪を引き起こし，無駄に肺機能を低下させるからです．COPDやBAには様子を見るという選択がありますが，ACOSにはその選択は存在しない！　と実感することがしばしばあります．

## ACOSの治療

ACOSという病態は，COPDという火傷が治らないところに，BAという熱い油を注ぐようなものです．症状は強くともコントロールしやすいBAをまず抑えなければなりません．そのためには吸入ステロイドを連日使用し，発作の程度によっては外来

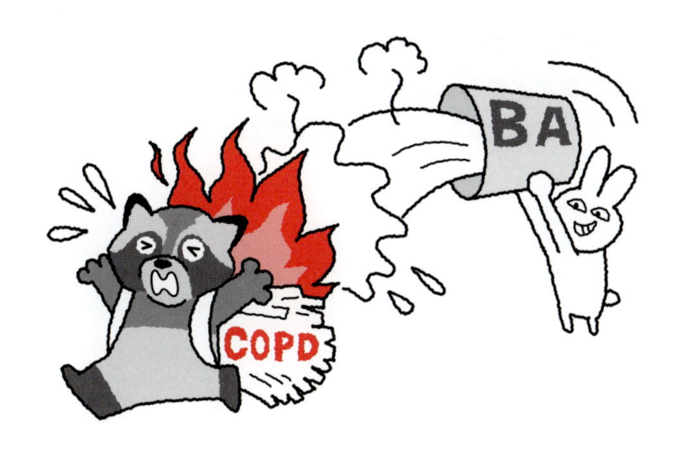


でステロイド（一般名：ヒドロコルチゾンリン酸エステルナトリウム）の点滴を行ないます．ときには長時間作用型のステロイド（一般名：トリアムシノロンアセトニド）の筋肉注射をする場合もあります．当院では内服のステロイドを処方することはほとんどありませんが，ロイコトリエン受容体拮抗薬はACOSのほぼ全例に処方しています．ACOSのように長いスパンで考えなければならない病態では，治療効果も重要ですが安全性はもっと大事です．

もちろん同時にCOPDへの対処も必要です．当院ではACOSに対して用いる吸入薬の組み合わせは，①ICS＋LABAとLAMA，②ICSとLABA＋LAMA，の2つですが（略語の嵐がやってきました笑），現状では①の組み合わせのほうが圧倒的に多くなっています．BAを合併しないCOPDには，LAMA単独かLABA＋LAMAを処方しているのに，BAが重なると組み合わせが異なるというのは不思議ですね．私は特定のメーカーに肩入れしているわけではありませんし，怪しいつながりを持っているわけでもありません．

実はこの組み合わせを選択するのは患者さん方です．当院はほとんどすべての吸入薬を用いてきましたが，長期に治療継続してきた患者さんは1〜2回吸っただけで，これはよい，これはダメとすぐに判断を下します．薬剤の治療効果だけではなく，デバイスの使い勝手のよさなども総合的に判断します．この薬剤の淘汰の歴史は，開発メーカーの方にとてもよい示唆を与えるのではないかと考えています．あれだけ多くの中から，どういう基準で患者さんは自分に合った薬を選ぶのでしょう？　しかもほとんどの人が同じ選択行動を取ります．メーカーの方，お知りになりたいですか？

症状や検査値などで病態が安定したときには，治療レベルも下げ始めます．まず減るのは内服薬で，次は吸入を交互にします．そのうちに役目を終えたISCはケースによっては削る対象となり，LABA＋LAMAで治療を継続することになります．当院ではLAMA単独にまで落とすことはありません．そこでまた，スイッチが入るとふたたびICS＋LABAとLAMAの出番になります．

ACOSという診断がついていながら，一時的ではあれICSを切るというのは，非常に高度で専門的な判断が求められます．ACOSはあわただしい疾患です．しかしきめの細かい対処をするだけの手ごたえのある疾患です．

（河内文雄）

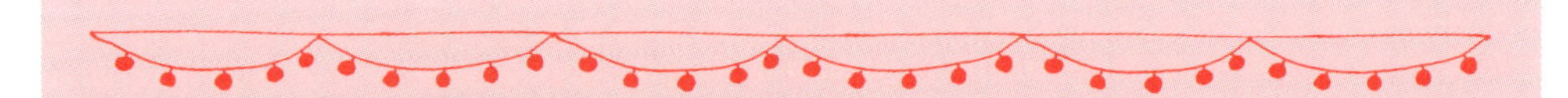

## 親の因果が子に報い――受動喫煙の怖さ

その患者さんは47歳の学校の先生．「以前は校舎の4階まで平気で駆け上がることができたのに，最近は息が切れて途中で休むようになった」とのことで受診されました．スパイロメトリーでは，中等度のCOPDを示します．しかし，本人はタバコを1度も吸ったことがないし，職場や交友関係にも喫煙者はいないと言います．

実は，同じような患者さんが近年急増しています．共通点は，本人の喫煙歴がないこと，とくにホコリっぽい職場ではないこと，小児喘息や気管支喘息の既往がないこと，などです．それゆえ「なぜ私がCOPD?」と，診断をなかなか受け入れてもらえないのも，当然といえば当然です．そのような患者さんに，「『お父さま』は喫煙者でしたか？」と尋ねると，ほぼ全員がYesと答えます．かつて成人男子の80%が喫煙者であった時代がありましたので，その質問自体にあまり意味はありませんが，家族の団欒の場で親がタバコを吸っていたか否かという問いには重い意味があります．患者さんの答えは予想通りのものでした．

21頁で示したCOPD特有のFVカーブが，幼小児期の受動喫煙の怖さを無言で示しているように私は思っています．

（河内文雄）

# 5 合併症の tips ②骨粗鬆症

## 整形外科領域にすら——骨の構造と新陳代謝

骨粗鬆症やサルコペニアという，一見 COPD とは無関係に思われる整形外科領域の病態にさえ，喫煙習慣が密接に関わってくるところに，COPD の本質があらわされているように思います．すなわち，そこに浮かびあがってくるのは，COPD は肺だけの病気ではなく，全身の細胞にさまざまな病変をきたしうる，進行性の疾患であるという事実です．

ニコチンにしてもタールにしても，生体にとっては害を及ぼすだけの，いわば「毒」に他なりません．こうした毒に慢性的に曝されていれば，入り口となる肺だけに選択的に障害を及ぼすということは考えにくいことです．そのあたりの理解を容易にするために，まず基本的なことから始めましょう．

骨の構造は鉄筋コンクリートに似ています．鉄筋に相当するコラーゲンの格子の隙間を，セメントや砂に相当する Ca や P などのミネラルが埋めています．ビルの形がそれぞれ異なるように，生体に約 200 個ある骨の形もそれぞれ異なります．

ただし，ビルの鉄筋コンクリートと違って，生体の骨は常に新しく生まれ変わっています．これを骨改変（リモデリング）と言います．なんと，骨はでき上がった端から

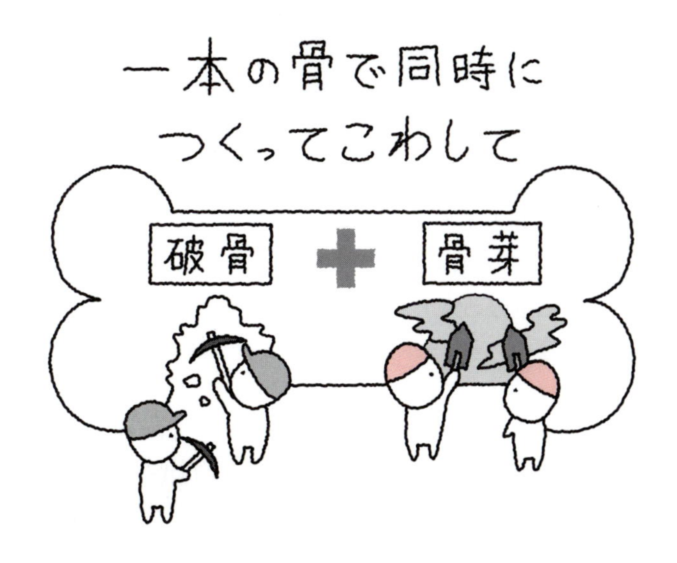

「破骨細胞：osteoclast」に壊されていくのです．破骨細胞は血液中にCaイオンを放出し，それが骨を新生させる材料になります．その材料を使って新しい骨を作るのが「骨芽細胞：osteoblast」です．bとc，1字違うだけで働きがずいぶん変わります．骨芽細胞はリン酸カルシウムや炭酸カルシウムの結晶を作り，細胞周辺に沈着させます．するとまた破骨細胞がやって来て…

骨がこのように新陳代謝を続けてくれるおかげで，われわれは安心して骨折できます（笑）．骨が折れると骨の表面を覆う骨膜も傷つき，その両端から骨芽細胞が動員されます．骨芽細胞から分泌されたbone milkという接着剤がしだいに強度を増し，ぶよぶよの仮骨へと変化します．この仮骨が軟骨に分化し，最終的には骨へと成長します．驚くのは，破骨細胞がここでも登場し，出っ張った仮骨などを削って正しい形に仕上げることです．その骨のあるべき形を，破骨細胞が知っているとしか思えません．

## なぜCOPDに骨粗鬆症が合併しやすいのか？

前段で骨の新陳代謝につき長々と解説したのは，この質問に答えるためです．すなわち喫煙は，上に述べた正常なリモデリングのあらゆる過程を妨害するのです．いまだ研究段階にある説も多く，すべてを網羅することはできませんが，以下に主だったものをいくつか挙げましょう．

まず喫煙そのものの直接的な作用としては，タバコの煙に含まれるニコチンやカドミウムが，骨芽細胞に毒性を持つことが指摘されています．さらに喫煙者では，骨形成マーカーのオステオカルシンが，健常者と比較して低下しているとの報告があります．要するにタバコは骨を作らせないのですね．

肺の末梢気道で炎症が起こると，TNF（tumor necrosis factor）-$\alpha$・IL（interleukin）-1・IL-6・IL-8などのさまざまな炎症性サイトカインが，マクロファージや白血球や，ときに血管内皮からも分泌されます．これらは局所の炎症を助長して肺胞を破壊するだけではなく，骨に関しては，先に述べた鉄筋に相当するコラーゲンの産生を抑え，破骨細胞の働きを活発化します．これにより骨量は減少する方向に傾きます．

ちなみに，生体の中で火事を消すような働きをする，抗炎症性サイトカインの代表的なものは，TGF（transforming growth factor）-$\beta$・IL-4・IL-10・IL-11・IL-13です．将来的に治療に結びつくかもしれませんので念のため記載しておきます．

さらに喫煙は，小腸からのCaやビタミンDの吸収を阻害します．COPDが進行すると，栄養状態が悪化し筋量の減少が起こります．身体活動性も低下し，これらは骨の強度低下に結びつきます．女性に関して言えば，喫煙者では閉経年齢が早まることが明らかとなっています．こうした状況が幾重にも何重にも折り重なった結果，骨破壊と骨新生のバランスが大きくマイナスに傾き，結果として骨粗鬆症が発症することとなります．くどくどと説明してきましたが，これで**COPDの約35%に骨粗鬆症が合併する**理由がおわかりいただけたでしょうか．

# COPDに合併した骨粗鬆症の治療

治療の基本は，禁煙・栄養療法・運動療法・薬物療法などのさまざまな要素を組み合わせた集学的治療となりますが，やはり柱となるのは薬物療法です．その際の第一選択薬は，従来は活性型ビタミン$D_3$製剤でしたが，現在はビスホスホネート系薬剤となっています．それは骨密度の増加が明らかに認められるからです．ただしこの薬の欠点はその使用法の煩雑さにあります．

通常この薬剤は，朝方朝食前に180 mL以上の水で服用し，そのまま30分以上横にならず食事も摂らず，という縛りがあります．なぜこのような面倒な服薬条件があるかというと，もちろんそれは副作用対策です．同薬剤は食道粘膜に長時間付着したままにしておくと，食道潰瘍を作ることがあります．食道には胃や小腸や大腸と異なり周りに漿膜がありませんので，潰瘍から菌が侵入したり，炎症が深部に及んだりすると，一気に縦隔炎を発症する危険があります．

最近ではそのような欠点を克服するために，週1回内服という剤型が市販され，広く用いられるようになりました．さらに現在，月1回の内服で済む剤型も開発されており，いずれ臨床の場に登場することと思います．

ビスホスホネート系薬剤と並んで，骨粗鬆症の専門医が使用を推奨する薬剤が，選択的エストロゲン受容体調節薬（selective estrogen receptor modulator：SERM）のラロキシフェン・バゼドキシフェンです．これらはエストロゲン受容体に対するパーシャルアゴニストで，骨代謝の場ではエストロゲン受容体の刺激薬として骨密度を増加させるように働き，骨代謝以外の場ではエストロゲン受容体に対し，エストロゲンの拮抗薬として作用するため，乳がんや脂質異常症や血栓症のリスクを軽減します．ジキルとハイドみたいな薬ですね．

これらの治療効果の高い薬剤が広く用いられるにつれ，相対的に有効性の劣るカルシトニン製剤，ビタミン$K_2$製剤，カルシウム製剤などはあまり処方されなくなりましたが，わが国では，活性型ビタミン$D_3$製剤はいまだに幅広く用いられ，それなりの効果を上げています．

近年，骨粗鬆症治療薬の開発は加速しており，遺伝子組み換え技術を応用したヒト副甲状腺ホルモン製剤（テリパラチド）や，破骨細胞の分化を抑えて骨吸収を抑制する抗RANKL抗体製剤（デノスマブ）などが臨床応用可能となりました．新しい薬なので現時点ではまだCOPDに合併した骨粗鬆症への臨床効果の報告がなされていませんが，他の薬剤と比較して骨量増加作用が強いと言われるこれらの薬剤が，治療を急がなければならない骨粗鬆症の第一選択薬になる日が来るかもしれません．

（河内文雄）

# 6　合併症の tips　③サルコペニア

## サルコペニアの概念

ダイエットのように意図したわけではないにもかかわらず，筋肉の量が次第に減少する症候を，ギリシア語の sarco（筋肉）と penia（減少）を組み合わせた，サルコペニアという新しい造語であらわそうという提案が，1989 年に Irwin H. Rosenberg によってなされました．当初は主に加齢による筋肉量の減少をあらわす言葉でしたが，その後さまざまな拡大解釈がなされ，種々の変遷を経たのち，**筋肉量の減少・筋力の低下・運動能力の減退**という 3 つの病態からなる疾患概念として，幅広く認識されるようになりました．

長期間，無重力の環境で過ごした宇宙飛行士が，地球に帰還したあと，自力で立つことができない映像を覚えておいででしょうか？　これも筋肉の萎縮と筋力の低下，すなわちサルコペニアによるものです．オートバイの事故で大腿骨を骨折し，4 週間ほどギプスを巻いていた高校生も，ギプスを外したときの骨折側の足の太さは，健康な側の半分近くにまで細くなります．

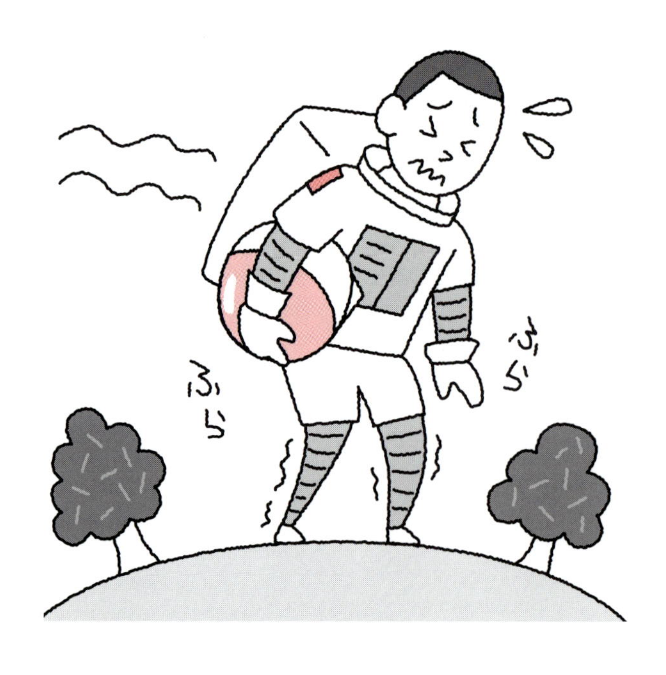

このような廃用萎縮以外に，がんなどの疾病が背景にあるもの，諸般の原因により栄養障害に陥ったものなどを，二次性サルコペニアと呼び，加齢による原発性サルコペニアと区別しています．なぜならばこれらの二次性サルコペニアは，本来の加齢によるサルコペニアとは異なるメカニズムで起こっている可能性が否定できないからです．

例えば歳をとるにつれ，骨格筋にはさまざまなサイズの筋線維があらわれますが，がん末期の悪液質による筋肉量の減少の際には，このような筋線維サイズの多様性は認められません．さらに，COPDに合併するサルコペニアの原因として，喫煙によりひき起こされた全身の炎症が挙げられますが，原発性のサルコペニアはとくに炎症がなくとも進展します．

こうしたことは，最終的に家が焼け落ちるという現象は同じでも，火事の原因が，タバコの火の不始末によるものか放火によるものかで，その意味合いが異なってくるのと似ています．

サルコペニアの研究はヨーロッパで活発に行なわれており，2010年のEWGSOPでは，定義や診断基準などをまとめたコンセンサスが発表されました．そのうちの病期に関しては，必須条件である筋肉量の減少のみの前サルコペニア，筋肉量の減少に筋力の低下と運動能力の減退のいずれか1つが認められるサルコペニア，3つとも同時に認められる重度サルコペニアという分類が提案されています．この，**前サルコペニア・サルコペニア・重度サルコペニア**という分類の仕方とネーミングにも，ヨーロッパ的な大雑把さ，ではなく合理性が，あらわれているように思います．

サルコペニアを診断するうえでの必須条件である筋肉量の測定法で推奨されている

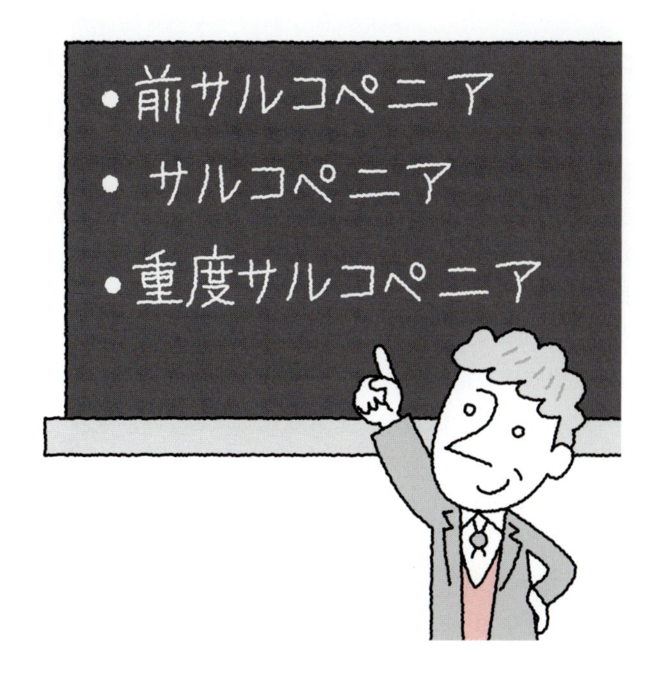

のが，二重エネルギーX線吸収法（dual energy X-ray absorptiometry：DXA），生体インピーダンス法（bioelectrical impedance analysis：BIA）です．Baumgartnerらの方法は，DXA法を用い，得られた四肢の筋量の合計（Appendicular skeletal Muscle Mass：ASM）を身長（m）の2乗で除したSMI（Skeletal Muscle Mass Index）を指標とし，若年平均の2SD以下をサルコペニアと暫定的に診断しました．

わが国では，国立長寿医療研究センターの主導で，Baumgartnerらの方法を用いて，無作為に抽出された65歳以上の高齢者を対象に，多施設共同調査が行われました．最終的にデータの揃った高齢男性470名，女性460名の調査結果において，男性では36.2%，女性では23.3%のサルコペニアの存在を認めております．これがいまのところ，ただ単に加齢だけによるサルコペニアのわが国における頻度と考えてよさそうです．

問題となるCOPDとサルコペニアの合併頻度ですが，2011年度の国立長寿医療研究センターの調査結果によれば，85%という高値で合併が認められたとの報告があります．$n$の数が少なすぎるので，この数字を額面通りにとらえることはできませんが，初めての公的な報告ですから，それなりに尊重すべき数字であると思います．少なくともCOPDの50%以上にサルコペニアが合併していることは，まず間違いのないところであろうと，実際の現場で患者さんと接するわれわれは感じています．

最終診断では必要であっても，これらの大型検査機器を用いての大掛かりな測定は，どこでも手軽に行なわれるわけではないため，近年では，年齢・握力・下腿周囲長のみでサルコペニアの可能性を点数化してあらわす簡便なスクリーニング法が，わが国の研究者により提唱されています．それ以外にも，親指と人差し指で輪を作り，ふくらはぎの一番太いところがその中に入るか否かで判断するといった簡単な方法を提案している研究者もいます．

## COPDでなぜサルコペニアが問題になるのか？

COPDではなぜサルコペニアの合併が高いのでしょう？ COPDにはサルコペニアを発症させる，なにか独自のメカニズムがあるのでしょうか？ 現在そのメカニズムが徐々に明らかになりつつあります．

まずさまざまな研究が共通してあげる病因が，喫煙によりひき起こされた全身の慢性炎症です．筋肉は炎症により放出された炎症性サイトカインの反応の場となります．その結果，活性化酸素の増加，抗酸化酵素の減少，筋蛋白の合成低下，骨格筋細胞のアポトーシスなどがドミノ倒しのように連続して起こり，サルコペニアをきたすとされています．

もう1つの原因は，COPDにしばしば認められる栄養障害です．COPDでは栄養療法の項目で述べたように，さまざまな原因により食欲の低下が起こります．それに対しCOPDでは，気道の狭窄化や換気量の増大により，呼吸の仕事量は著しく増大します．摂取するカロリーが少ないのに消費するカロリーが多ければ，生体は生きていくために自分の体を削ってエネルギーを確保しようとします．その結果，蛋白異化が起こり，サルコペニアが進行します．

COPDの筋肉ではI型筋線維（遅筋線維）の比率が減少し，II型筋線維（速筋線維）の比率が増加しているとの報告があります．一見すると速筋が増えることはよいことのように思われますが，遅筋が好気解糖によりエネルギーを確保し，酸素を補えば長時間にわたり収縮弛緩を繰り返すことができるのに対し，速筋は嫌気解糖によりエネルギーを確保するため，疲労物質が溜まりやすく，すぐに収縮することができなくなってしまいます．これは，COPDの患者さんの易疲労性や運動能力低下の原因となっています．

## COPDに合併したサルコペニアの治療

サルコペニア発症のメカニズムが明らかになれば，それを抑制することにより治療の道が開けることになります．上に述べたサルコペニア発症のメカニズムを踏まえて，COPDに合併したサルコペニアの治療の手立ても，**全身炎症の抑制と栄養障害の改善**という2つに大別されることになります．

全身炎症の抑制効果が期待される薬剤としては，ω3系脂肪酸，コエンザイム $Q_{10}$，スタチン系脂質異常症治療薬などが挙げられています．

栄養障害の改善は，蛋白異化により失われた蛋白を，蛋白同化により回復させることを目的とします．これに関しては栄養療法と運動療法（呼吸リハビリテーション）の有効性が広く認められています．効果増強のためのサプリメントとして，ビタミンD，分枝鎖アミノ酸（branched chain amino acid：BCAA）などが挙げられ，薬剤としては，蛋白同化ホルモン，成長ホルモン関連薬剤，マイオスタチン阻害剤などの効果が期待されていますが，その多くはいまのところまだ研究段階に留まっています．

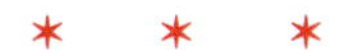

本章で，もうすでに確定した知識に関してはただ淡々と述べてきた筆者が，こと骨粗鬆症やサルコペニアに関しては，なぜいきなり熱く論じはじめたのか，読者の皆さまは不思議に思われたかもしれません★．これは確信犯的犯行です．いまだ定まった定義すらないホットな分野であるということは，今後この分野からCOPDの治療を前進させる，驚くべき研究成果がもたらされる可能性が大きいということです．最先端の研究の息吹を多少ともお伝えできれば幸いです．

（河内文雄）

★ けっして一杯ひっかけて書いているわけではありません

# 7 合併症の tips ④不眠症

## 呼吸抑制をどう考えるべきか？

COPD に限らず，呼吸器疾患の患者さんには，基本的に睡眠薬や睡眠導入剤を服用してほしくありません．それは呼吸抑制という大きな壁が立ちはだかっているからです．しかし臨床の現場では，そのような原則論だけでは対処できない場合があります．

例えば，重症 COPD の患者さんは，陸の上で徐々に溺れていくような息苦しさや，意識がありながら窒息していく恐怖，あるいは病気そのものに回復の見込みがない絶望感，そのようなさまざまな苦痛に 24 時間苛まれています．いくばくかの苦痛軽減に寄与しうるのであれば，状況に応じて，いわゆる睡眠薬の上手な使い方を指導する配慮は必要だと思います．

以下に，COPD のステージを縦糸に，不眠の原因を横糸に，順を追って対応策を考えていきたいと思います．

## 生理的な原因の場合

まずその患者さんの訴える寝つきの悪さが，生理的なものか病的なものか，明らかにする必要があります．生活習慣に問題がありそうな場合，例えば，起床時間が遅い，長時間の昼寝の習慣がある，就寝前にコーヒーや濃いお茶を飲む，夜遅くまで興奮するようなテレビ・ビデオを視聴する，といった生活習慣は，容易に不眠の原因となりえます．それが主たる原因であるか否かは，すべてのステージにおいて，その習慣を改めて症状が改善するかどうかで確認することができます．

そのような生理的な原因の中で，とくに注意したいのは運動不足です．COPD の患者さんは運動時の息切れや息苦しさを自覚しやすいので，ともすれば無意識のうちに運動を避けがちになります．古くから，疲れを翌日に持ち越さない程度の軽い運動を続けると，睡眠の質がよくなるという研究がなされています．しかしこれを逆に言えば，運動不足が続くと睡眠の質が悪くなる可能性があるということになります．

そもそも睡眠の働きは，起きている間に受けた肉体的・精神的なダメージを修復することにあり，そのためにはある程度の睡眠の量が必要です．ちなみに，睡眠の量とは睡眠時間と睡眠深度をかけ合わせたもので，質のよい睡眠とは十分な量が確保された睡眠のことです．

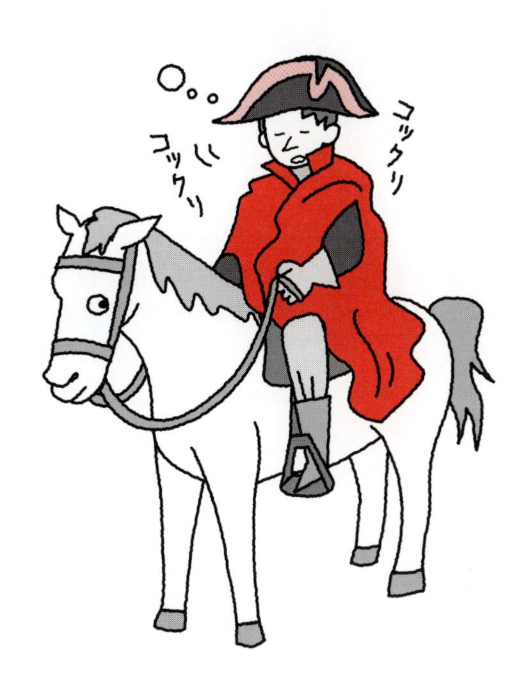


睡眠時間の個人差が大きいことは広く知られています．例えば，ナポレオンが3時間程度の睡眠しかとらなかったとか，アインシュタインは毎日10時間以上寝ていたという話は，皆さまも一度はお聞きになったことがあると思います．睡眠生理学的にはナポレオンは short sleeper の代表で，アインシュタインは long sleeper の典型例です．しかし，自然治癒力，自己修復能力という観点から見ると，両者の睡眠の量にはそれほどの差がなかったものと思われます．

運動そのものが体に負担をかける可能性のある中等症〜重症の COPD と異なり，軽症の COPD の患者さんは，積極的にウォーキングなどの軽い運動を生活の中に取り入れる必要があります．これは1つには心地よい疲れが睡眠の質をよくするからであり，いま1つは呼吸リハビリテーションの効果が期待できるからです．

肺というのはきわめて予備力の大きい臓器です．肺がんで片肺を切除しても，肺結核の胸郭形成術で片肺の機能が廃絶しても，通常の社会生活を送っている患者さんは大勢います．COPD のように広範に肺が障害されるような病態でも，早期にはかなりの量の健常組織が残っています．それを賦活し，ガス交換の戦列に参加させるのが呼吸リハビリテーションです．この呼吸リハビリテーションは，COPD の治療においてとても重要なテーマとなりますので，独立した項目★で詳述します．

★ 180頁と194頁で，それぞれ理学療法士（PT），医師が現場のワザを紹介してくれています

## 病的な原因の場合

患者さんの生活習慣の中に，とくに不眠の原因となるようなものがなければ，病的な原因も考慮しなければなりません．しかしそのつど精神科や心療内科を紹介していたのでは，患者さんの負担が大きくなってしまいます．とりあえず，寝つきが悪いだけなのか？ 就寝中に何度も起きることはないか？ 異常に早く目覚めないか？ 気持ちが落ち込んでいないか？ 何をするのも億劫ではないか？ といった範囲のことは確かめておいたほうがよいでしょう．

もしもうつ病（depression）を疑うような所見があれば，SDS（うつ性自己評価尺度）やSTAI（状態-特性不安尺度）などの心理テストを行なうことをお勧めします．スコアが高く患者さんの苦痛が強いような場合は，軽症COPDであれば，いきなり睡眠薬は用いずに，まずSSRIや非ベンゾジアゼピン系の睡眠導入剤を用いて反応を見ましょう．

COPDでは病状が進行するにつれ，うつ傾向も強くあらわれるようになります．冒頭にも述べたように，重症の範疇に入るような患者さんが，体力の低下を伴うような熟眠障害を訴えるような場合には，SSRIだけではなく，三環系抗うつ薬などを用いるうつ対策と並行して，いわゆる睡眠薬を用いることは仕方がないと思います．このステージでは，**自殺**の可能性を常に念頭に置いてください．

（河内文雄）

# 8 合併症の tips ⑤循環器疾患

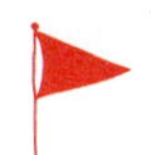

## 息切れと突然死

COPDと循環器疾患はどちらも**息切れ症状**をひき起こし，どちらがその症状の**原因**なのか判断に迷うことがあります．最近，心不全も収縮能異常だけではなく，拡張障害を主としたEF（左室駆出率）が正常の心不全も多いということがわかってきており，以前はEFが正常だから心臓は問題ないとされていた例も，実は心臓の拡張障害だったという可能性も考えられ，心不全の治療対象が広がってきています．

息切れ症状の原因は，COPDのような肺疾患によるもの，心不全のような循環器疾患によるもの，またはCOPDの肺過膨張により心臓の拡張障害をひき起こし両方併発しているという可能性もあるわけです．

COPDの合併症として**循環器疾患は多い**★1と考えられています．COPDの原因は，本書でも紹介した「定義」★2上，喫煙と言われていますが，喫煙はCOPD発症と同時に動脈硬化を進行させ，虚血性心疾患や動脈瘤，大動脈解離などの致命的な病気を引き起こし，その患者の死亡率を上げる原因となっています．これらの循環器疾患は症状が出現した**瞬間に致命的**な状態にまで陥ることもあり，**突然死**の多くを占めています．禁煙がいかに重要であるかということは言うまでもありません．最近はCOPDによる低酸素や全身の炎症，抗老化蛋白の減少により動脈硬化が進行するとも言われるようになってきています．また，COPDの病態が進行すると肺血管抵抗やコンプライアンス上昇による肺高血圧から右心負荷が進み右心不全症状をきたします．右心不全が進行すると頸静脈の怒張，全身の浮腫，腹水貯留，腸管浮腫による食欲低下などもみられるようになります．

このようにCOPDと循環器疾患は密接にかかわり合っており，併発した場合は患者のQOLを著しく低下させてしまい，生命予後までも悪化させてしまいます．

## COPDに合併した循環器疾患の治療のコツ

こういった循環器疾患を併発しているCOPD患者に対する治療では頭を悩ませることも多くなります．通常COPDに対しては気管支拡張作用を期待してβ刺激薬を

★1　160 頁参照
★2　2 頁参照

使用したいところですが，$\beta$刺激薬が頻脈や心負荷の増大をひき起こすことで，かえって循環器疾患の予後を悪化させてしまう可能性もあります．その逆もしかりで，例えば心不全や頻脈性の不整脈，または虚血性心疾患を合併したCOPD患者では，心負荷の軽減や脈拍コントロール，長期予後改善のため$\beta$遮断薬を使用したいところですが，$\beta$遮断薬が気管支を収縮させ，COPDの症状増悪を招いてしまうこともあるかもしれません．これについては現状ケースバイケースと考えます．つまり，**$\beta$刺激薬も$\beta$遮断薬も禁忌ではなく，その患者の状態に合わせ慎重に投与することで症状の改善が期待**できるということです．COPD，循環器疾患を併発している患者に対して，比較的早期からこれらの薬剤を用いたほうが長期予後はよいという報告も多く，最近では積極的に使用すべきとの見解が主流となっています．

循環器専門医の立場からの意見になりますが，やはり心不全や不整脈，虚血性心疾患ではどうしても**$\beta$遮断薬が必要**となるケースがあります．$\beta$遮断薬は用量依存性に長期予後を改善すると言われているため，なるべくなら増量したいところですが，その患者がCOPDを併発していた場合はなるべく低用量から導入すべきであるし，症状を見ながら少しずつ増量していくことが重要です．

また，$\beta$受容体は$\beta_1$，$\beta_2$，$\beta_3$の受容体があり，気管支の平滑筋に多く分布するものは$\beta_2$受容体と言われています．心筋には$\beta_1$受容体が多いことも知られています．したがって，COPDを併発した循環器疾患に$\beta$遮断薬を使用する場合は，なるべく$\beta_1$選択性のものを用いたほうがよいと思います．つまり，循環器疾患で$\beta$遮断薬を使用するような場合，COPDや喘息を併発していたら，$\beta$遮断薬が$\beta_2$受容体にさえ作用しなければ，あまり問題にはなりません．

現在，心不全の適応となっている$\beta$遮断薬は$\beta_1$選択性のメインテート®（ビソプロロールフマル酸塩），$\alpha\beta$遮断薬（非$\beta_1$選択性）のアーチスト®（カルベジロール）があります．COPDや喘息を併発していた場合，その疾患の程度にもよりますが，メインテート®少量から開始することが妥当と言うことになります．もちろんそれは疾患の程度次第と言うことになりますが，例えばCOPDが重症で在宅酸素などをしているような場合は$\beta$遮断薬の導入を見送らなければならないこともあります．そこまでCOPDが重症であれば当然ADLの低下もあるため，すでに寝たきり状態の可能性も高く，安静により心臓の負荷も少なくなっています．それでも心負荷が強いような場合は$\beta$遮断薬以外の利尿薬や強心薬，またはRAA（レニン-アンギオテンシン-アルドステロン）系の薬剤（ACE阻害薬やARB）などを使用しつつ治療していくことになります．

## 現場は語る

救急車で搬送されてくる患者で循環器系の疾患が疑われる場合は，救急隊の中でとりあえず酸素10Lマスクというマニュアルがあるようで，COPD併発患者にも同様の状態で搬送されてくることがしばしばあります．もちろん激しい痛みや意識レベル

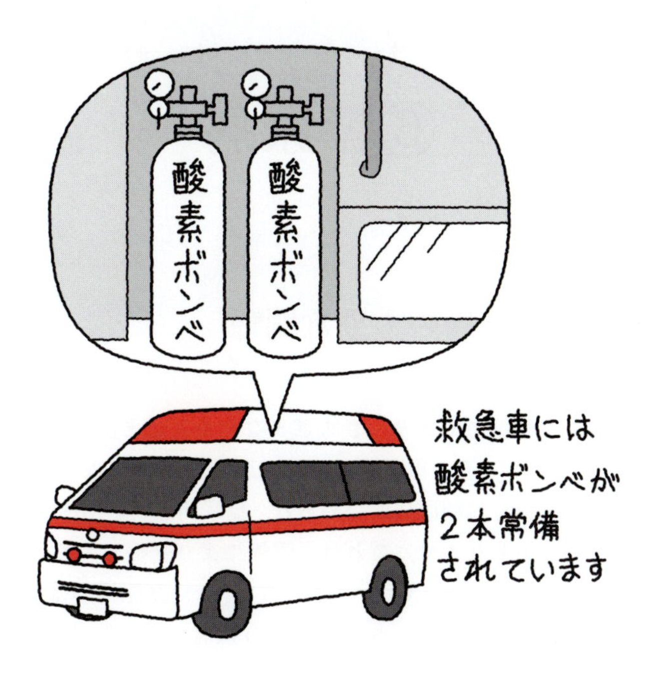


低下から患者情報がうまくとれない場合もあるかもしれませんし，その患者自体に病識がないなどの問題もあるのですが．その場合はどうなるか？　想像通り徐々に意識レベルは低下し，血液ガスデータは $PaO_2$，$PaCO_2$ ともに異常高値を示します．すなわち**不必要な酸素過量投与のために，$CO_2$ ナルコーシス**を起こしてしまっているのです．そのようなケースでは，放っておくと呼吸が止まってしまうため，やむを得ず気管内挿管をして緊急の呼吸管理をしなければなりません．

たしかに循環器系の疾患に対し，なるべく早期の酸素投与は必須ですが，COPD併発患者の場合は低用量とすべきであり，可能な限り病歴の確認をすることやマニュアル化ではなく個々のケースでの臨機応変な対応（酸素飽和度が維持できていればむやみに高用量の酸素を投与しないなど）が求められるのではないかと感じます．まだまだ**一般的にはCOPDの認知度が低いということの悲しい実情**と言えるのではないでしょうか．

今後，COPDに対する認知度が一般的にも高まってくれば，このような状態が少なくなるのではないかと期待できると思います．

（新　健太郎）

# 9　合併症の tips　⑥糖尿病

## COPD と糖尿病の重要な関係

COPD は全身の炎症性疾患であり，さまざまな全身疾患と関連しています，糖尿病もその 1 つです．しかし，その重要性があまり広く認識されていないのが現状です．

日本では喫煙者の約 15% に糖尿病が認められ，糖尿病患者の 10% 以上に COPD が認められるという報告があります．これは，喫煙により発症した COPD がインスリン抵抗性を引き起こす可能性を示唆しており，COPD は糖尿病の基礎疾患として重要な意義を有すると考えられます．さらに COPD 患者では，喘息患者よりも 2 型糖尿病発症リスクが高く，とくに喫煙歴のある COPD 患者は 2 型糖尿病発症リスクが最も高いと報告されています（RR＝2.2，95%CI：1.1～4.4）．

また，喫煙者では呼吸機能と空腹時血糖値が相関することが認められ，喫煙および COPD は糖尿病のリスク・ファクターであることがわかります．

そのメカニズムとして，喫煙そのものがインスリン抵抗性を惹起することに加え，喫煙が主因となる COPD では末梢気道病変と肺胞壁の破壊が複合的に起こります．

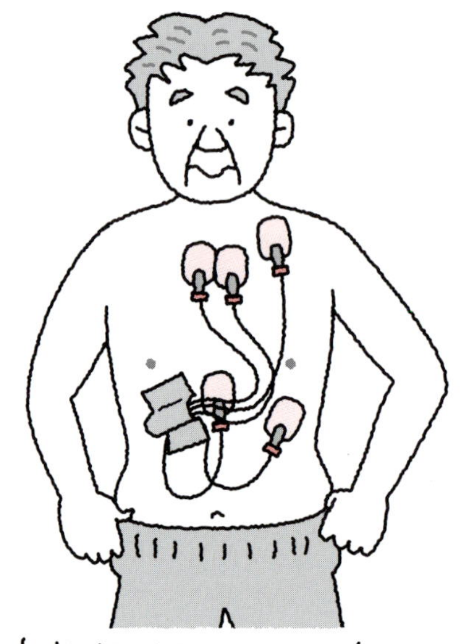

糖尿病患者の10人に1人強はCOPD！

病変部位への好中球，マクロファージの集積に伴い産生されたTNF$\alpha$，IL-6などの炎症性サイトカインが血液を介して肝臓，筋肉などの各臓器でインスリン抵抗性を惹起するため，喫煙歴を有するCOPD患者では糖尿病の発症率が高くなると考えられています．

糖尿病，COPDともに早期の診断および治療介入が重要ですが，COPDの病態は，重症化しないと一般的な胸部X線検査では画像所見として検出されないため，早期診断が難しいとされています．したがって，糖尿病で喫煙歴を有する患者では，COPDの併存を念頭に，積極的に呼吸機能検査（スパイロメトリー）を実施し，早期診断を心がけることが重要でしょう．

## COPD患者での糖尿病の治療

COPDでは，糖尿病の基本療法の1つである運動療法の積極的な実施が困難である場合が多いと思います．またCOPDでは，呼吸商を低く抑えるために総カロリー摂取を多くし，高蛋白食とすることが重要です．通常の糖尿病の食事療法では，栄養状態が悪化し，さらに全身状態を悪化させるので，通常の糖尿病で用いられるカロリー制限はしないほうがよいと思われます．COPDを有する糖尿病患者の食事療法での総カロリーの設定や各栄養素の配分については，まだ一定の見解がないため，今後の課題でしょう★．

以上から，COPDを有する糖尿病患者では薬物療法が中心となります．COPDでは痩せている患者（BMI 22未満）が多く，通常の2型糖尿病で第1選択薬であるメトホルミン塩酸塩（メトグルコ® など）の効果はあまり期待できません．同様にチアゾリジン薬やSGLT2阻害薬の効果も期待できません．痩せていない患者（BMI 22以上）で腎機能が正常な場合は，メトホルミン塩酸塩から開始してよいと思われます．痩せている患者や腎機能が低下している患者では，重篤な副作用が少なく，単独では低血糖のリスクがないDPP-4阻害薬を第1選択薬として使用する場合が多いと言えます．副作用としては，とくに便秘に注意します．DPP-4阻害薬単独では血糖コントロールが不十分な場合には，$\alpha$グルコシダーゼ阻害薬（$\alpha$-GI）またはグリニド薬の併用を考慮します．従来はよく使用されていたSU薬は，遷延する低血糖のリスクからあまり使用されなくなってきています．

SU薬を使用する場合も第3選択薬以降として，最も強力な血糖降下作用を有するグリベンクラミド（オイグルコン® など）の使用は避け，グリクラジド（グリミクロン®）またはグリメピリド（アマリール®）を最少用量から使用すべきです．

また，肺炎の合併時やステロイド使用時には血糖コントロールが悪化しますので，

★ COPDを有する糖尿病患者では，総カロリーの設定はせずに緩やかな糖質制限をして，蛋白質・脂質は自由にかつ多く摂取するいわゆる「緩やかな糖質制限食」がよいと筆者は思います

早期からインスリン療法を導入してなるべく良好な血糖コントロールを心がけます.入院中や，外来でも血糖コントロールが著しく不良な場合は，各食直前の超速効型インスリン3回注射と睡眠前の持効型インスリン1回注射による強化インスリン療法(Basal Bolus Therapy)が望ましいでしょう.

さまざまな事情で強化インスリン療法が難しい場合には，混合型インスリンの朝・夕2回注射法や持効型インスリン1回と経口血糖降下薬の併用療法(Basal Supported Oral Therapy：BOT)も選択肢となります.各種インスリン療法の適応と具体的な実施法の詳細については，拙著★1など，糖尿病医療の専門書を参照していただければ幸いです.本項では，非専門医でも外来で導入しやすいBOTの実際について概説します.

## BOT

BOTは，経口血糖降下薬を服用している患者で血糖コントロールが不良な場合，外来でインスリンを導入しやすい方法です.経口血糖降下薬はそのまま内服を続け，持効型インスリン製剤(トレシーバ®またはランタス®など)を，患者が最も打ちやすい時間帯(例えば就寝前または夕食直前)に1日1回注射します.

実測体重で0.1単位/kgから開始します(体重60kgの場合は6単位から開始).1〜2週間毎に来院してもらい，早朝空腹時血糖値を見ながら，使用量を調節します.通常はインスリンを2単位ずつ増量(または減量)して，早朝空腹時血糖値で80〜120mg/dLくらいを目標とします.SMBG(血糖自己測定)も指導できれば，自宅での早朝空腹時血糖値もチェックしてもらいます.この方法は，1日1回注射であるため患者の受け入れもよく，低血糖のリスクも少ないため近年広く普及しています.

なお，COPDの増悪は気道感染症が契機となることが多く，また糖尿病も易感染性の疾病で感染により病状が悪化しますので，インフルエンザ・ワクチンや肺炎球菌ワクチン接種の勧奨や，日常生活での手洗い・うがいの励行も重要です.

＊　＊　＊

COPDの診療では，呼吸器内科専門医と糖尿病専門医との緊密な連携が重要です.

とくにインスリン療法の適応・導入に関しては，早期から糖尿病専門医にご相談してください.逆に，多数の糖尿病患者を診られている糖尿病専門医・一般内科医は，喫煙歴がある場合はとくにCOPDの併存も念頭に置き，早期に呼吸機能検査★2を実施し，呼吸器内科専門医にコンサルトすることが重要です.

(岩岡秀明)

★1　岩岡秀明，栗林伸一(編著)：ここが知りたい！糖尿病診療ハンドブック Ver.2，中外医学社，2015.
★2　スパイロメトリー，20頁参照

第IV章

# 地域で

## ――在宅ケアそこが知りたい

# 1　在宅医の tips　訪問診療とケア連携

## 在宅医療，その強みと限界と

在宅医療とは，患者がさまざまな理由で医療機関を受診できないときに，医療機関から患家に赴いて行なう診療行為です．定期的に訪問し診療する在宅医療は，通院と比べると，診療のスタイルもその目的も異なってきます．

その診療の目的は，急性疾患と慢性疾患では異なりますが，従来の外来通院は，病気を治す，あるいは病気を克服するため，限られた時間の中でその原因を探り，それに適した治療を提供する，いわゆる急性期型の診療だったように思えます．それに対し，現代の在宅医療は，病気は治らないけれどそれと向き合いながら，生活の中で生じるさまざまな問題を見つけて解決する中で，いかに心身の状態を維持し，苦痛や負担を減らし生活を続けていけるかを追求する慢性期型の診療と言えます．それぞれの都合で外来通院されている多くの患者さんも，むしろこの慢性期型の診療を求めていると言えます．高度に発達し多様性を増した社会で生きる人間を扱う医療には，いまや患者の訴えを中心にしてその生き方を尊重し，一人ひとりに即した診療が求められ

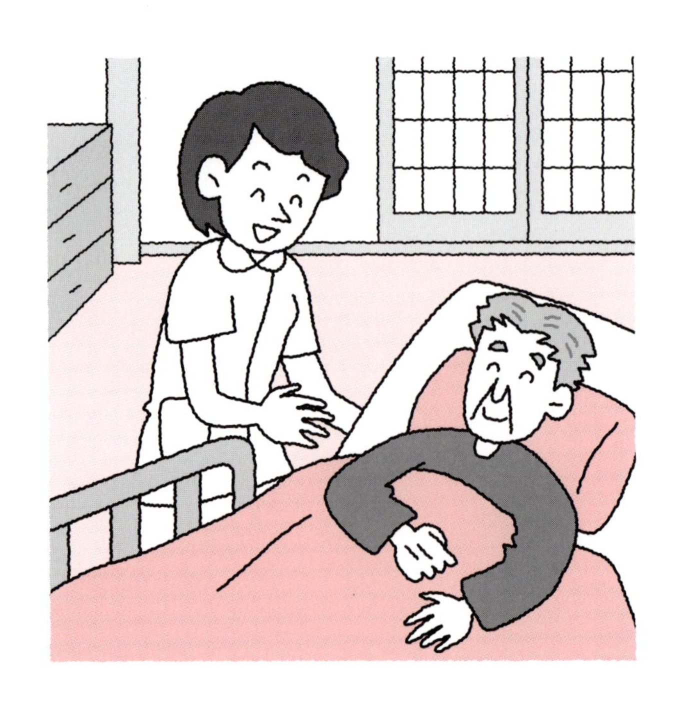

てきています．その視点から，今後外来診療が取り入れるべき診療姿勢は，在宅の場から学ぶことができると言っても過言ではありません．

もちろん，在宅医療にもさまざまな短所があります．自宅では一人診療になりがちで，標準的な診療が担保されているとは限りません．また医療機器も乏しく診断能力が劣ることは否めず，治療の遅れにつながりかねません．専門的・集中的な治療を必要とする急性期医療には適しません．

したがって，一人の患者さんを全身的に多角的に診療する場合，在宅医療だけで完結するのは困難であり，検査・入院できる医療機関との連携が必要です．

## COPDの在宅医療

COPD患者の在宅医療の特徴について考えてみましょう．主な症状は労作時の息切れですが，病状が進行して初めてあらわれます．

大半は喫煙が原因ですから，症状が出現した時点でいかに早く自覚的にタバコをやめるかが進行を止める鍵となりますが，実際にはそれが困難であるため，多くの呼吸困難者を生み，やがて低酸素血症（慢性呼吸不全）を生じれば医療保険が適用され，在宅酸素療法（HOT）を受けることになります．

そのように進行した段階になっても，多くの人は自力であるいは家族に付き添ってもらいながら外来受診を続けます．この段階になると労作時のみならず安静時も呼吸困難を感じ，通院や外来で時間を費やすこと自体が苦痛となってきます．話すだけで苦しくなる患者さんにもしばしば遭遇します．

そして，いよいよ体調が維持できず生活も困難となると，呼吸不全が増悪し，ついに入院が必要になります．この時点で初めて，本人も医療者側も外来通院が困難であることを認識することになります．

HOTを始めた時点ですでに外来通院は困難でありますが，在宅医療が提供されない時代は通院する他なかったわけです．しかし現在でも，在宅医療を紹介できないときは通院を強いる他ありません．進行するCOPDの患者さんが早くから在宅医療を受けることができれば，急性増悪を起こす芽を減らすことができるでしょう．加えて，定期的に訪問を受け全身管理のもと入浴を看護師に介助してもらい，理学療法士とともに楽な呼吸の仕方を学ぶことで，身の丈にあった生活がより可能になります．

同じ薬を服用し，同じ酸素を吸っていても，病院や診療所の診察室に合わせた診療★よりも，自宅で生活のスタイルに合わせた診療のほうが，本人の体にとってありがたいのは自明と言えましょう．

在宅医療では外来と同じ診療をしていても，より患者の視点に立って治療することができ，それ故に一人ひとりの生活を見直すことが大切になると言えます．患者さん

★ すなわち，呼吸困難のない一般の患者さんと同じ診療

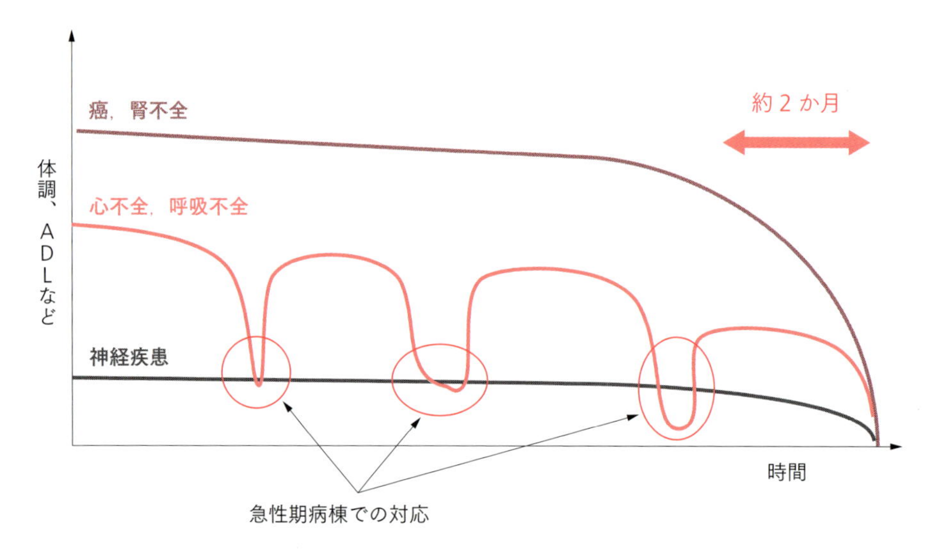


**図Ⅳ-1-1　疾患により異なる病状経過**
丹波嘉一郎：自治医科大学緩和医療講座（日本財団助成事業）のカリキュラム 緩和ケアⅡ（7）予後予測と臨死期の対応 2012 より改変

に具体的に指示するためには，まず患者さんの訴えをよく聞く必要がありますが，「3分診療」と言われる外来診療では困難です．

## COPD の看取り

「最期は自宅で」と願う人は多いと思います．しかし，なかなか自宅では死ねず，結局，多くの人が病院で死んでいるのは周知の事実です．COPD の患者さんの場合，とくにそれが当てはまります．図Ⅳ-1-1 が示すように，COPD の終末期は徐々にやってくるよりも，突然におこる急性増悪を繰り返す中で訪れることが多いからです．

急性増悪の原因となる感染や疲労，体調不良を発見し，素早く対応できれば増悪を未然に食い止めることもできますが，反対に対応が遅れると，たとえ病院に入院したとしても回復できないことも多いのです．もし入院し治療するのであれば，呼吸不全の急性増悪は呼吸困難や咳・痰を伴うため，酸素吸入や痰の排出・吸引が欠かせません．また，抗菌薬などの薬物治療が必要であり，点滴も欠かせません．

もう 1 つ，大切な治療として，消耗した体を回復できるように，患者さんの栄養，体力，気力をつけることが必須です．どんな病気であれ心身の栄養が不足すれば体力や気力も維持できず，自然の営みである飲食ができなくなれば生きながらえることができません．回復のためには普段の営み以上にエネルギー源であり体を構成する資材となる「栄」養を必要とします★．回復には時間がかかるため，重度の COPD 患者では，

★ 27 頁参照

その間に急性増悪が再び起こり，体力・気力が階段状に低下していくことになります．
したがって，COPDの終末期は，たとえ自宅で看取れなくとも仕方ないと考え，それより急性増悪を回避できるように，常に心身の変化を読み取りいち早く対応することが重要です．その対応が，比較的安定した状態を長く維持することにつながり，患者・家族と医療者双方の安心，平穏につながります．
在宅医療者に今，「高齢者の看取り」役が期待されていますが，看取りが在宅医療の主な役割ではありません．本来の役割は，患者がそのときそのときを大切に過ごし，最善を尽くせるよう，本人の気持ちを確認しながら医療を提供することであろうと考えます．実際の診療において，十分その役割が果たせているとは必ずしも言いにくいのですが，患者や家族に関わるとき，相手の立場になってできる限りのケアをすることが重要と考えます．

## 在宅医療のポイント——連携とケア

在宅医療は，在宅だけではうまくいきません．看取りが目的であれば，ご家族や施設のスタッフにその病状を理解してもらいながら，静かで穏やかな最期を迎えられるかもしれません．しかし，実際には今が終末期だとわかることは多くありません．急性の感染症や脱水が起こった場合，回復できるように手を尽くすのが医療者の役割です．
回復が見込めるのであれば，在宅医療・療養生活を継続するためにも，病院との連携は重要です．日本医師会が提唱している「ときどき入院ほぼ在宅」という診療スタイルが期待されていますが，これまで以上に連携の意識を高めていく必要があるでしょう．現在は，病院でも在宅医療の必要性が認識されつつあり，在宅患者の入院を早期に受け入れ退院後在宅に早く戻す循環型の病診連携体制の整備が進められています．前述したように病気を未然に防ぐためには，一人ひとり円滑な生活が営めるようにケアをすることが重要です．その場合，医療はもちろん介護や福祉をはじめ，あらゆる面でお世話することが求められます．社会環境が大きく変わった現在では，なおさらのこと，家族だけの協力では支えきれません．
在宅側の心得としては，病院に入院を依頼するときは，患者の病状の変化を予測して対応することが肝要です．病院は急性疾患を常時受け入れることができるとしても，土日祭日の入院となればその体制は十分ではなく，病院側の診断・治療の遅れにつながり，患者にとってもマイナスの要素が多くなります．したがってなるべく週末や夕方にならないように，予測しながら訪問時に検査を行ない，入院のいかんも検討し診療することが必要です．
在宅から病院への橋渡しをするのが訪問診療医であるとすれば，病院から在宅への橋渡しの代表は医療ソーシャルワーカー（MSW）であり，訪問看護ステーションや介護支援事業所のケアマネジャーです．そして在宅の場では介護・福祉などのさまざまな職種の専門家が集結して，患者や家族の療養生活を支えています．その中でも，もっとも活躍できるのは訪問看護師でしょう．在宅の場では医師にとっても訪問看護師は右腕以上の存在です．もちろん，訪問看護サービスを利用しない場合もありますが，そのサービスをうまく利用できれば療養生活が安心で豊かなものになることは確実です．

在宅医と訪問看護ステーションとの連携は「訪問看護指示書」という1枚の紙を渡すことで始まりますが，すでにさまざまな患者さんの医療や介護を共に担当し，経験を重ねることで，地域の中ではその関係が深まり，連携が醸成されていることが期待されます．関係を深める鍵は，患者さん一人ひとりに対するケアを共有できるかにかかっています．在宅医と訪問看護師の連携を密にするツールは電話か，FAXか，それともメールやICT★かという質問がありますが，どれもが必要でその状況に応じて使い分けできるようにすること．

そのためには，**医師の側が垣根を低くして連絡をとりやすくし，看護師の仕事を支援する姿勢を常に示す**ことが肝要です．

## 医療機器，医療材料の進歩とその取り扱い

筆者が医師になった35年前に比べると，現在は在宅医療がしやすい環境になりました．超高齢者社会を迎え，医療機器や医療・衛生材料に関してその大半を医療保険で賄うことができ，安全で，安心して使用できるようになってきました．

一方，病院からさまざまな医療機器を装備して自宅に退院する，いわば医療度の高い患者さんも多くなってきました．それを自宅で使いこなせるよう，病棟の看護師やMSWが，退院前に本人や家族に教え，扱いに慣れてもらうよう練習しますが，退院後はそれらの製品や材料を在宅医療機関が供給することになります．

実際には入院していた病院の違いで，退院してきた患者さんごとに微妙に異なる製品を使用していて，細かい要望に合わせていくと，多くの在庫製品を抱える可能性があります．在宅医療が地域ごとにより充実していくためには，医療材料等の供給についても円滑にするしくみが必要になるでしょう．

では，どのように在宅医療が行われているか，事例をみてみましょう．

## 事例1——83歳男性・喫煙歴あり

**診 断 名**：慢性閉塞性肺疾患（COPD），喘息，誤嚥性肺炎，胃ろう＋，尿閉，認知症
**家　　族**：妻と2人暮らし，長女（ホームヘルパー従事）・長男は同市内在住
**要介護度**：5〔平成（H）24年〕
**主　　訴**：呼吸困難，痰貯留

★ information and communication technology，ここではスマートフォン（スマホ）に代表される携帯型情報機器

**現 病 歴：** H21年　物忘れあり，A病院精神科に通院

H23年　近医でCOPDの診断あり

H24年　11月上旬夕食後意識障害，呼吸困難出現し，救急車でA病院へ．誤嚥性肺炎と診断．一時多臓器不全に．尿意なくカテーテル留置．回復後リハビリを試みたが，労作時呼吸困難著明（$SpO_2$ 85%）で中止．12月上旬嚥下機能評価でも経口摂取困難と判断され，胃ろう造設

担当者会議が開かれH25年1月より自宅療養に（表Ⅳ-1-1, 2）

訪問診療の始まる4年前から認知症の診断でA病院に通院．前年COPDの診断を

**表Ⅳ-1-1　訪問開始後の経過①**

| | |
|---|---|
| H25年1月上旬 | A病院退院．退院当日より訪問診療開始（2週毎訪問） |
| 2月下旬 | 前夜より嘔吐頻回，痰貯留増強．誤嚥性肺炎のため入院 |
| 4月初め | 退院前調整会議施行後，退院．やせ進行，軟便・下痢頻回 |
| 5月下旬 | 38℃台の発熱，両肺野で痰がらみ（誤嚥性肺炎疑い）<br>→HOT導入，ネブライザー，抗菌薬点滴・内服で治療<br>→5月末改善 |
| 6月中旬 | 経管栄養を一部エレンタールに変更後，下痢やや改善 |
| 7月上旬 | 39℃の発熱，痰増加，$SpO_2$低下，右誤嚥性肺炎疑いで2週間入院 |
| 9月中旬 | 突然呼吸困難出現．右気胸の診断で入院．脱気し改善，9月末退院 |
| 10月中旬 | 家族の希望で嚥下機能訓練開始．歯科大より定期訪問 |
| 12月下旬 | 状態安定するも，夜喘息様発作．抗菌薬，ステロイド点滴 |

**表Ⅳ-1-2　訪問開始後の経過②**

| | |
|---|---|
| H26年1月上旬 | ネブライザー吸入効果あり |
| 3月下旬 | 訪問リハでケア後排痰 |
| 4月上旬 | 状態安定，城址公園に桜見物 |
| 6月中旬 | $SpO_2$ 93%（酸素なし）．半固形栄養剤試用 |
| 12月下旬 | 痰は相変わらず多い．無意識の唸り声が近所まで響く |
| H27年3月上旬 | 少し太ってきた．血清ALB 3.4g/dL（不変） |
| 5月中旬 | 息苦しさ頻回，痰が増え，粘稠で喀出困難．ステロイド内服開始<br>夜間唸り声で妻眠れず，早朝往診．漿液性喀痰多量→ステロイド点滴 |
| 6月中旬 | うがい状態変わらず．気管支拡張薬吸入でやや改善 |
| 8月上旬 | 2日前から息苦しさ一晩中あり．便秘・腹部膨満<br>その後も発熱持続，黄色痰を伴う喀痰多量，胃ろうよりガス噴出<br>頻呼吸，$SpO_2$ 85%に低下→誤嚥性肺炎疑いで入院 |

受けていますが，平成24年11月誤嚥性肺炎，脱水の診断で緊急入院．当初重症でしたが何とか回復．意欲低下し，労作時呼吸困難も著しくリハビリは進まず，その後2か月の間に廃用性の筋萎縮が進行，体重は30kgまで低下し，歩行困難となり座位も見守りが必要の状態となりました．誤嚥に対しゼリー食もむせがあり，嚥下機能評価でも経口摂取は困難と判断され，12月上旬に胃ろう造設となりました．同じころ退院に向けて病院と家族，そしてケアマネジャーらの間で担当者会議が催されましたが，長女がホームヘルパーに従事している関係で当院とも馴染みがあり，退院後の訪問診療を希望し，当院も事前に相談を受けていました．翌年1月上旬に自宅に退院となり，訪問診療が開始されました．

## 1回目の自宅療養

退院後，当院の初訪問時に自宅でさっそく担当者会議が開かれ，在宅酸素の機器の確認や，医療材料・衛生材料の確認，胃ろう・尿道カテーテルの取り扱いや交換日の確認を行ないました．また，入院中にやせが進行しADLが低下したため，在宅で回復に向けてどのようなサービス提供ができるか，本人や家族は今何を望んでいるか話し合いました．

本人に聞くと「自宅に帰れて心配は何もない」と返事をいただき，同居する妻が主な介護者で，ホームヘルパーに従事する娘が仕事や家事の合間を見て毎日実家を訪れ手伝うことで，当面はヘルパー利用はなしとなりました．

サービス利用のスケジュールは，訪問看護を火・金の週2回，訪問リハビリを月・木の週2回，訪問入浴を毎週土曜の1回，当院の訪問診療は定期訪問として2週に1回，木曜日に入ることを確認．その他に「何とか食べさせてあげたい」という家族の願いで，咀嚼・嚥下の口腔リハビリテーションを今後依頼する予定となりました．訪問入浴の際，発熱や呼吸困難があるときに必要な対応について，その中止基準についても確認しました．

しかし，さっそく痰がらみが頻回に起こり，妻が慣れない痰吸引をどうにかこなす中で介護生活が始まりました．それだけでなく，尿の管のわきからおしっこが漏れるし，胃ろうからの栄養は朝昼晩の3回定時で準備しなければならず，その滴下が速いと下痢や食道への逆流を起こしたり，遅いと時間ばかりかかり休む暇がなくなったりして，不安と疲労が繰り返す生活が続きました．退院後在宅医療の導入はどの家庭も大変ですが，何とかこなせるように，訪問看護師は，特別訪問の形で適宜自宅を訪れ，機械操作や介護動作を確認し早く慣れてもらうよう励ましていました．

1か月を過ぎた2月下旬，ようやく本人も家族も新しい環境に慣れてきたと思っていた頃でしたが，痰が絡み吸引を繰り返すうちに咳込み，突然何度も嘔吐する事態になりました．それが原因で再び誤嚥性肺炎を発症し，翌日A病院に入院したのです．

入院治療によって肺炎も治まり，4月初め退院前調整会議が開かれましたが，長期の臥床状態が続いたため，低栄養・やせがさらに進行，車椅子への移乗も困難となっていました．また痰は多く絡むようになり，とくに栄養剤を胃ろうから入れるとのどがゴロゴロしたり，下痢が頻回となったりするため，入院途中から半固形流動食に変更となりました．$SpO_2$ が 90% と酸素なしで呼吸不全をあらわす値になることもありましたが，HOT による酸素吸入の適応はまだないとのことで，代わりに喀痰を促すネブライザー（吸入器具）をレンタルで導入することとなりました．

## 2 回目の自宅療養

退院後，予想通り痰が増え，夜から朝にかけてのどまで痰が上がってくることも多くなりました．一方，半固形剤に栄養変更後も便は緩く，オムツやシーツの交換が頻回となることもしばしばありました．5 月になりようやく痰が減り自力喀出できるようになり，$SpO_2$ も 91〜96% に落ち着いてきたと思われましたが，それもつかの間，5 月下旬 38℃の発熱出現．往診すると，痰でのどをゴロゴロ鳴らしている，脈も呼吸も速く $SpO_2$ も 87% と低い状態．再び誤嚥性肺炎の増悪で入院が必要と思われましたが，本人は「入院はいや」と首を振りました．それならば，何とか治療して回復できるよう，自宅でできる限りがんばりましょうと伝え，すぐに業者に連絡し HOT の機器を導入，酸素流量 1 L/分から開始しました．その後訪問看護師にも多く訪問してもらい，ネブライザーの使い方を指導したり，体位交換やスクイージングで痰の喀出を促したり，口腔の清拭・マッサージをしたり，全身清拭や排便・排尿の管理をしたり，またスタッフ皆で共有するよう，訪問時の状態や実施したことをベッドサイドに置いた連絡ノートに記録して，家族の介護を支援しながら，環境整備に取り組んでもらいました．抗菌薬の内服も効いたのでしょう，幸いにも 1 週後には解熱し，呼吸音も良好になり $SpO_2$ も酸素なしで 98% に達する日も戻ってきました．この間に家族も吸引や他の医療機器の操作に段々慣れてきたようです．

しかし，まだ下痢は相変わらず続き種々の止痢剤投与も効果を得られなかったため，5 月末から成分栄養剤であるエレンタールを採用し，量を増やすうちに下痢の改善が得られるようになりました．

その後痰も少なくなり状態が落ち着いてきたかに見えましたが，7 月上旬，突然 39℃の発熱と呼吸促迫が起こりました．午後往診時には 37℃台に下がっていたため，5 月同様，抗菌薬の点滴・内服で経過をみることにしましたが，同夜 20 時すぎ再度家族より連絡あり 2 度目の往診．またも 38.6℃となり，呼吸促迫も著しい（36 回/分）ため，入院が必要と判断し，A 病院に連絡．当直医の許可を得て救急車で入院となりました．

幸い入院後は補液と抗菌薬点滴によって誤嚥性肺炎は速やかに改善し，2 週間で退院できました．相変わらず誤嚥を繰り返していましたが，家族が経口摂取をあきらめきれず，再度入院中に嚥下訓練を希望したそうです．この状況では当然ながら，無理であると主治医は伝えましたが，口腔マッサージ法のプリントを手渡していました．

## 3 回目の自宅療養

退院後，主治医から教えられた口腔ケアを 1 日 1〜2 回続けながら，安定した日も増え，少しずつ元気が出て，やがて腰を浮かしたり，ベッドに端座したりもできるようになってきました．しかしようやく安定したかに思えた9月中旬にまた急変が起こりました．訪問看護師の定期訪問時，全身清拭で寝返りした際，突然呼吸困難出現．$SpO_2$ 70% に低下し酸素流量を上げても改善せず，右呼吸音が減弱し，頻呼吸，頻脈（120以上/分）もあると訪問看護師から筆者の携帯電話に連絡がありました．その話を聞く限り気胸か右側全体の無気肺と予想されましたが，緊急であり，当院スタッフも他家訪問の途中だったため自宅には赴かず，A病院主治医に連絡しすぐに救急車で向かってもらいました．

結局，右気胸の診断で管を留置・脱気（胸腔ドレナージ）し，1週間で抜管．今回の入院中は，酸素吸入も不要なほど肺の状態もよく，9月末に退院することができました．

### 4回目の自宅療養

退院後気胸の影響はなく酸素吸入なしでも $SpO_2$ 94% と比較的安定，聴診でも肺に痰が貯留するようなラ音は認められませんでした．状態が安定していたため，歯科大の訪問診療部に依頼し自宅で嚥下機能評価と口腔訓練を開始しました．歯科大チームの初回訪問時に経鼻内視鏡で確認し，少量のゼリー摂取も許可されました．

12月下旬，喘息様の呼吸困難あり，夜往診しステロイド・抗菌薬を加えた点滴を施行しましたが，翌日には改善．年が明けても比較的軽症で，気管支拡張薬のネブライザー吸入により痰が切れ喘鳴も改善しました．

H 26年1月，2回目の胃ろう交換の時期がきましたが，通院は疲れるので自宅で交換することとなり，以後当院で2か月毎訪問時に交換を続けました．

栄養に関して，経口訓練以外は，すべて胃ろうからの流動食で摂っていましたが，半固形剤の食品は費用の面で医療保険が利かず，家計に負担がかかることから徐々に減らすこととし，代わりに下痢に戻らないよう12月頃からエレンタールを増やしていました．反面，1回の注入に2時間を要し，リハビリや清拭などの介護の時間と重なり支障となるため，1日3回の滴下投与を2回に振り分け実施しました．H26年6月には医療保険で薬剤処方できる半固形の栄養剤が発売され，さらに栄養の時間短縮を図れると考え試し，注入方法を工夫した結果，10月より栄養剤のすべてを半固形剤に置き換えが可能となり，900→1,200 kcal/日に増量しても下痢を起こさなくなりました．

痰は相変わらず多い状況でしたが，継続した訪問リハビリや口腔訓練も功を奏したのか，以前のような突然の高熱出現はなく，炎症などによる消耗状態が減ったためか，徐々に太るようになりました．また，当院が定期訪問する午後の時間には出勤前の長女が同席し，介助したり，本人を励ましたりするようになりました．娘がいるときはとくに本人の機嫌がよく，尿道カテーテルの交換も痛みが軽減されるようで，世間話をして共に笑いあう平和なひとときを得ることができ家族も喜んでいました．同じ栄養剤注入でも，ストレスが少ないと体重が増えてきます．H 27年3月訪問時は明らかに腹部や体幹に脂肪沈着が増し，介護する側の負担が心配になってきたため1,200 kcal を 900 kcal まで再び下げてみました．また同じころ，尿道カテーテルも訪問診療開始以来，留置を続けてきましたが，4月初めに試しに抜管したところ自排尿可能だったため，以後オムツのみで処理できるようになりました．

比較的状態が安定し，退院後1年を過ぎたH 26年10月頃より，さらさら（漿液性）の痰がたくさん出るようになり，とくに夜から朝にかけて，痰でうがいをするようにのどにガラガラとたまり唸り声を上げることが多くなりました．日中は状態安定しており，検査結果でも炎症の徴候は乏しく，アレルギーを示す好酸球増加を認めたため，喘息合併があると思われましたが，H 26年4月下旬から27年5月上旬まで1年以上，往診で呼ばれることはありませんでした．しかし，27年4月頃から喘息様の呼吸困難発作が再び出現し，粘稠な痰が喀出できなかったり，反対にさらさらの痰が口いっぱい溜まったりすることが再び起こるようになりました．

5月中旬に，夜から早朝まで痰を一晩中吸引していたそうで，「（患者の）唸り声が近所に響き，気が気でなかった」と妻から連絡が入りました．朝6時に往診したときは喘鳴が消失していましたが，吸引瓶には漿液性の痰がたくさん溜まり，いわゆる喘息発作時の気管支漏と判断されました．直前の血液検査では，炎症所見はなく気管支喘息を合併していると判断し，ステロイドの静脈注射をしたところ30分ほどで眠りに就き，落ち着いた様子となりました．以後喘息を考慮し，内服薬にもステロイドを追加して経過をみました．

その後も一進一退で，6月下旬の頃には小康状態が得られましたが，7月下旬から再び息苦しさが増強．これまでも増悪時，嘔吐や便秘，腹部膨満，尿閉などの腹部症状が重なることがしばしばありましたが，このときも同様でした．そして8月上旬，ついに38℃台の発熱と共に腹部膨満，胸部圧迫感が再発しました．2日後，胃ろうボタンの脇から胃液と栄養剤，そして膿性痰が混じった液が60 mL程あふれ出たため，訪問看護師に連絡がありました．緊急訪問し処置後，FAXで排便のこと，栄養量を減らすことなどを家族と確認してきた，と報告をいただきました．

翌日往診時，喘鳴増強があり，栄養剤を半量にし，抗菌薬・ステロイドの点滴静注をしましたが，改善は得られませんでした．それから2日後の朝，家族から連絡があり，水分補給時に息苦しさが増強し顔を真っ赤にしているとのこと．当院が外来診療中だったため，訪問看護ステーションに連絡し，先に訪問してもらいましたが，胃ろうからのガス抜きで80 mLほど排出するも改善せず，不整な頻脈（90～140/分）あり，また酸素を3L/分吸入しても$SpO_2$ 89%に達しただけ，とのことでした．午後一番で往診しましたが，結局これ以上の自宅療養は無理と判断し，誤嚥性肺炎の疑いで，A病院に久しぶりとなる入院をお願いしました．

入院後2週間は絶食と補液，それから抗菌薬，利尿剤，ステロイド治療で改善しましたが，肺炎再発．その後不運にも左気胸を合併し，9月中旬に永眠されました．

＊　＊　＊

2年7か月にわたるその在宅療養は，突然の病状変化が多く，けっして平穏なものではありませんでした．COPDに認知症と嚥下障害を合併し，誤嚥性肺炎などの度重なる入院治療で廃用症候群が進む中で，本人も家族も在宅療養をする苦労や不安は大きかったものと思われます．それでも，常に本人や家族の思いを尊重し，少しでも楽に安心して暮らせるよう，ケアをするスタッフで連絡をとりあい，病院とも連携しました．最初の1年と最後の3か月を除いた1年半は，痰も多く床上生活が続く中でも，家族に笑いが戻り，落ち着きを取り戻すことができた貴重な時期であったように思います．

在宅医療は，動けない，回復困難な方が対象の医療とも言えますが，それはけっして終末期医療や看取りのためにあるのではなく，自分なりのくらしや生き方を見つけ，その日その日を満足して過ごせるようにお世話をするあるいはケアすることが重要です．そのために，まず本人や家族の気持ちや考えを聞き，くみ取りながらそれぞれの立場・役割を演じることが大切です．医療のみならず介護や看護，福祉サービスを通して，ケアをする各人が本人や家族を支援するチームワークが必要で，とくに優先順位はありません．しかし医療は診断や治療が命や生活を左右することも多いため，より重要であり，だからこそその判断を皆で共有できるように連携する必要があると考えます．

## 事例2――83歳男性・喫煙歴なし

**診断名**：慢性閉塞性肺疾患（COPD）（H 9），慢性呼吸不全（H 10）
在宅酸素療法開始（H 19）$SpO_2$ 85→95%
心房細動，高血圧症（H 10）
膀胱腫瘍（H 24.9），前立腺肥大症術後（H 15），
大腸がん術後（H 9），白内障右術後（H 19）

**家族**：独居．妻はうつ病（S 52）→ショック→植物状態で入院中（H 22.9）
息子1人．H21年妻が病死，看病のため会社をやめパートタイマーに
本人の代わりに通院し母の面倒をみている
孫は結婚し，別所帯（25歳）

**要介護度**：要支援2→要介護1（H 23.7）→要介護2（H 24.10）→要介護3（H 25.8）

**主訴**：労作時呼吸困難（H 22夏〜），血尿（H 24.4），排尿困難増強（H 24.11）（表IV-1-3）

2例目も83歳の男性．この方は官僚として勤められた後，会計事務所を経営し，現役を引退された後も不自由ない生活を送っているように見えました．しかし，若いころから肺活量減少あり，COPDと診断されて以来徐々に病状進行，H 19年に肺炎で入院後HOTが開始されていました．一方，その妻は30年以上も前からうつ病を患っていたため，動けなくなった本人に代わり，息子の嫁が世話をしていました．しかし，その嫁ががんに見舞われ，帰らぬ人となってしまいました．一人息子がその間看病に追われ，結局，職も嫁も失くす事態になりましたが，その直後，今度は妻がう

**表Ⅳ-1- 3　訪問開始後の経過**

| | |
|---|---|
| H23年11月 | 訪問診療開始 |
| | 呼吸困難著明 |
| | 「1分動いて10分休む」，前屈できない |
| H24年9月 | 血尿のためB病院泌尿器科救急車で受診（膀胱腫瘍の診断） |
| | 訪問介護，看護，診療により「自分は孤立していないと感じる」 |
| | 独居に対する不安増強，「もう限界」「ひと思いに楽にしてほしい」 |
| 12月 | 心不全増強，利尿薬内服 |
| H25年9月 | 要介護3に認定→ケアプラン作成，特養入居申し込み |
| | 老人ホーム入居は断念，1日2回のヘルパー導入も使いづらい |
| 11月 | 排尿困難著明→泌尿器科受診しカテーテル留置 |
| | →自宅での移動も減り，筋力の低下進行 |
| 12月11日 | 入院 |

つ病の悪化からショック状態となり，意識消失したまま以後，入院療養を続ける状態となりました．息子は休む間もなく，今度は母の看病や身の回りの世話をすることになったわけです．

半年ほど前から自らの病状も急速に進行し，自宅内の移動も困難となったため，担当ケアマネジャーから当院に訪問の依頼があり，H 23年秋から診療を開始しました．

主訴は労作時呼吸困難でしたが，文字通り「1分動くと10分休む」ような状態でした．しかし，しばらく動かなければ呼吸は落ち着き会話も可能でした．食事も途中で苦しくなり，箸を休め，口すぼめ呼吸を繰り返す状態でしたが，それでも栄養不足にならないよう自ら献立表を作って自炊していました．ただ，時間の経過と共にそれも困難となり，コンビニ総菜をヘルパーに買って来てもらって口にするようになりましたが，さらにそれもできなくなっていきました．

体の清潔を保つためには，週1回，訪問看護師の介助を受けながら半身浴をしていました．「一人息子にはこれ以上迷惑はかけられない」とホームヘルパーと訪問看護師のサービスを利用しがんばって生活していましたので，少しでも本人が楽になればと鼻マスクによる呼吸補助（非侵襲的陽圧換気：NPPV）を試みましたが適合せず，薬の調整や新たな処方も，体調の変化を感じるとかえって不安になり，自己中止することが多くありました．

増悪を見逃さないように2週に1回の訪問を続けましたが，呼吸苦で独り動くことのできない本人に対して，筆者たちの医療保険や介護保険のサービスでできることの限界を感じ，同居する介護者がいるだけで本人はどれほど救われるかと感じざるを得ませんでした．

介護保険外にボランティアによる生活補助の導入も検討しましたが，タイミングの悪さもあり実現しませんでした．

同年9月末に自宅で担当者会議が開かれ，その中でこれからどうなるのかについても説明していますが，「なるべく入院しないでいたい」との本人の気持ちを改めて確認しました．

毎日が苦しい連続でしたが，1年後のH24年9月，中等量の血尿が出現．自宅で経過をみることはできない事態であり，これを機に短期間でも入院して全身状態を整えてもらえたらと期待をしながら，急いで泌尿器科と内科に診療情報書を作成し，救急車でB病院に向かってもらいました．しかし，診察の結果膀胱腫瘍と診断されたものの治療の手立てはなく，泌尿器科から紹介された内科では呼吸不全の状態は急性増悪でないために，入院の適応はないと判断され，本人も血尿が入院不要であるなら入院しないつもりだったので，日帰りで帰宅することになりました．

これ以上の独居生活は困難であるため，老人ホームに入居して施設での生活介助や食事介助を受けるよう勧めましたが，そのためには現在住んでいるマンションを売却して資金を作らなければならず，「ホームに入っても急性増悪で入院したら，帰る家がなくなってしまうかもしれない」「妻や子どものことを考えると手放すわけにいかない」と話され，自宅でがんばり続けることを選択していました．

冬には心不全も重なってさらに環境は悪化し，毎回訪問のたびに「もう限界」「ひと思いに首を絞めて殺してほしい」「生きる意味は何か」と訴えられていましたが，苦しい気持ちを聞くことで落ち着かせるしかありませんでした．この間，訪問看護師もホームヘルパーもそしてケアマネジャーも本人の状態を心配して，電話やFAXでやり取りを続け，必要なときには直接本人の携帯に電話して安否を確かめることも多くありました．

その後もぎりぎりの生活を続けて2年が経ったH25年11月，ついに尿閉となって尿道カテーテルを留置せざるを得なくなりましたが，それをきっかけに日中ほとんど動かなくなり，尿路感染から右心不全，呼吸性アシドーシスを併発し，12月中旬，療養型の病院に入院しました．翌年8月末，さらに転院先の病院で永眠されました．

＊　＊　＊

COPDは感染を起こさなければ呼吸不全が徐々に進行し，生活が困難となっていきます．その中で在宅医療や訪問介護・看護を利用することが，確かに生活の改善に役立ちましたが，一方，それぞれの限界が明らかになったといえる事例でした．

独居の場合，生活が制限されることは深刻で，これからさらに高齢多死社会が進むと，諸々の面で十分に対応できなくなるのではないかと感じました．毎回訪問をしても，1時間ほど座してもっぱら本人の話を聞くばかりでしたが，それでも，筆者たちの訪問を受け，「自分は孤立していないと感じる」「これからは在宅医療がもっと充実するようがんばってほしい」などと話されていて，そんな自覚することが本人の支えになっていたようです．

専門職として自らの限界を感じながらの訪問でしたが，本人のそばにいて仕事を離れた話をするだけでもケアすることにつながっていたと，振り返って感じています．他のスタッフ皆も同じ気持ちを抱いていたかもしれません．

（沖田伸也）

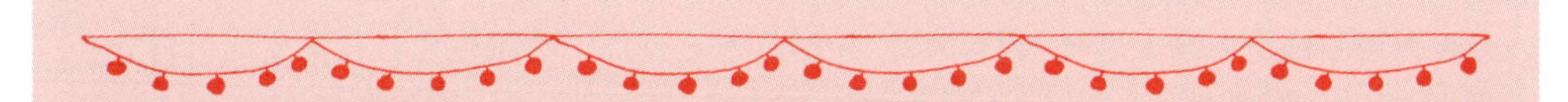

## 家族旅行のものがたり

先生，ウチでみんなが楽しかった思い出話をするときは，いつも同じ話題なんですよ．食べていくだけで精一杯だったから，家族旅行をする余裕なんてなかったけれど，会社の保養所を紹介してくれる人がいて，格安で泊まれることになったんですよ．

夏のさなかに，夜行１泊で松島から磐梯山まで全部まわるという強行軍でして，それまで旅行なんてしゃれたことしたことないから，夜中の出発なのに朝から上野駅のホームに並んだりしてね，それでも汽車がガタンと動きはじめたときのうれしさと言ったら，いまだに家族みんなで鮮明に覚えているんですよ．

そりゃぁこういう時代ですからね，休みのたびに，やれハワイだイタリアだって家族で出かける子どもたちは多いですよ．ウチの娘は気持ちが優しいから，友達の自慢話をニコニコして聞いていたに違いないんですよ．

私ね，娘が嫁に行く前の晩に詫びたんですよ．小さいときにたった１回国内旅行に連れて行っただけで，みじめな思いをさせたんじゃないかって．

そうしたら先生，娘はね，そんなことないって，回数じゃないんだって，１回あればいいんだって，そしてね先生，苦しい生活の中で何とか私たちを楽しませようとしてくれた，父さんのその気持ちだけで十分だって言うんですよ．

私は不覚にも涙を落としました．父親も目をぬぐっていました．

町医者になってよかったと，心から思える一瞬でした．

（河内文雄）

# 2 在宅ケアの tips
# ①自己効力感向上の支援

COPD 患者さんが，より快適にかつ安定期を長く過ごすためには，セルフマネジメントが重要です．セルフマネジメントとは，慢性疾患を持つ人々が，慢性疾患による影響を最小限にし，日々の生活をよりよいものにするために，生涯にわたって取り組む課題であり，COPD 患者さんは，息切れのマネジメントや服薬・吸入療法などの病気や治療への対応だけでなく，日々の活動を続けるための課題への対処，病いと生きていく中での感情の変化への対処も含まれます．これらのセルフマネジメント能力を獲得し維持・向上させるために，息切れとそれにより派生する日常生活の自立や生きがい・役割などの喪失体験を繰り返しながら心理社会的問題を抱えている COPD 患者さんは，多大な努力を必要とします．

セルフマネジメント能力の向上には，自己効力感を高めることが有効です．人はある行動が望ましい結果をもたらすと思い，その行動をうまくやることができるという自信があるときに，その行動をとる可能性が高くなると考えられています．自分の行動がもたらす結果を「結果予期」，その行動をどの程度うまくできるか予測することを「効力予期（自己効力感）」と言います．

## 結果予期

私たちも，何かの課題に取り組むときに，「これをするとよい結果が出る」「これは自分にできそうだ」と思うと積極的に課題に取り組みますね．患者さんも，たくさんの課題を持つ中，①「この行動を行なうと自分にとってよい結果が起こりそう」，②「これはできそうだ」と思うと積極的に課題に対して行動をされます．

①の「この行動を行なうとよい結果が起こりそう」というある行動がどのような結果を生み出すかという予期を結果予期と言います．結果予期には，「身体」「社会」「自己評価」の 3 つがあります．

「**身体**」についての予測は，その行動を行なうと身体的に安楽になるだろうと予測される場合は，肯定的な結果予測であり，息切れや不快感を感じるだろうと予測される場合は，否定的な結果予測となります．例えば，COPD の患者さんが酸素療法を導入し在宅に帰ったとしましょう．「酸素吸入をすることで息切れが少なくなるだろう」とポジティブにとらえると肯定的な結果予測となります．「これからずっと鼻カニュラを装着するのは邪魔だし，酸素吸入に伴う鼻の不快感があるだろう」とネガティブにとらえると身体についての結果予測は否定的となります．

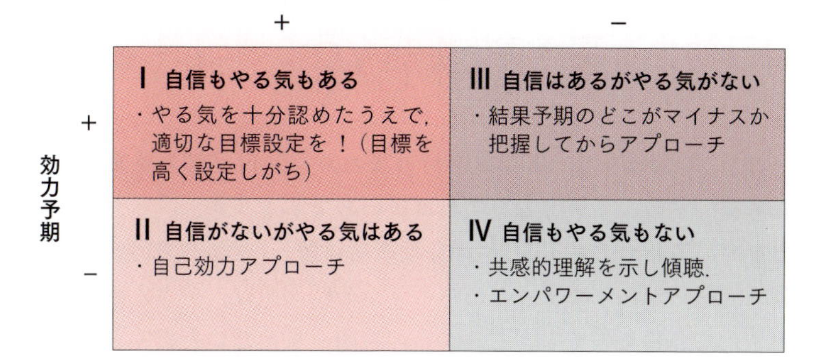


**図Ⅳ-2-1 結果予期と効力予期の関係による介入方法**

「**社会**」についての予測は，その行動で行なうことで人に褒められたり社会的に認められることを予測する場合は肯定的な結果予測となり，人に非難されたり低い評価を受けることが予測される場合には否定的な結果予測となります．「酸素吸入をすることで，以前のように仕事ができるので同僚は喜んでくれるだろう」と考えると肯定的な結果予測となり，「酸素ボンベを持って動く自分と一緒に仕事はしたくないと思われるのではないか」と感じたら否定的な結果予測となります．

「**自己評価**」は，その行動を行なうことで自分自身が満足できるだろうと予測される場合は肯定的な結果予測となり，自分自身が不満足に感じるだろうと予測される場合は否定的な結果予測となります．「やりたいことをするために病気と向き合い酸素吸入をとりいれる自分は，素晴らしい」と思うと，肯定的な結果予測となり，「酸素吸入をするなんて情けない」と思うと否定的な結果予測となります．

## 効力予期

このような結果予測がプラスであることは，行動を起こしやすくします．でも，結果予測がプラスであっても行動を起こさない人もいます．何が必要なのでしょうか．

そこである行動を，自分はどの程度うまくできるかという予測（効力予期）の自己効力感が重要になってきます．

バンデューラは，結果予期が高いよりも効力予期が高いほうが行動は起こしやすく，効力予期を高めることが行動変容には有効と述べています（図Ⅳ-2-1）．例えば，HOTの患者さんが，携帯用酸素のボンベを自分で交換できると，人に頼らず外出ができると思っていても，ボンベ交換が怖くて自信がないとボンベ交換の練習をしません．

## 自己効力を高めるための4つの情報源

では，「自分にできそうだ」と自信を持ってもらう，自己効力感を高めてもらうために，私たちは，どのようなことをすればよいのでしょうか．

自己効力を高めるための情報源として，「成功体験」「言語的説得」「代理体験」「生理的・情動的状態」があります．これらの4つの情報源は，皆さんが看護実践の中で巧みに使用されているものです．これからの説明を読んでいただくと，皆さんが行ったケアが，理論に基づいたケアを実践していたことがわかるでしょう．

「**成功体験**」とは，実際に行動を行ない上手くいった体験をすることで，4つの情報源の中でもっとも強力な影響力を持つと言われています．皆さんも，今から行動しようとしていることと同じあるいは似たような行動を以前に成功していると，これから行なう行動も上手くできそうだと自信を持ち行動を起こしやすいのではないでしょうか．

COPDの患者さんは，高齢者が多く治療に対して自分にできるかなと不安を抱くことが少なくありません．例えば，HOT導入の患者さんで，携帯用酸素ボンベの管理は自分にはできないという自己効力感の低い患者さんに，酸素ボンベ交換や酸素の流量調整をいきなり行なってもらうのではなく，まず携帯用酸素ボンベをもって歩くことに慣れる，次に酸素の流量調整，ボンベ交換というように段階を追って進めます．ボンベ交換は流量計を安全に外すことと新しいボンベを取り付けることに分けるとよいでしょう．小さな目標をたててそれができれば称賛し，達成できた，成功したという実感を持っていただきます．これをステップバイステップ法と言います．

「**言語的説得**」とは，患者さんが信頼している人や行動をしようとする内容の専門家から「あなたならこれをやることができる」と力強く言われたり，「よくできている」と認められることで「自分にできそうだ」と自信を持つことです．例えば在宅酸素療法を導入することになったとき，機械は苦手でボンベ交換なんかできないと思っている患者さんに対して，「据え置きの酸素の扱いは上手にできました．ボンベ交換も必ずできますよ」と力強くできると伝えることで自信につながります．そして，ボンベ交換の練習をしているときに，「うまくできていますよ．がんばられましたね」と称えることで自己効力感は維持・向上します．

「**代理体験**」とは，自分がやろうとしていることと同じことを他者が上手く行なっているところをみたり，聞いたりすることで，自分もできそうだと自信を持つことです．「Aさんと同じ年齢の方が，ボンベ交換を自分でして外出を楽しまれていますよ．すぐにできるようになります」と伝えることで，自分もできそうと感じることです．患者さんがやりたいこと，望んでいる生活を実現できているHOT患者さんの情報源がさらに有効です．

「**生理的・情動的状態**」とは，実際行動を起こして不快な生理的反応や感情を抱かないことにより自己効力感が向上することです．例えば，労作時の酸素指示量が

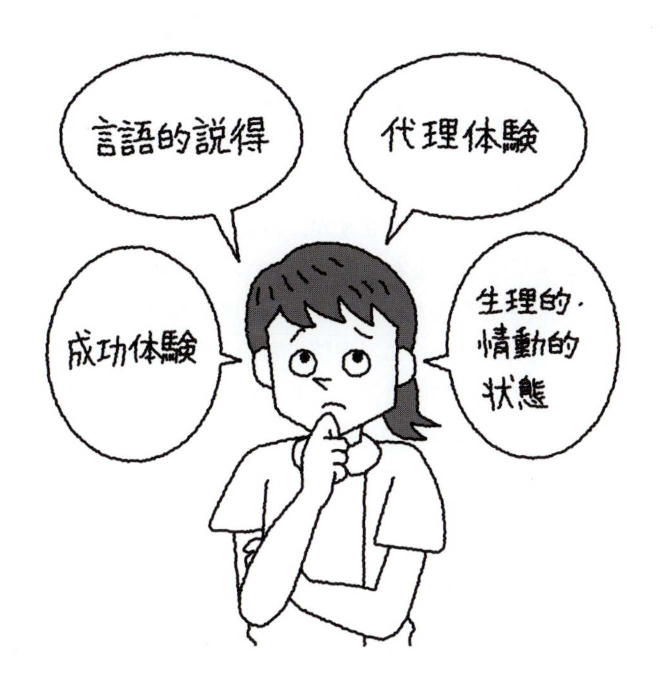


3L/分から5L/分に変更になったけれど，労作時に動悸がありながらも酸素を増量すると癖になると言い，指示量を守らない患者さんに，とにかく一度試してみることを促します．そして一緒にモニタリングをしながら5L/分で歩行してもらい，$SpO_2$や脈拍が安定していることを視覚的に提示しながら動悸や息切れの程度を尋ねます．動悸がなく息切れも少なく動くことができたことを自覚してもらうことで，指示量に酸素を上げて，安楽に行動することができるという自己効力感が向上することです．

##  ソーシャルサポート

COPDの患者さんは，セルフマネジメントを一生懸命に行なっています．セルフマネジメント能力を高めるためには，前述した自己効力アプローチが有効です．さらにもう1つ大切なことは，ソーシャルサポートです．療養に対する自己効力感は，「散歩をがんばっているねと言ってくれる人がいる」「酸素を上手く使っていますねと言ってくれる人がいる」「行動をいつも褒めてくれる人がいる」といった行動的なサポートによって高められると言われています．私たちがいくら患者さんの療養行動を称賛しても，患者さんがこの看護師さんは褒めてくれる人と認識されなければ意味はありません．患者さんにとって，行動的なサポートをしてくれる人と認知されるようにしましょう．

＊　＊　＊

入院中には医療者やHOTをしている患者さん，仲間がそばにいるため，患者さんは，自己効力感を維持することはできますが，自宅に帰ると医療者が常にそばにいるわけではなく，HOTをしている患者さんやHOTの理解者も少ないです．そのような環境で，心理社会的問題を抱えたり，療養法がうまくできなかったりして自己効力感が低下することは少なくありません．病院で習得した必要な療養法を適切に継続していただくためには外来看護や訪問看護，クリニックと連携し，継続した支援が不可欠です．また，患者さんは，医療者が連携していることを知ることで，安心感と大切にされている実感を持ち，自尊感情向上につながり自己効力感も向上します．

皆さん，自己効力感を使って看護を実践されていることに気づかれたのではないでしょうか．自己効力感はセルフマネジメントの構成要素の1つです．患者さんが，セルフマネジメント能力を高めることができるように「成功体験」「言語的説得」，「代理体験」，「生理的・情動的状態」の4つの情報源を使いながら支援しましょう．

**文献**

・金外淑，嶋田洋徳，坂野雄二：慢性疾患患者におけるソーシャルサポートとセルフ・エフィカシーの心理的ストレス軽減効果，心身医学 38(5)，318-323，1998.

（竹川幸恵）

# 3 在宅ケアの tips
# ②アクションプラン

## セルフマネジメント向上に向けたアクションプランの活用

「アクションプラン」とは，日常生活の中で症状の変化に合わせて患者自身が“できる対処方法”をあらかじめ医師と取り決めて書類にしたものです．アクションプランを持つことは，患者さんにとって「お守り」を持つことになります．何となくのご利益でなく，具体的な行動を1つ1つこなしていくことで患者さんには心の余裕が生まれてきます．

アクションプランには増悪時に道標となる行動が書かれており，やるべき行動が整理され，薬の内服や受診するタイミングも記載されています．自分は何をすべきなのかがわかるとセルフマネジメントができるようになります．増悪予防には，アクションプランに従ったセルフマネジメントが何よりも必要です．

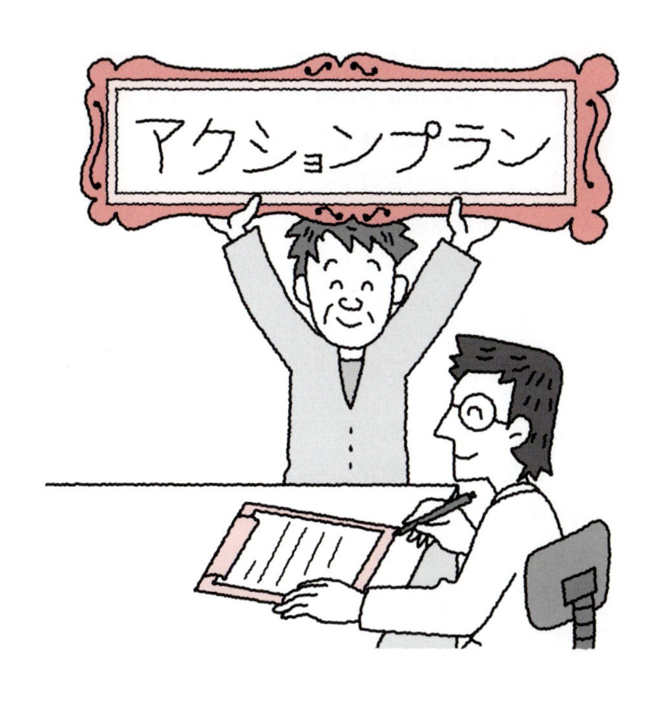

### アクションプランがもたらすもの

**✷ パニックからの回復を促進する**

増悪時には息苦しくなりパニックに陥ることがあります．どうしたらよいのかわからないときには，とりあえずアクションプランに従い行動します．アクションプランに従って行動すれば心に余裕が生まれます．そして，落ち着いて判断して行動することでパニックからの回復を促進してくれます．

**✷ 安定した生活を過ごすことができる**

増悪を予防するためのアクションプランには，必ず患者自身の体を守る行動が記載されています．アクションプランに従って行動することで安定した日常生活を過ごすことができます．

**✷ 行動の原則を整理できる**

患者さんが“守るべき原則”と“判断基準”に従って行動することが大切です．状態が安定しているときにアクションプランに目を通してイメージすることが求められます．

## アクションプランの具体的な内容

### 患者自身が体調のよいときにすべきこと

- 呼吸の症状の変化を知るには，体調が落ち着いているときの症状を知る．
- 呼吸の症状の変化を記録しその変化を述べることができる．
- 主治医から処方された通りに薬剤を使用する．
- 規則正しい生活を過ごすことを心がける．
- 呼吸器感染を防ぐために肺炎球菌・インフルエンザのワクチンを接種する．

患者自身が呼吸の症状をコントロールできていると実感することがセルフマネジメントの第一歩になります．

### COPDの増悪の症状，増悪を引き起こす要因

- 喉の痛み，痰が増える，黄色や緑色の痰，痰が粘っこくなる．
- 息切れが強くなり，日常の生活行動がしんどくなる．
- タバコの煙や排気ガス，温度変化，風または湿度など
- ストレスや不安など

増悪の症状や引き起こす要因をイメージすることで，心に余裕が生まれパニックを回避することができます．

### 呼吸器感染症になったときの行動

- アクションプランに従った追加の治療を始めるべきか判断する.
- 指示された内服治療を速やかに開始する.

判断する基準は，痰の色が黄色や緑色になる・息苦しさが強く感じる・何となく不安を感じるなどです.

### アクションプランに従った治療をしても改善しないときの行動

- 息苦しさが改善しない場合はかかりつけ医などに連絡し受診する.
- 週末や夜間の場合は救急外来を受診する.
- 生命の危険を感じる程に息苦しさが強い場合は救急車を呼ぶ.

“判断基準”と“守るべき原則”を決めておくと患者さんはパニックのときに迷うことなく行動できます．判断基準の例として，今までに経験したことのない息苦しさなどです．また，速やかに対処すれば増悪の症状を最小限にしてくれます．そして，増悪の状態から回復するだけでなく心の余裕を生み出しパニックを回避してくれます.

## 患者にとっての増悪予防とアクションプラン

患者は日常の活動ができなくなるまで増悪しなければ対処できないことがあります．今までできていたことができなくなる喪失体験をすることで，恐れを抱き一生懸命に対処しようとします．しかし，残念なことに一度低下した呼吸機能は元に戻ることはありません．そして，患者さんは増悪により予後が短縮する危険にさらされます．そのような状況に陥る前に，患者さんは増悪予防のためのアクションプランについて医療者から指導を受けなければなりません．しかし，残念なことに安定した状態のときから継続した指導を患者さんは受けられていない現状があります.

アクションプランを活用してもらうには，患者さんの社会的・文化的な背景を知る必要があります．そして，患者さんが直面している環境や生育歴，年齢や認知レベルに応じたテーラーメイドの関わり方が求められます.

## アクションプランの指導において大事にしたいこと

アクションプランは増悪時の対応のみを患者さんに指導するものと考えていませんか．大事なのは日常生活での症状の変化に，患者さんが気づき判断して行動することでセルフマネジメントできるように指導することです.

また，アクションプランは医療者が患者さんに一方的に押し付けるものではなく，患者さんと共に立案することが望ましいのです．アクションプランは一度立案したらおしまいではなく，病気の進行に合わせて患者さんと共に定期的に見直す必要があります．

多くの患者さんは指導する医療者よりも年上なので，人生の先輩として敬いながら関わることが必要です．そして，患者さんは専門的知識を持たない素人です．患者さんができたことや理解できたことを認める“承認”の作業がアクションプランを指導するには必要と考えます．

医療者は，患者さんの“できないこと”を見つけて，できるように指導することも必要です．しかし，医療者は患者さんが**“できていること”を見つけて声に出して患者さんに伝えること**がセルフマネジメントの向上の視点からも必要なことだと思います．

**文献**

・宗像恒次：最新 行動科学からみた健康と病気，メヂカルフレンド社，1996.
・中島康：アクションカードで減災対策，日総研出版，2012.

（上田博臣）

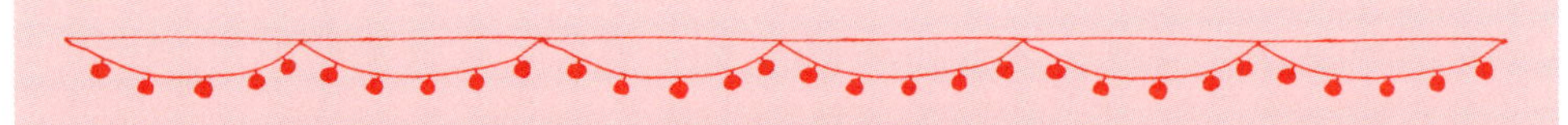

## 喘息の父娘

40歳前後の父親と小学校低学年くらいの娘さんが受診しました．父親のほうは咳喘息で，お嬢さんは小児喘息だとすぐ診断が付いたので，「お父さんの体質を受け継いだのですね」と言ったところ，父親が少し言いよどんでから，「この子は連れ子なんです……」と．私が「ああそうですか，でも同じ体質ですよ」と返したところ，父と娘は顔を見あわせて，「同じ体質なんだって！」と，とても嬉しそうな笑顔で喜びあいました．筆者はその光景にちょっとジンとしました．

こうした出来事を積みかさねて，お互い父となり娘となっていくのでしょうね．

とくに女の子の，なんとも言えないかわいい笑顔が印象に残りました．お父さんが喜んでくれたということが，よほど嬉しかったのでしょう．

（河内文雄）

# 4 在宅ケアの tips
# ③社会福祉サービス

COPD 患者さんの在宅生活を支えるためには，患者さんの疾患，病状，治療法以外に，ADL，セルフケア能力に加え，同居の有無，家族支援などを確認していく必要があります．疾患の進行とともに息切れが増強し，在宅酸素療法や在宅人工呼吸療法とともに生きることを余儀なくされる COPD 患者さんは，日常生活にも何らかの支障が出てきます．その中で可能な限りの QOL を保ちながら療養をマネジメントするために，患者さん自身でできることと介助を受けたほうが望ましいことを見極め，必要な支援が受けられる環境を整えていくことが重要となります．

## 介護保険ができること

最近の社会福祉サービスというと，2000 年に導入された介護保険制度が主となります．要支援 1，2，要介護 1〜5 の 7 段階と非該当を含めた 8 つに分類されますが，利用する高齢者も増え，思うような介護度に認定されにくくなってきたのが現状です．それぞれの区分によって支給限度額が決まっているため，それを超えないように使用します．

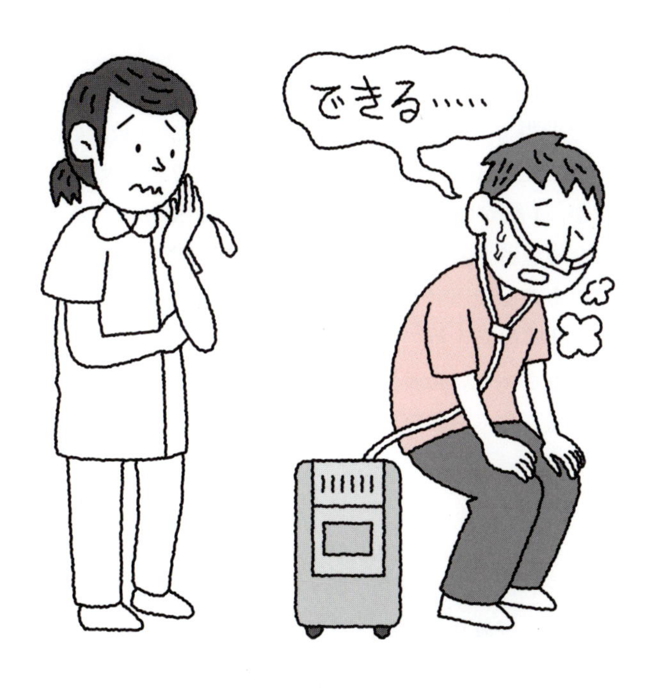

COPD患者さんは，全く四肢が動かないのではなく，できるかできないかの能力を問われれば「できる」に当てはまることが多く，認定の際「(強い呼吸困難を伴いながら) できる」「(低酸素を伴いながら) できる」という付属する部分を評価する項目はありません．認定調査の際，付属する部分を言わない素直な患者さんの「できる」をそのまま受け止める調査員，自尊心が高く，よく見せようと「できる」と答えてしまう患者さんなどの場合には，本当に低い認定結果となる可能性もあります．入院中などで認定調査に立ち会えたときには，本人への調査後，実際の状況を伝えることも必要だと思います．

そして，COPD患者さんでは，65歳以上で誰でも受けられる第1号被保険者だけでなく，40歳以上65歳未満の第2号被保険者に該当する特定疾病の1つになります．認定調査や審査など，手続きをしてから半年はかかると言われていることから，必要性を感じれば，早急に手続きをして，必要なサービスを利用できるように在宅環境を整えていくことが求められます．

## 医療保険ができること

もしもNPPVなどの人工呼吸器を使用している患者であれば，介護保険サービスを利用していたとしても，訪問看護は医療保険適用となります．医療保険による訪問看護は，厚生労働大臣によって定められている疾病等の場合に適用され，週4日以上の訪問，2か所以上の訪問看護ステーションの利用が可能となります．訪問看護利用分は介護保険に含まれないことから，介護保険利用額は買い物や掃除などの訪問介護を取り入れ，生活の負担軽減を図ることも可能となります．

### 障害福祉サービス

身体障害者手帳を取得できる呼吸機能障害等級は1級，3級，4級のみです．交通機関の割引や吸入器など用具購入への補助など，利用できるサービスは市区町村によって異なりますが，1級が取得できれば医療費免除が受けられる市区町村が多いかと思います．知らない患者さんも多いため，呼吸機能検査や動脈血液ガス分析結果より，取得申請を勧めることで患者さんの在宅療養への手助けとなります．しかし，患者さんの中には，身体障害者手帳の級が上がるほど，自分の疾患が進行していると感じ，悲観的になる患者さんもいらっしゃいます．その思いに寄り添い，受け止めながら，これからをどう過ごしていきたいのかなど，患者さんの声をあらためて聞くべきときなのかもしれません．

### 社会福祉協議会

外出の際，車椅子を利用したい場合，購入かレンタルになります．介護保険では，福祉用具貸与のサービスがありますが，要支援と要介護1の方には，車椅子は保険給付の対象とならないため，利用できません．そのときには，市区町村の社会福祉協議会でレンタルを行なっている場合があるため，問い合わせてみることもお勧めします．使用期間などに規定がある場合が多いですが，車椅子があることで外出ができる，安心できるなど，QOL の維持が図れるでしょう．

＊　＊　＊

社会福祉サービス活用において，とくに重要なことが，連携だと思います．主治医である医師，入院・通院歴のある患者さんであれば病院看護師，介護保険利用者であればケアマネジャー，訪問看護利用者であれば訪問看護師，訪問介護利用者であれば介護士など，患者と関わる医療関係者たちが情報交換を行ない，必要なケアを継続していくことで，患者さんは安心して在宅療養を送ることができます．それぞれのケアが『点』で終わらず，『線』となり，多職種が手と手を合わせ『面』となることで患者・家族をつつみこみ患者さんが住み慣れた自宅で，自分らしくセルフマネジメントを行ないながら，過ごすことができるように調整していくことが大切です．

（渡部妙子）

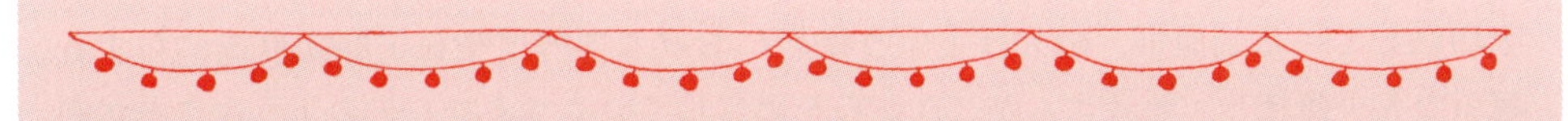

## 自慢の背中

生命保険の審査を受けるため，全身入れ墨の若いヤクザが受診に来たときのこと．外来の受付にその審査用紙を放り投げ，無言であたりを威圧し，看護師が何を尋ねても返事をせずジロリと睨むだけです．

引き取った筆者は粛々と手順に従って診察を始めました．ただ，背部の聴診を忘れたもので，「○○さん，背中の音を聞かせて，はい，自慢の背中見せて」と言ったところ，それが彼のツボにはまったらしく，年相応の照れたような笑顔を見せました．

それから急にいい人になっちゃって，後で「ありがとうございました！」と受付に深々と頭を下げて帰っていったそうです．

（河内文雄）

# 5 在宅ケアの tips ④在宅酸素療法の導入支援

COPDは，非可逆的な疾患であり，徐々に呼吸機能が低下し，薬物療法，呼吸リハビリテーションなどを行ないながら，在宅酸素療法（HOT）が検討されます．坂道，長距離歩行で生じる息切れや低酸素を緩和し，それまでの生活をほぼ同じように過ごすことのできる資源として，在宅酸素療法はすばらしい治療法だと思います．しかし，私たちは皆，在宅酸素療法を使用する自分を想像できるでしょうか．カニュラをつけ，荷物の他に携帯ボンベを持ちながら歩き，ボンベの残量を考えながら帰る時間を頭に巡らす……携帯ボンベを持ち歩くことで，その他に持つことのできる荷物の量は制限されます．携帯ボンベの使用可能時間により，外出できる時間も制限されます．このように，患者さんにとっての在宅酸素療法は，これまでの治療法と異なり外観上の変化を伴うだけでなく，生活の中で大きな変化となりうるということを医療者は理解して，心身合わせたケアを行なっていく必要があります．

## セルフマネジメント支援

在宅酸素療法に関するセルフマネジメント支援においては，患者さんが望む生活，大切にしている価値観，COPDという疾患における理解度や在宅酸素療法に対する思いなどを傾聴し，患者さんがこれからを過ごしていくうえで，どのようなことが必要かを患者さんと一緒に考え，テーラーメイドの支援をすることが重要です．

その中で，外見やコスト，煩わしさなどデメリットに目を向けがちな患者さんにも，これからの生き方の中で，在宅酸素療法がどのような意味を持つのか，それを活用することで患者さんの生活にどのようなメリットが得られるのかなどを理解してもらえるように，患者さんのペースに合わせながら関わっていくことが大切です．新しい治療法の導入に戸惑いを感じながらも，少しずつ成功体験を積み重ね，酸素吸入による身体の良好な変化を感じてもらうなど，自己効力向上へのアプローチも重要です．また，同じように在宅酸素療法を活用しているピアサポートの存在も今後の生活に希望を見出してくれるものとなるでしょう．

## 酸素療法の導入

COPDの場合には，過剰な酸素吸入は弊害をもたらすため，それぞれの患者さんに合わせた必要酸素量の見極めが大切となります．一般に安静時，労作時，入浴時で異なる場合が多く，時には睡眠時とさらに細分化されることもあります．逆に，患者さんの年齢，理解度などから統一した酸素流量となることもあり，患者さんそれぞれの在宅での生活状況を確認する必要があります．

酸素療法と合わせて患者さんに習得してほしいものとして，動作要領と口すぼめ呼吸★1があります．口すぼめ呼吸は，気道狭窄により呼気が排出できないCOPD患者さんが息を呼出しやすくなる方法であり，自然と身についている方もいます．動作要領は，呼吸困難が増強することが予想される4つの動作（上肢挙上動作，腹部圧迫動作，反復動作，息を止める動作）を避けること，連続動作を避けること，呼吸に合わせてゆっくり動くこと，適度な休憩を取り入れることなどが挙げられます．これらを酸素療法と併用することで，体内における適切な酸素量を維持しながら活動することができます．酸素療法だけでは呼吸困難，低酸素を防ぐことができないことも知っておく必要があります．

入院中，患者さんの酸素療法の使用状況を観察する中で，時に医療者の目を盗み，酸素を使用せず動いている人を見かけます．これらの患者さんに対して，ただただ注意を繰り返すことだけを行なっていないでしょうか．

患者さんの中にはさまざまな思いがあり，それは実際に聴いてみないとわかりません．まずはその人の思いを聴く，そしてそのときの$SpO_2$値を測定し，患者さんと一緒に現状を確認することが大切です．酸素吸入をしなかったことに対して，患者さんがちょっとくらいと思っていても，頻呼吸となっていて体は辛そうにしていることを知ってもらう，面倒と思ったことに対して共感を示す，「酸素を吸ってなくても変わらない」と思われていても，実際の$SpO_2$値，脈拍数にはきちんとあらわれていることなど，患者さんと一緒に振り返ることが，自ら体を見つめることができる支援となります．

## 在宅酸素療法の準備

在宅酸素療法の機器は，酸素濃縮装置と液体酸素の2種に分けられます．まずは，患者さんの年齢，理解度，自宅での活動状況などから，どちらがよいか選択してもらいます．

### 酸素濃縮装置

酸素濃縮装置はコンセントを差しこみ，電源を入れれば使用できますが，停電時にはボンベへの切り替えが必要であり，電気代がかかるというデメリットもあります．最大7L/分使用できる機器があり，リモコンがある機種や，さらにbluetooth★2によ

★1 図VI-1-4，188頁参照
★2 無線規格の一種

り機器に向けなくても使用できる機種などがあります．また，低流量に限られますが，車内などで充電して使用できるポータブル濃縮器もあります．

通常の酸素濃縮装置では，外出時には携帯ボンベを使用します．サイズがあり，さらに呼吸同調装置の併用により使用時間が約 3〜4 倍になりますが，電池交換やアラーム時の対応なども習得する必要があることなどを合わせて，使用を検討します．

### 液体酸素

電気代がかからないため経済的であること，子器が軽量であり，外出などに便利であることなどにより選択されます．子器への充填作業がやや困難であり，親器・子器共に自然蒸発があるため，使用していなくても残量が減ってしまうことや，また定期的に親器の交換が必要であることなどがデメリットと言えます．

以上のことをふまえ，使用する機器を選択し，さらに在宅生活への導入を進めます．実際に使用する酸素流量と酸素機器が決定すれば，可能であれば入院中から練習を開始しましょう．実際に自宅の生活がよりイメージでき，その使用状況から習得状況が把握できます．COPD 患者は高齢者が多いため，ボンベの交換や残量確認など，自己での管理が困難なところは，家族に協力を依頼します．

## 在宅酸素療法とともに生きる

私たち医療者の役割は，在宅酸素療法を処方して適切に使用できるように指導するということだけではありません．患者さんたちの気持ちの変化に寄り添いながら，患者さんが在宅酸素療法とともに生きていけるように支援していくことだと思います．在宅酸素療法により取り戻せた生活もあれば，病気の進行により失っていくものも少なくありません．その患者さんたちの気持ちを知ることが大切な一歩であると考えます．

そして，生活の中にうまく在宅酸素療法を組み込んでいくためには，導入時に限らず，継続して生活状況を確認していく必要があります．それは，患者さんの活動範囲が広がる，必要酸素量が増えるなどにより，携帯酸素ボンベのサイズを検討するときがあるからです．また，ADL に応じて，キャリー，リュック，4 輪カートなど，携帯手段の選択も，やはり実際に使用する患者さんの生活に基づいて決定される必要があります．酸素ボンベのサイズを大きくすることは，使用可能時間を延長できる反面，重量が増えてしまいます．ボンベの携帯手段の変更により，外出時の歩行ペースや交通手段をも再検討する必要があります．これらを組み込んで在宅生活を再構築していけるように支援していくことが求められます．

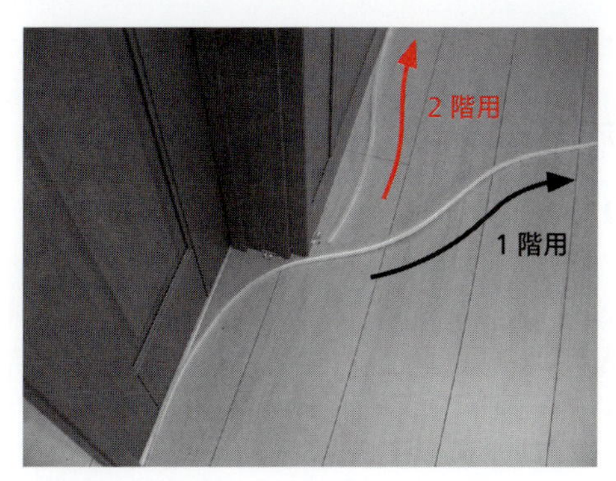


図IV-5-1　自宅内での延長チューブの使い分け

## 在宅生活の中での工夫

患者さんたちの中には，在宅酸素療法とともに上手く生きている方がたくさんいます．その方たちは，自分なりの工夫をもっています．外出時には，カニュラを目立たないようにスカーフなどで隠す，携帯ボンベのカバーを自分でデザインする，自宅では，チューブが邪魔にならないようにフックにかけて動く，ドアにチューブが通る穴をあけておく，延長チューブを1階用と2階用で長さを使い分ける（図IV-5-1）など，実際に生活をしているからこそ生まれる発想だと感銘を受けます．これらを，外来受診や訪問看護の際に教えていただき，他の患者さんたちにも紹介することで，「在宅生活のワザ」を実践されている患者さんたちもそれを聞いた患者さんたちも，ともにアドヒアランスが向上すると考えられます．

＊　＊　＊

患者さんたちとの話の中には，酸素のことだけでなく，病気，治療，仕事，家族など，さまざまな話題があります．患者さんが酸素療法とともにその人らしい生活を過ごしていくためには，一緒に考えていくというパートナーシップが大切といえます．患者さんの語りの中には，療養を支えるヒントがあり，その謎解きを患者さんと行なっていける，そんな関係性を築いていきたいものです．

（渡部妙子）

# 6 在宅ケアの tips ⑤NPPV の活用

## 初回導入時の関わりが その後の NPPV 継続を左右する

入退院を繰り返す在宅 NPPV 療法中の患者さんに，あるとき「**俺がニップ**（NPPV）**嫌いになったのは，あなたたちのせいや．初めてつけたとき，突然ギューってつけて，ほったらかしにした！**」ときつい口調で言われたことがあります．この方が教えてくれたのは，導入当初の不快なイメージと体験は永遠に残るということでした．では，どのように導入したらよいのでしょうか．

現在，COPD 患者さんにおける在宅人工呼吸療法は，そのほとんどがマスク式の人工呼吸器である NPPV を用いて行なわれます．本節ではその導入支援のため，実際的な方法を述べていきます．

### ポイント 1：NPPV に対してプラスのイメージを

NPPV 導入時には，説明と励ましが必須です．説明では，NPPV は，呼吸をサポートしてくれるため，息を吐きだせるようにし，かつ，フル活用して疲労した呼吸筋を休ませてあげることができる「すばらしい器械」であることを強調します．そして，次に励ましの言葉です．

読者の皆さんなら，「①しんどいですが，がんばってみましょう」「②息を楽にしてくれるので，ぜひやってみましょう」，このどちらの声かけを行ないますか？

筆者が考える正解は，プラスのイメージを含んだ②です．①のように医療者が「しんどいもの」と言ってしまうと患者さんにはマイナスイメージが伝わり，ぜひやってみたいとは思ってもらえません．声かけ時は，プラスイメージの言葉を選びましょう．そして，うまく装着できていたらそのことを称えたり，「○○さんなら，できますよ」という強い励まし（言語的説得）の言葉をかけたりすることで，できそうという感覚を高めていきます．

### ポイント 2：導入当初から「ゆるい」マスクフィッティングの徹底を

患者さんは，医療者が行なうマスクフィッティングを，自らの肌で学んでいます．つまり，**初回導入時のマスクのきつさ**がその後のマスクのきつさとなるといっても過言ではありません．よって，急性期・慢性期にかかわらず，導入したそのときから「ゆるいマスクフィッティング管理」をスタッフ全員で徹底し，患者さんにその感覚を肌で学んでもらうことが重要です．

### ポイント3：導入時はそばで見守り，苦痛はただちに取り除く

医療者にとってはなじみのあるNPPVも，患者さんにとっては未知との遭遇です．そのことを念頭に置き，導入時は，患者さんの手や顔などで風を体感してもらってから顔面にフィットさせ，患者さんが陽圧の感覚に慣れてからベルトを固定します．そして，その後もしばらくはそばに付き添い，圧に耐えることができそうか，吸い足りなさや息と合わない感じはないか，マスクはきつすぎないかなどの患者さんの主観的情報を確認します．

マスクがきつい場合はただちにゆるめ，設定による不快の訴えがある場合は，グラフィックモニターや呼吸補助筋の使用・胸腹部の動きなどの客観的情報と照らし合わせながら評価を行ない，必要時は医師へ相談します．また，口渇や目の乾燥，鼻閉感などの副作用にも速やかに対処し，"苦痛なものという感覚を極力減らす"関わりが重要です．

### ポイント4：在宅NPPV療法に対する自己効力感を高める支援を

・**成功体験**：在宅NPPV療法は，装着時間の延長，マスクの着脱と操作，手入れなど学習項目がたくさんありますので，あれもこれもと説明すると，こんなのできないと患者さんの否定的感情が膨らむ可能性があります．よって，「NPPVの管理ができる」という大きな目標をいきなり立てるのではなく，「NPPV装着が○○分（時間）できる」「マスクを一人で着けることができる」など小目標を立て，少しずつ成功体験を積み上げていけるようプランを立てます．そして，成功のたびにできていることを称え，患者さんとともに医療者も一緒に喜び，「あなたならできる」と励ますこと（言語的説得）でNPPV療法に対する自己効力感を高めていくことが大切です．

・**代理体験**：「○○さんと同世代の方も，NPPVを使いこなされていますよ．○○さんもできますよ」と伝えたり，NPPV療法中の患者さんと同室にし，語り合う場を設けたりして，他者の行動を聞いたり見たりすることで，自分にもできるかもしれないと思えるよう働きかけることも有効です．

・**生理的・情動的状態**：NPPVの効果を実感してもらうことが有効ですが，患者さんは気づいていない場合も多いです．よって，頸部の呼吸補助筋の使用が減り，呼吸数や $SpO_2$，脈拍が安定しているときを見計らい，鏡やモニター画面でその効果を確認してもらいます．そして，「息苦しさはましになってきていませんか」と意図的に聞いてみることも大切です．そうすると，「そういえば，楽になっているかな」という返答が返ってくることが多く，このような効果の自覚が，**自己効力感の向上**につながります．

## うまくいっているときもそうでないときも，継続的な見守りを

### 呼吸器看護専門外来での継続的な支援

ある日，在宅 NPPV 療法中の患者さんが，「**ちゃぶ台をひっくり返すみたいに，ニップをひっくり返したくなることがある**」と語られたことがあります．在宅 NPPV 療法中の患者さんは，調子の良い日・悪い日関係なく，365 日，毎日，皮膚トラブルが起こらないようにマスクフィッティングを工夫したり，マスクリークと格闘したりしながら NPPV という治療法を続けています．そして，この果てしなく続く療養生活は，上手くいくことばかりではなく，時には皮膚トラブルやリークの増加，やる気が失せてしまったなどの不具合が生じ，継続が難しくなることがあります．

ですから，外来受診時にはこのような**日々の苦労**を私たち医療者が理解し，**ねぎらう**ところから始めます．そして，皮膚トラブルは生じていないか，リークが増えていないか，呼吸と器械が合わないことはないかなどの主観的情報を確認します．トラブルが発生している場合には，何が原因なのか，患者さん・家族さんから情報を収集したうえで，上手くいきそうな対策をともに考えます．

しかし，在宅での状況は見えにくく主観的情報だけでは解決できない場合も多いため，治療履歴データやログデータなどの客観的データも適宜併用します．ログデータでリークの増強があった場合は，使用中のマスクを持ってきてもらい，どのようにフィッティングをしているのかを実際にやってもらいます．そして，フィッティングの問題箇所が見つかれば修正を行ない，開口によるリークが原因と思われる場合には，チンストラップやフルフェイスマスクの使用を患者さんと共に検討します．また，口角からのリークが著明な場合は，義歯を使用する，高い枕の使用によりリークの増強が疑われた場合は，枕を低くするなど，患者さんが生活の中で実行できそうな方法を話し合います．そのうえで，ともに決めた対応策を患者さんに行なってもらい，再度ログデータで評価します．リークの減少や $SpO_2$ の改善が見られた場合には，よい評価がでていることを伝えながら，その成績を患者さんにも実際に見てもらいます（**成功体験**）．そして，**がんばりを称え**，**あなたならこのままうまくできるだろうと強く励まし**（**言語的説得**），**自己効力維持・向上**を図ります．

リークが減少しても酸素化が悪い場合や，マスク調整をしてもリークがおさまらない場合は，設定や酸素流量の問題が考えられますので医師と相談し対策を考えます．

こんなにがんばってるのに
なぜリークがおさまらないんだ！くそー！
だああーーと、
ならないように
一緒に上手くいく
方法を考えましょう

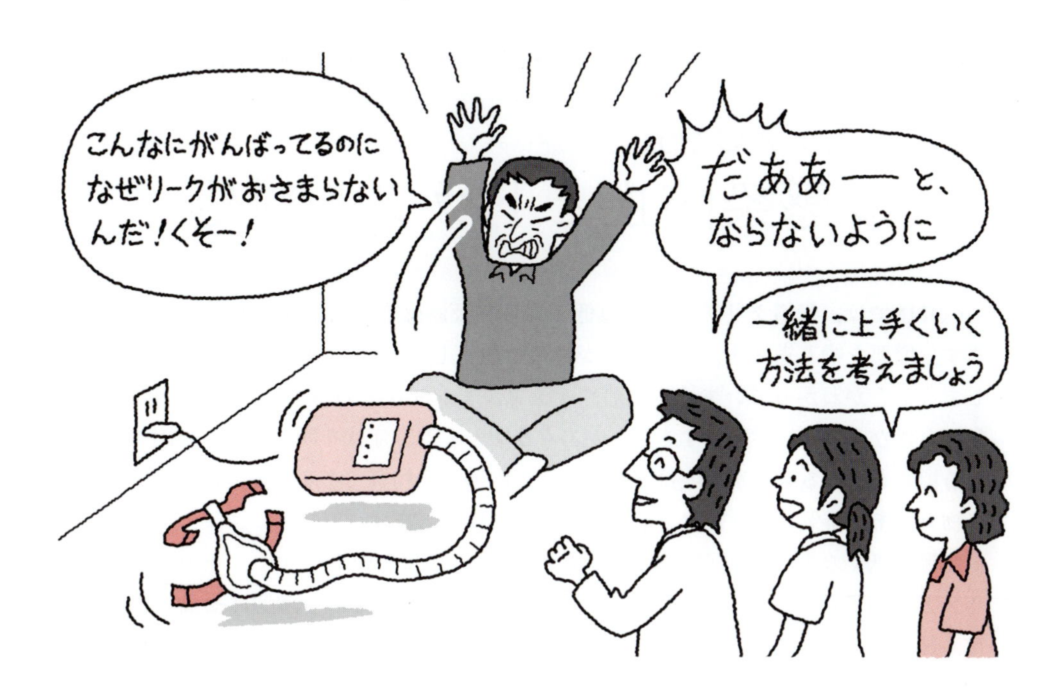

## 地域スタッフとの協働とNPPV手帳の活用

筆者の施設では，NPPV手帳を患者さんに配付し，NPPV装着時間とその日の体調を記載してもらっています．この作業により，患者さんは自己の体をアセスメントする力がつくとともに，NPPVの効果を実感しやすくなります．また，NPPV手帳は，病院・地域スタッフなどに見守られているという安心感を患者さんに感じてもらうことができ，かつ，医療者の肯定的なコメントを患者さんが見ることで自己効力感の向上も期待できます．さらに，地域スタッフより患者さんの状態や治療履歴データを記録欄に書いてもらい，それを外来時に持参してもらうことで，患者さんがつけた主観的情報と客観的情報を照らし合わせた対策が検討できます．

このような地域全体で在宅NPPV療法患者の生涯を見守る体制の構築が必要であり，その強化が今後の課題でもあります．

（鬼塚真紀子）

# 7 在宅ケアの tips ⑥感染防止とトラブル対処

COPD では，気道クリアランスの低下から呼吸器感染症にかかりやすくなっています．増悪を繰り返すと，肺の機能がさらに低下して COPD が進行し，重症化してしまうことがわかっています．風邪やインフルエンザなどの感染症により，咳や痰，息苦しさなどの症状が悪化することがあります．また，症状を増悪させる要因に曝される機会を避ける努力が必要になります．屋内の汚染物質である禁煙の他，屋外の汚染物質である排気ガス，煙などを避けるように指導します．

気温が低くなり，空気が乾燥する冬場は，感染症にかかりやすく，その症状が引き金となって COPD の増悪が起こりやすくなります．COPD を増悪させないためには，風邪やインフルエンザなどの感染症の予防をすることが重要です．予防接種に加えて，日ごろから自分できる風邪やインフルエンザの予防を行なうよう伝えましょう．

## 環境を整え，安定期の治療を継続する

基本的なことですが，空気が乾燥する冬場などは風邪やインフルエンザにかかりやすくなります．基本的なことが常に一番重要です．以下のことに注意が必要です．

①部屋の湿度に気をつけ，換気する
②気温の変化に注意する（極端な暑さや寒さ・風）
③排痰
④風邪をひいている人との接触を避ける
⑤人混みを避ける
⑥マスクをする
⑦手洗い，うがいを励行する

また，医師から指示されている治療の継続が重要です．決められた治療が継続されているか定期的に評価をしましょう．とくに COPD では病状の進行や高齢者では認知症の発症では増悪の危険が増すため，治療の変更も検討する必要があります．

増悪が起きたときには，早期に治療を受けることが重要です．そのためには COPD 増悪の前兆を見逃さないことが必要です．安定期の症状を日誌でモニタリングします．事前に増悪時のアクションプランを確認し増悪の徴候★を認めた場合は素早く対応するように指導します．

### 呼吸器感染症

風邪，インフルエンザ，気管支炎，肺炎の予防に努めます．言うまでもありませんが，肺炎球菌・インフルエンザワクチンは増悪予防と死亡率低下に効果を認めます．肺炎球菌ワクチンの接種を薦めます．インフルエンザワクチンは流行期前に接種をすませるようにしましょう．

### 感情

怒り，不安，ストレスは呼吸状態のコントロールを悪化させる原因となるため，ストレスマネジメントの支援を合わせて行ないます．

### 口腔ケア

COPDのような呼吸器疾患患者では，息苦しさから口腔ケアが十分に行えていない場合があります．治療にはステロイド含有の吸入薬を使用する場合がありますが，不十分な含嗽により，口腔カンジダを発症し，口の痛みにより食欲低下，味覚障害を引き起こすことがありますので，「ガラガラ，ブクブクうがい」が適切に行なえているか確認しましょう．清潔を保てずにいると，誤嚥性肺炎や歯周病から，敗血症などを引き起こします．定期的に歯科受診を薦めましょう．（歯科の治療では息こらえなどにより，呼吸の乱れが生じやすくなりますので，体調のよいときの受診をアドバイスしましょう）

### 医療用具のお手入れで感染予防

医療用具を使用している場合は，清潔に保つことが必要です．定期的に取り扱い状況などを確認しましょう．

### 家族への指導

増悪時には呼吸困難や発熱などで，患者自身がさらなる増悪を回避するための正常な判断ができないこともあります．そのような場合は，家族の手助けも必要です．日頃から安定期の患者の症状を共有し，増悪時の症状と対処法について指導しましょう．
ワクチンについても，インフルエンザ流行期前にワクチン接種を薦めます．

★ 発熱・痰の量が増えた，咳の回数が増えたなど

## 災害時の感染対策

日本は災害大国といわれており，誰しもが地震や水害などに見舞われる可能性があります．医療者側も災害時に迅速な対応ができるように，災害時に支援が必要な患者を事前にリストアップしておくことも忘れてはなりません．

呼吸器疾患の患者が被災すると，環境の変化から多くはストレスを抱え不眠や栄養不良を経験しながら生活することになり，心身ともに疲弊して免疫力が低下し病状の悪化をきたしやすいうえに，災害によって環境が劣悪になり，より呼吸器感染症罹患へのリスクが高くなります．そのうえ，災害発生時は患者自身が一次対応を行なわなければなりませんので，患者には日頃から災害時の備えと感染対策を教育しておきましょう．

呼吸器疾患患者の災害教育の現状は，NPPV や HOT 患者では比較的行なわれていることも多いですが，医療機器を使用していない COPD 患者の場合はどうでしょうか．災害時では感染症による増悪予防の観点からも重症・軽症問わず災害時教育は重要です．

災害の備えとして，**治療が中断されないこと**が最も重要です．

そのため，一般的な防災用品に加え，治療に必要な薬品（吸入薬も忘れずに！）を最低でも 1 週間程度準備するほか，携帯用の手指衛生剤，マスク，管理手帳のコピー，手帳内には，連絡先やこれまでの状態や治療内容，増悪に備え 137 頁のようなアクションプランを必ず含むことを初期教育で行なう他，継続的な教育が重要です．年に 1 度は患者と共に確認しましょう．例えば，誕生日月の受診は防災対策の日とするのもよいでしょう．

被災した場合の感染対策として，基本は手洗いやうがいをこまめに行ない，マスクがあれば着用を薦めましょう．うがいや手洗いが正しくできていない場合もありますので，タイミングやその方法を具体的に説明しておきます．また，避難生活では人の出入りが激しい入り口での寝泊まりは避け，なるべく換気のよい場所の選択を勧めます．

＊　＊　＊

すべての患者に災害教育を行なうことは，医療者の責任です．「備えあれば憂いなし」とあるように，いざというときのために患者・医療者とも万全の備えをしましょう．

（大方葉子）

# 8 在宅ケアの tips ⑦ストレスマネジメント

COPD は完治することが難しく，慢性疾患であることから患者自身が病気を管理し，病気とともに過ごしていくことが必要です．病気の進行に伴い呼吸困難感や身体機能の低下などにより，生活習慣を変えなければならない状況におかれることは，療養者にとってストレスな出来事です．それに加え，COPD は内部疾患であり，外見上や容姿では他者から識別が難しいため，家族や周囲の人々の理解や協力を得にくい状況にあります．ストレスの感じ方やストレス対処の方法は人によって違うため，個々の患者にあったストレスマネジメント支援が重要になります．

## なぜストレスマネジメントが必要か？

病気や入院生活はとてもストレスフルな経験です．人はストレスを経験するとその不快な状況を何とかしようと対処します．これをコーピングと言います．例えば，直面している困った出来事自体を何とか解決しようとする問題焦点型のコーピングの他，イライラなどの不快な感情を何とか鎮めようとする情動焦点型のコーピングがあります．

ストレスが適切に対処されずにいると，神経系や内分泌系といった身体的側面だけでなく，心理的・社会的・スピリチュアル的側面にも大きく影響します（表Ⅳ-8-1）．患者は自らの経験をもとに，さまざまな方法を用いてストレスコーピング（ストレス対処）しようと行動します．しかし患者は，病気によって生じるさまざまなストレスに自分自身で対処することが難しいためにストレスが持続することで，身体的・心理的な状況を悪化させることもあります．さらに，COPD は全身性疾患でもあり，抑

**表Ⅳ-8-1　ストレスが及ぼす身体的・心理的影響**

- 呼吸の乱れ → 呼吸困難感の増悪・肩こり → 活動性の低下
- 脈拍の乱れ → 疲労感 → ひきこもり → パニック発作
- 血圧上昇 → 食欲低下 → 役割喪失
- 不眠 → うつ → 発汗

うつや不安感の合併が高いといわれています．医療者は患者が抱えているストレス問題に対する総合的な視点を持ち，効果的な方法を用いて患者自身がストレスに対処する力を身につけられるように具体的な知識・技術を提供するとともに，さまざまな役割を持った一人の生活者として主体的に生きられるように働きかけることが重要です．

ストレスとうまく付き合うには，患者がストレスに柔軟に対応できる力が求められます．

## ストレスコーピングを支援するためのアセスメント

ストレスマネジメントの対象者は，患者のみならず支援者である家族も対象となります．まずは，情報を集めましょう．本人の健康感，価値観，在宅の状況と生活目標がどのようであるか，疾病や療養法についての知識・技術がどの程度なのか，過剰な期待や誤解が生じていないかなど聞き取りをしましょう（表Ⅳ-8-2）．

### 患者のストレス反応を理解しプランを立てる

多くの COPD 患者がストレスと感じる内容は不安と息切れです．不安に対処する能力を備えることで息切れを予防し生活の質を保つことにもつながります．そのため，ストレスが多い状況が予測される場合には，事前にストレスに対処する方法を計画することが重要です．

患者教育では，患者の自己効力感を生み出すために，成功体験，代理体験，言語的説得，生理的・情動的状態を使い分け，効果的に教育しましょう．

### 具体的なストレスマネジメント

- 怖いと思う気持ちとその内容を理解しておきましょう．
- 達成可能な目標を立てましょう．
- 過ごしやすい環境を整えましょう．

**表Ⅳ-8-2　ストレス質問リスト**

①最近ストレスを強く感じていることは何ですか？

②そのストレスは悪い影響を与えていますか？　もしそうであれば，どのようなことですか？

③不安なときに体にどのような症状があらわれますか？　症状を説明してください．

④不安なときにあなたは何をしますか？

⑤今後，ストレスを回避するための行動を考えることができますか？

・楽しみを見つけましょう.
・心理的な負担を家族や友人に聞いてもらいましょう.
・不安や心の揺らぎがある場合は医療者へ相談しましょう.
・ストレスをあらかじめ予測し計画を立てておきましょう.
・ポジティブな考えを持ちましょう.
・リラックスする時間を持ちましょう.
・パニックコントロールを習得しましょう.
・療養日誌を付けましょう.

## 心に寄り添うストレスマネジメント

**✷ 傾聴**

私たち医療者は多くのことを患者に伝えようと話すことに一生懸命になりがちです．しかし，患者は黙って聞いてほしいときもあります．質問・助言・励ましをしない『傾聴』をしてみましょう．そうすると人間は「自分で解決する力」「自分を癒す力」を持っていることに気がつくでしょう！

**✷ リラクセーション法（腹式呼吸法）**

体をリラックスさせ，気持ちを落ち着かせることで感情を上手にコントロールできるようになります.

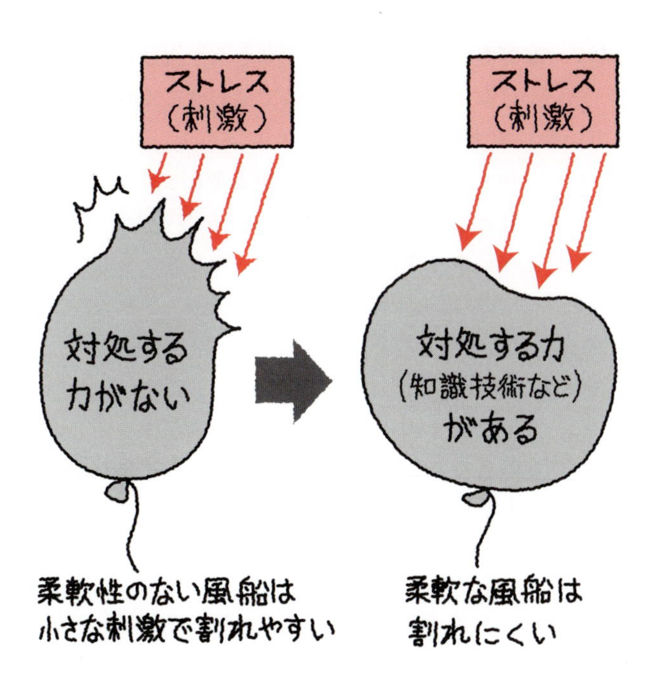

＊　＊　＊

ストレスを抱えながら，生きることには精神的，身体的疲労が伴います．ストレスにうまく対処することで，増悪を防ぎ，QOLを保つことにつながります．しかし，ストレスは目に見えず，また，人は自分の弱さを他人には隠したい心理が働きます．そのため，医療者は患者と信頼関係を築き，継続的ケアで患者に合ったストレスマネジメントを実践していきましょう．

（大方葉子）

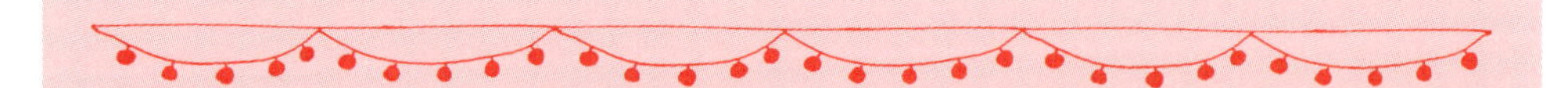

## 診察室の子どもたち

子どもは誉められるのが大好きです．外来でひとたび「ノド見せ名人」の称号を与えると，次回は最初から大きな口を開けながら診察室に入ってきます．こちらも診察のつど「腹出し博士」とか「患者の鑑（かがみ）」とか，いろいろな称号を考え出さなければならないので，家庭医というのもこれでなかなか大変なものがあります．

子どもはまた，思いがけないパフォーマンスで笑わせてくれます．あるとき，診察室のすぐ外でスゴい勢いで大泣きしている子がいました．待っている間でこうだから，いざ中に入ったら一体どうなってしまうのかと身がまえていると，1人でヒョコヒョコ入ってきて，ペコリと頭を下げると，「コンニチワ」だって．

思わず「君って本番に強いタイプだねえ」と言ってしまいました．

先日は4歳の男の子の予診票に「具合が悪い」と書いてあったので，その子に向かって「『具合が悪い』って，どんな感じかな？」と尋ねると，

「えーとね，えーとね，ぐたいてきにいうとね……」

診察中，筆者が突然意味もなくニタニタし始めたときは，ほとんどがこうした思い出し笑いですから，皆さん気になさらないでください．

（河内文雄）

第 V 章

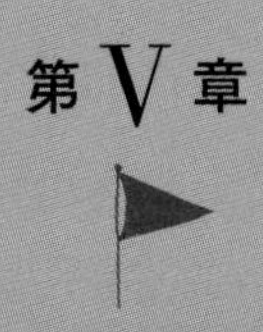

# 病院で

## ——入院治療そこが知りたい

# 1　入院は死と隣り合わせなのか
## ――死因

COPD患者さんに限らず，99％の人は入院するのは嫌なはずです．入院は死と隣り合わせというイメージがあるからでしょう．では，COPDの患者さんの死因は何なのか？　COPDの悪化，すなわち，呼吸器の病気の悪化により死亡するのか？

実際には，COPD患者さんは必ずしも肺疾患の悪化で死亡していないのです（図V-1-1）．

## COPDの「死に場所」は肺ではない

TORCH studyという世界的なCOPDに対する治療薬研究★1の結果，COPD患者の死因は35％が肺疾患，27％が心血管疾患，21％が「がん（悪性腫瘍）」でした．10％が「その他」で，残る7％は臨床エンドポイント委員会で判断することができない死因でした．COPD患者さんは，心血管系合併症を含む数多くの併存症（持病）および合併症★2を同時に抱えていることが知られています．これらには，診断されていない病気も含まれています．「肺がんと診断されたが，COPDを基礎疾患として持っていた」「心筋梗塞と診断されたが，喫煙歴があり，COPDを併存症として持っていた」「うつ病と診断されたが，内科で治療を受けている（COPDありと診断されていない場合も

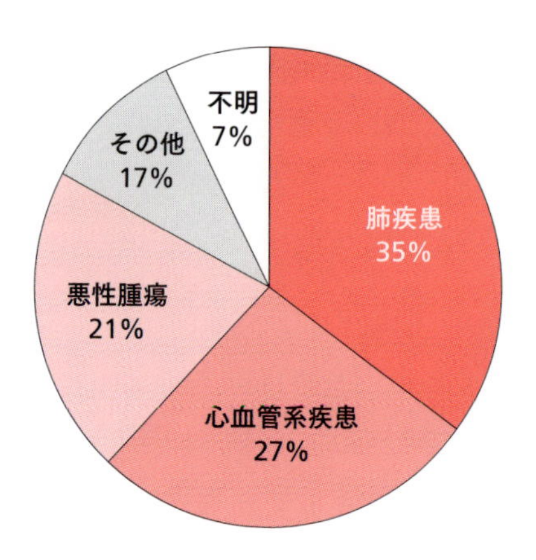


**図V-1-1　COPDの死因**
死亡原因の約30％は循環器疾患，約20は悪性腫瘍（がん）
Calverly P, et al：Salmeterol and fluticasone propionate and survival in chronic obstructive pulmonary disease, N Engl J Med 356(8)：775, 2007. より作成

★1　Vestbo J, et al：The TORCH（towards a revolution in COPD health）survival study protcol）Eur Respir J. 2004 Aug；24(2)：206-210, 2004
★2　97，101，104，108，111，114頁参照

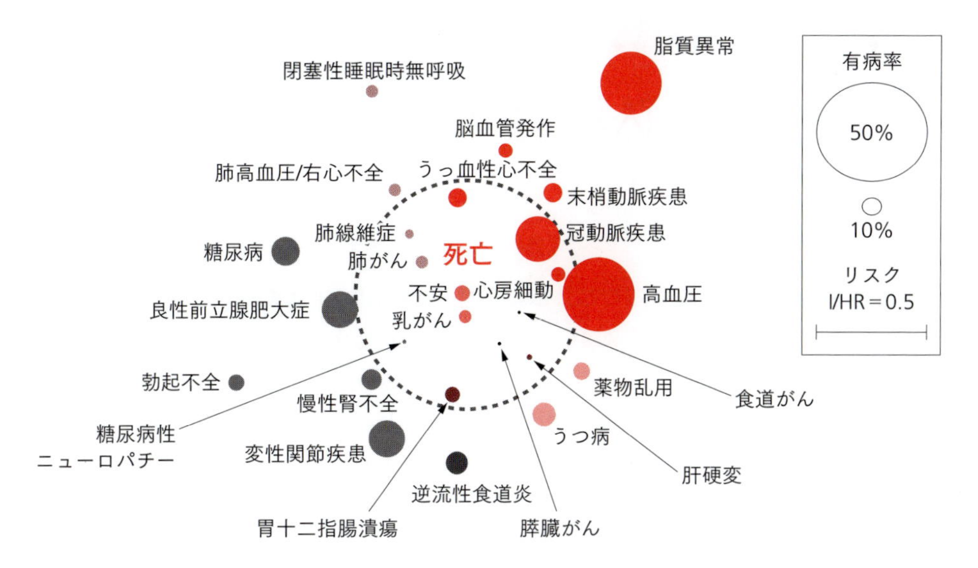


**図Ⅴ-1-2　COPD 併存症と死亡の関係**
出典　Divo M,et al：Comorbidities and risk of mortality in patients with chronic obstructive pulmonary disease, Am J Respir Crit Care Med 186(2)：155, 2012 より

多い)」，などなどです．

COPD 患者さんは，必ずしも呼吸器内科に入院するわけではありません．肺がんで入院しても，COPD についてよく知らない呼吸器内科医も多くいます．また，他の併存症の悪化により入院する場合も想定しておく必要があります．例えば心不全や狭心症で入院しても，**「COPD も併存しているが専門外なので放置」という場合も多くありうるのが現状**です．

日本と外国では医療事情は異なりますが，外国の 5 施設における合計 1,664 名の COPD 患者さんを，中央値 51 か月経過観察して，併存症と死亡の関係をみた研究があります（図Ⅴ-1-2）．BODE Collaborative Group による研究ですが，日本でも COPD 患者さんの実態把握のために，同様の研究が望まれています．

COPD の併存症は多数ありますが，○の大きさは併存症の合併率をあらわしています．死亡と関係する併存症は点線の枠内にあります．円の中心に近いほうがより死亡と関係しています．不安と乳がんは女性患者特有でした．肺がんと肺線維症は男性特有でした．薬物乱用とうつ病は，精神科関係です．心血管系併存症の率は高いですが，高血圧症と脂質異常症は死亡とは直接の関係は薄く，冠動脈疾患とうっ血性心不全は死亡と関係していました．

（巽 浩一郎）

# 2 入院が必要になる状況とは
## ——入院事情

COPD患者さんが入院するのは，ほぼ増悪（普段より具合が悪いこと）を起こしたときです．そんなCOPD患者さんが，呼吸器の病状が悪化したために入院治療が必要になる場合には，主に3パターンがあります（表V-2-1）．

この表はCOPDの理解に重要ですので，もう少し深く考察してみます．COPDは呼吸器の病気ですが，呼吸器だけの病気ではありません（図V-2-1）．COPDは呼吸，循環，筋肉の病気です．呼吸器の病状悪化（呼吸器の機能低下）には，循環，筋肉の機能低下が必ず伴ってきます．

### COPDの増悪とは

COPDの増悪は，呼吸，循環，筋肉の3構成要因のどの機能低下でも起こりえます．さらに，1構成要因の機能が低下すると，他の要因の機能も低下してきます．増悪のときには，このCOPDの基本病態のどこが一次的に障害を受け，どこが二次的に障害を受けているかを判断する必要があります．COPD増悪のときの急性期リハビリテーションが近年拡大してきましたが，呼吸の機能低下のみを治療しても，心臓の機能低下，筋肉の機能低下が回復しないと，ヒトとしての日常生活に支障がでます．

**表V-2-1　COPD患者さんが入院が必要になる状況**

1. COPDの病状が急に悪くなって（例えば肺炎を起こすなど）入院が必要になる場合
2. 長い経過の間に，少しずつ動くときの息苦しさの程度が強くなっていき（呼吸器の病態悪化，右心不全の悪化，全身の筋力・筋肉量の低下のいずれか，ないしは相互関係の悪化），在宅酸素療法（HOT）が必要になる場合
3. 在宅酸素療法をしていても，むくみが出るなど，自分で気がつかなくても呼吸すること自体が弱くなって（見かけ上は判別不能，動脈血液ガス分析を施行しないと診断できない），体の中に二酸化炭素がたまり，非侵襲的な在宅人工呼吸療法（NPPV）が必要になる場合

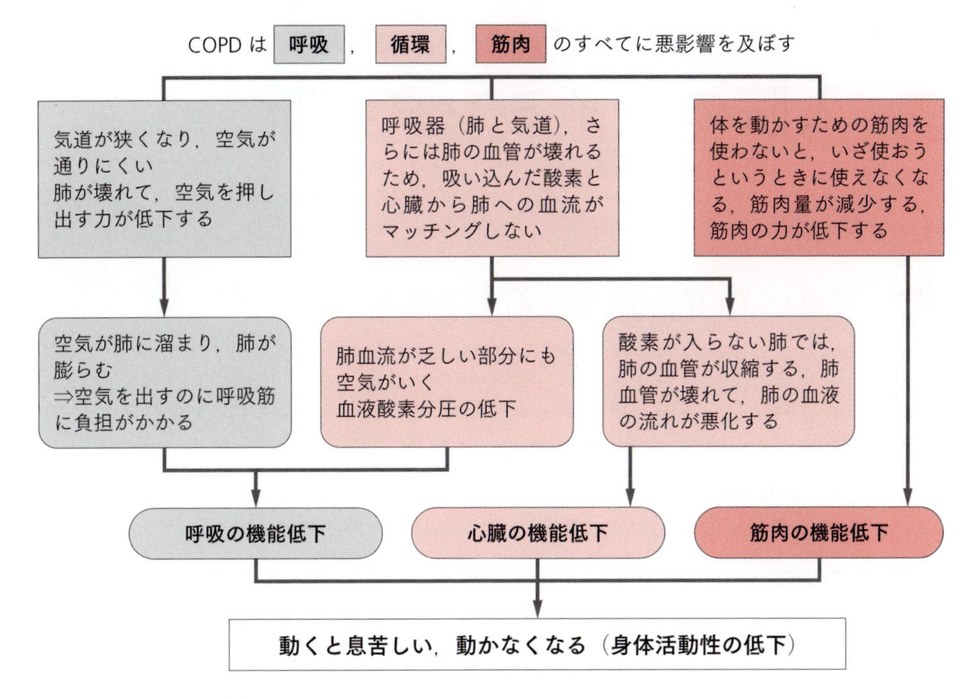


**図Ⅴ-2-1　COPDの病態**

**表Ⅴ-2-2　COPD患者さんに入院治療が必要になる状況**

1. COPDにおける呼吸器の状態が悪化した場合
2. COPDにおける呼吸器以外の併存症（心臓の病気，脳血管の病気，など）が悪化した場合（この場合，COPDの診断が付いていない場合も多い）
3. 病気のためか，加齢のためかは明らかではないが，食欲が低下，体が動かなくなる場合（短期間の点滴治療で回復する場合もある）
4. 身体機能が少し低下，それ以上に生きていくための気力が低下した場合（短期間の点滴治療で回復する場合もある）

最初に，「ほぼ増悪を起こしたとき」と「ほぼ」をつけたのは，そうでない場合もあるからです．人間年をとると身体機能は低下し，精神機能も変化してきます．COPDは年齢と共に増える病気なので，併存症も多いわけです．すなわち，入院治療が必要になるのは表に挙げる場合です（表Ⅴ-2-2）．

当然ですが，入院治療が必要になった原因により，その対応は変わってきます．表Ⅴ-2-2の1および2の場合は急性期病院での対応が必要になりますが，3および4の場合は，病床稼働の問題（医師不足の問題）もありますが，急性期病院での対応は必要ないかもしれません．

（巽 浩一郎）

# 3 入院のタイミング判断
## ——時期と時機

### 「良いCOPD患者さん」とは？

良いCOPD治療をしている医療チームの管理下にある「良いCOPD患者さん」は，自分の症状（病状）が安定しているときは，そのチームから受けた教育を実践しているはずです．もちろん，毎日指示されたことを実行するには多大な努力が必要です．

①吸入薬を吸い，②内服薬を飲み，③呼吸リハビリテーションを行ない（できるだけ効率の良い呼吸をし），④できるだけ体を動かし（身体活動性を高め），⑤食事をきちんととり（栄養をきちんととり），⑥酸素が必要な方はHOTを行ない，⑦さらに，睡眠中にNPPV（非侵襲的陽圧換気療法）が必要な場合は行なうのが，「良い患者さん」です．

これらの日常の注意を可能な限り守っていても，普段とは体の状態が異なることが起こりえます．それが「**急性増悪**」です．急性増悪のときには，咳とか痰が普段より増える，普段よりも動く時の息苦しさを強く感じる，微熱が出る，発熱する，体がだるく感じるなど，どのような兆候が起こるかは患者さんにより異なりますが，**普段どおりでないのが急性増悪**です．そのようなときには，普段とは違う対処が必要になります．

もちろん，しばらく安静にしていれば元に戻ってしまうこともあります．

### COPD増悪の程度と治療

まず，COPD患者さんの増悪の程度と，それに対する治療戦略を理解しておく必要があります．増悪とは，「急性の経過で普段の状態（ある程度は日々の症状に変動があるのが普通ですが，それよりも逸脱した状態）よりも息切れが強くなったり，咳の頻度・程度が増えたり，喀痰の量や質が膿性になってきたとき」であり，「日常受けている以上の治療が必要なとき」です．このような増悪の定義から考えても，増悪は1つの状態ではありません（図V-3-1）．このように増悪の程度を区別する理由は，外来治療か入院治療かの判断，どのような治療をすべきかの判断，入院治療が必要なのかという判断とつながります．

増悪は十把一絡げには論じることはできません．その程度により病態が大きく異な

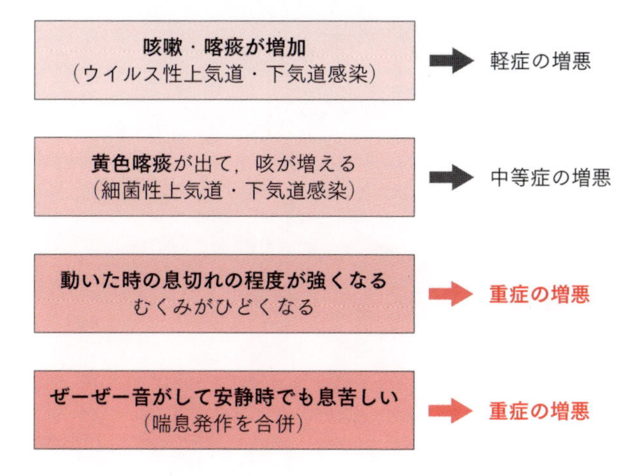


**図Ⅴ-3-1　COPD 増悪の程度**

るからです．通常の風邪をひいた場合でも，普段の治療に何らか上乗せした療養，治療が必要になります．これも軽症の増悪です．

## 風邪（上気道炎）による軽症の増悪

ヒトはだれでも風邪をひきます．生来頑丈な方ですと「そうでもない」と言われる方もおられますが，COPD になってしまった患者さんは，そうした健常人よりも風邪をひきやすい傾向にあるようです．それでも COPD 患者さんの中にも，ほとんど風邪をひかないという方もかなりおられます．

ここで患者さんに説明できるよう，呼吸器の構造を概説しておきましょう．

上気道とは，鼻からのどまでです（図Ⅴ-3-2）．鼻水が出たり，のどが痛くなったりというのが，普通の風邪，医学的用語では「上気道炎」になります．ウイルスが鼻から入るのか，口からのどに直接入り込むのか，そのあたりはよくわかっていませんが，いずれにしろ，ウイルスが上気道で増えてしまって症状が出るのが風邪です．そのため，普段からウイルスを増やさないようにする予防的なアクション（行動）が，「うがい」の慣行です．

また一般には，口を開けて呼吸をするよりも，鼻から呼吸しているほうが風邪はひきにくいとされています（図Ⅴ-3-3）．

鼻の粘膜でウイルスをとらえることができれば，のどまで多くのウイルスがいかないで済むことになります．横隔膜を使って，鼻から息を吸うという，普段のアクション（行動）は必要です．

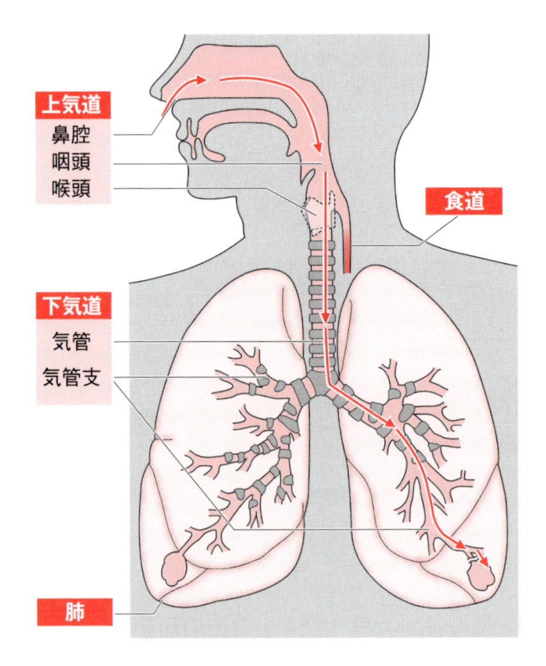


図V-3-2　呼吸器の構造

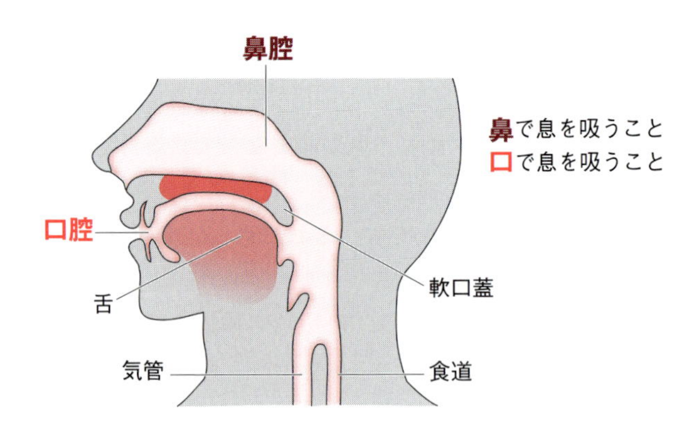


図V-3-3　鼻呼吸は風邪の予防になる

## 気管支炎（下気道炎）による中等症の増悪

下気道は，咽より奥の気管から気管支にかけての場所です．医学的用語としての「下気道炎」は，いわゆる気管支炎になります．下気道すなわち気管支に炎症がおきて，咳とか痰が出るのが「下気道炎」です．痰が出るかどうかには個人差が大きいのが実際です．

病気のない普通の人でも，痰は常に気管支から咽に線毛機能で運ばれ，無意識のうちに胃のほうに入っています．COPDの患者さんでも同じであり，痰が気管支・気管にあるとそれが気になり，痰として出す人がいます．一方，量が少ない場合には，無意識のうちに飲み込んでしまっている人もいるようです．

この下気道に炎症が起きた場合，ウイルス性の場合は，通常喀痰が出る場合でも白色であるのが一般です．細菌性感染が起きた場合，喀痰の色は黄色になります．喀痰の色がいつも黄色のCOPD患者さんは，残念ながら細菌の持続感染がおきていると考えたほうがよいと思います．

喀痰に色がついていない場合は，「普通の風邪薬で早めに対処」でよいかもしれません．しかし，黄色喀痰になった場合には，細菌感染症が生じてしまったと考えて，早めに抗菌薬を服用する必要があります．

## 病院勤務医から見た入院のタイミング判断

治療という観点から増悪を考えると，入院が必要かどうかの判断根拠になります．風邪の治療で入院と考える人は，患者さんにも医療者にもいません．喀痰が黄色になって，気道の細菌感染が疑われたといって，すぐに入院と思う人もいません．

動いたときの息苦しさの程度が普段よりもきつくなったと訴えがあった場合の判断が重要です．すべての場合に，全身性ステロイド投与の適用はありません．COPD患者さんは，日々の症状に変動があるのが普通だからです．この動いたときの息苦しさが強くなったと患者さんが判断して，短時間作用型の気管支拡張薬吸入をまず行なってみるのは正解です．これですぐに症状が改善するようであれば，日常の症状の変動範囲内です．しかし，短時間作用型の気管支拡張薬吸入を数回しても，息苦しさが改善しないと感じた場合に，COPD患者さんがどのような行動をとるかが問題になります．

かかりつけ医からは，「すぐに受診してもよい」と言われていても，なかなか腰が上がらないのが普通です．しばらく様子をみてみよう，そのうちに楽になるだろう，と考えるのが人間心理です．一般の患者さんは，何で普段より息苦しくなったのかは考えません．その根本原因まで突っ込んで考えることはしません．どうしても対症療法になります．対症療法の治療薬として，手持ちにある可能性があるのは，短時間作用型の気管支拡張薬です．

しばらく様子をみていても，息苦しさが改善しないときに，かかりつけ医受診ないしは病院の救急受診となります．このような場合，全身性ステロイド投与が必要になる場合がほとんどです．息苦しさにも程度があり，点滴を一度すると息苦しさの程度が改善して，はい帰りますと帰宅したがる患者さんが多いのが実情です．確かに，これで何とかなる場合もありますが，翌日に再度息苦しくなり受診という場合も多くみられます．入院治療が望ましいケースです．

COPDの増悪では，喘息病態を合併する場合が相当数あります．喘息発作と同じ

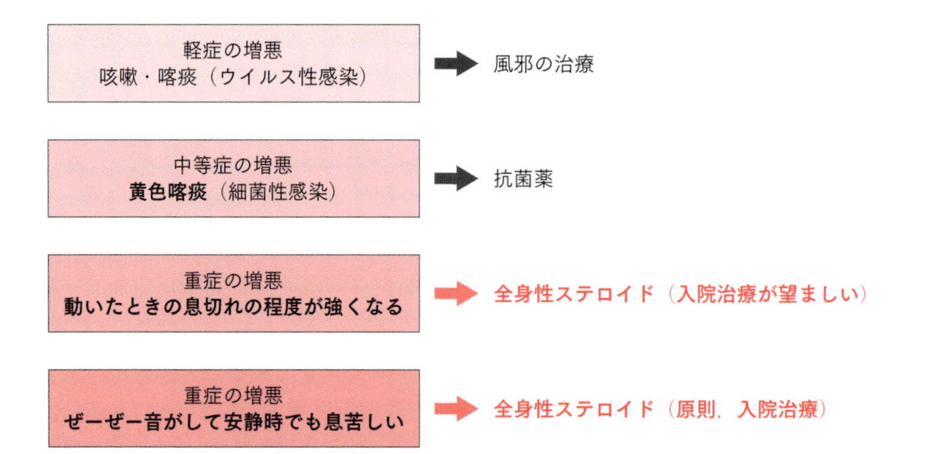


**図Ⅴ-3-4　COPD 増悪の程度と治療戦略**

ように，ぜーぜーして安静にしていても息苦しいという場合です．このような場合は，原則入院治療です．外来での一度だけの全身性ステロイド点滴治療では，改善しないことがほとんどです．どうしても入院したくないという患者さんに対する裏の手がありますが，本には書けません[★1]．

重症の増悪の場合，その契機となったのは，細菌性感染かもしれません．そのような場合には，点滴での抗菌薬投与が必要になります．

## どのような状況になれば入院を考慮すべきか

「呼吸器の病状悪化のために入院が必要になる状況」に関して考えてみます（図Ⅴ-3-4）．入院治療をすべき病態であるか否かでなく，まず，入院することによりできる治療は何か（外来ではできない治療は何か）を考えるのが先決です．「ガイドライン」[★2]には，ABC アプローチが挙げられていますが，これは増悪治療の総論であり，入院を要するような増悪の治療指針ではありません．

入院治療が必要な場合には，薬物療法だけでなく，酸素療法・換気補助療法の必要性，急性期呼吸リハビリテーションを考慮する必要があります．

★1　どうしても気になる方は著者に直接おたずねを
★2　2 頁の★ 1 参照

## COPD 増悪期の管理

COPD 増悪時の薬物治療の基本は ABC アプローチです.

- A（antibiotics）抗菌薬
- B（bronchodilators）気管支拡張薬
- C（corticosteroids）ステロイド薬（全身性ステロイド）

入院治療ではさらに，酸素療法・換気補助療法の必要性，急性期呼吸リハビリテーションを考慮する必要があります．そのまま増悪時の入院治療原則に当てはめないでください．薬物治療の A，B，C から入院治療の必要性を考えてみます（表V-3-1）．COPD 増悪程度と治療から考える「どのような状況となれば入院を考慮すべきか」を表V-3-2 に示します．

**表V-3-1　薬物治療の A，B，C から考える COPD 患者さんの入院の必要性**

A（antibiotics）の抗菌薬投与が，経口投与では効果不十分で点滴治療が必要な場合，入院を考慮する必要があります．

B（bronchodilators）の気管支拡張薬投与は，軽症から中等症の増悪に対する初期治療であり，これだけで中等症以上の増悪が改善することはありません．入院が必要になる増悪時に，吸入気管支拡張薬は，ほとんど役に立ちません．ネブライザーでの薬物投与が少し役立ちます．吸入気管支拡張薬では効果不十分であるため，入院の必要が生じます．

C（corticosteroids）ステロイド薬は経口投与も可能です．しかし，経口投与では効果発現までの時間がかかり，重症の増悪では即効性は望めません．点滴でのステロイド投与が必要な状態に対しては，入院を考慮する必要があります．

**表V-3-2　COPD 増悪程度と治療から考える「どのような状況になれば入院を考慮すべきか」**

- 数日の抗菌薬点滴治療が必要な場合
- 全身性ステロイド投与が数日にわたり必要な場合
- 酸素吸入量を増やす必要があると判断される場合
- 動脈血液ガス分析で，血中の二酸化炭素レベルが普段よりも上昇しており，非侵襲的換気補助療法が必要と判断される場合
- 息苦しさのためにほとんど動けず，さらなる筋肉機能の低下が予想される場合（急性期呼吸リハビリテーションの適用を考慮）
- 食事がほとんど摂れず，栄養状態がさらに悪化すると予想される場合

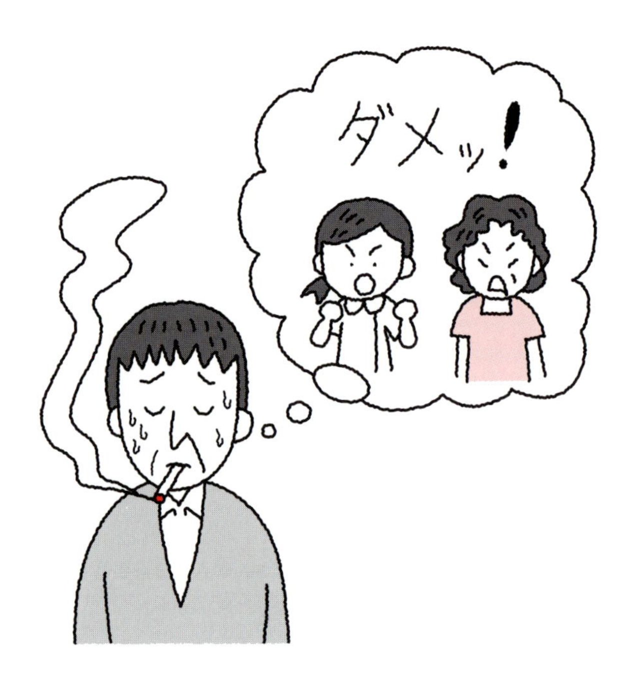

## 普段かかりつけ医に注意しておいてもらいたいポイント

「どのような状況となれば入院を考慮すべきか」が理解できれば，入院を考慮すべき状況にならないように患者さんを管理すべきです．しかし「言うは易く行なうは難し」です．限られた診療時間の中で，どれだけ指導が可能か．さらに，指導を繰り返しても，なかなか実があがらない．患者さん自身が，なかなか自分の病態を理解できない場合が多いという印象があります★．あるいは，医療者側の努力が足りないのかもしれませんが．

軽症の増悪のときは，「風邪の治療」です．風邪をひいたときの予備薬として，あらかじめ何らかの薬を処方している場合もあるかもしれません．人はその体質により，同じような風邪をひくことが多いのが実情です．

一般に高齢COPD患者さんでは，通常の解熱鎮痛薬よりは，漢方薬である麻黄附子細辛湯が合います．COPD発症後も体力に自信のある方は，通常の解熱鎮痛薬，あるいは葛根湯でもよいかもしれません．しかし，体力的に低下している方，冷えの強い方は，麻黄附子細辛湯のほうが体に合うことが多いようです．さらに，風邪をひきやすいという患者さんには，補中益気湯がよいかもしれません．

問題は，患者さんが言う「風邪」には，上気道炎も下気道炎も含まれることです．

★ 禁煙の必要性はわかっていながらニコチン依存症であるので禁煙できない，吸入薬を吸うと確かに楽になると感じているが，吸うのを忘れてしまうことが多い，などなどです

風邪に対する抗菌薬の処方がよいかどうかは議論のあるところです．これは「風邪」の診断をどうするかによりけりと考えられます．細菌感染に対しては，消炎解熱薬は対症療法になり，原因治療は抗菌薬になります．

「中等症の増悪のときは，通常の風邪薬だけでは危ない」が，気をつけるべきところです．いかに早めに抗菌薬を服用するかで，その後の経過が異なってきます．抗菌薬は早めに服用した場合には，1日だけでもよくなることもあります．病原細菌が増える前に，早めに抗菌薬を服用することが肝心です．日本人のCOPD患者さんは，欧米のCOPD患者さんよりも増悪頻度が少ないことが，医学雑誌論文から窺えます★1．

## HOT, NPPVのCOPD患者さんは$SpO_2$の測定が必要

重症の増悪は，一般には閉塞性換気障害が軽度のCOPD患者さんでは起こりません．病期が進行し，HOTさらにはNPPVを行なっているような患者さんで起こりやすいのが一般です．中等症くらいの呼吸機能障害のあるCOPD患者さんでは，喘息の合併がある場合には，重症の増悪を起こすことがあります．

重症の増悪は，COPDの病気（病態）自体の悪化，何らかの理由で気道が狭くなる，心臓に普段以上の負担がかかり足のむくみが出現する，のが1つのパターンです．このようなときは，パルスオキシメーターで測定した酸素飽和度（$SpO_2$）の値が，普段よりも3%以上低下することがほとんどです．症状が悪化するだけでなく，客観的な指標の1つとして$SpO_2$の値が低下することで，「患者さん自身が，自分の症状の悪化が間違いなさそうである」の判断になります．このような場合には，かかりつけ医を受診して，早期の対応が望まれます．一般には，ステロイドを含めた内科的治療が必要になります．

NPPVが必要なほど病状が悪化しているCOPD患者さん★2では，NPPVの効果がきちんと発揮されていない場合に増悪症状が出現することがあります．NPPVは呼吸の補助だけでなく，心機能の補助にも効果があり，心臓への負担を軽減する作用があります．NPPVを使用しているCOPD患者さんで，増悪を起こした場合には，専門医にNPPVの設定，酸素吸入量の設定を見直していただくことが必要な場合もあります．

もう1つの重症の増悪パターンは，喘息症状の出現，ないしは喘息症状の増悪（普段よりもゼーゼーがひどくなる）です．COPDと診断されていても，喘息の体質を元来持っている患者さんもおられます．喘息の体質を持っていなくても，高齢になっていきなり喘息症状が出現することもあります．このようなときも，かかりつけ医を受診して，早期の対処が望まれます．一般には，ステロイドを含めた内科的治療が必要になります．

★1　日本では，専門医による抗菌薬処方を含めたきめ細かな対応があることが，その理由の1つかもしれません
★2　II型呼吸不全といって，血液中の二酸化炭素分圧が高くなっている患者さん

## 日ごろから患者さんに どのようなアドバイスをすればよいか

「**自分の健康は自分で守る**」**のが原則**であることを，身体と心で覚えていただくことになります．長年 COPD による症状があって治療を受けている患者さんは，自分で一番楽になる方法を自然に会得します．しかし，これが「じっとして動かないこと」だと最悪です．動かなければ苦しくないから動かない．これでは，元気で長生きはできません．普段のアドバイスの要点を**表V-3-3**にまとめました．**薬よりも運動と栄養**が臨床で肝要です．

急に具合が悪くなると誰でも慌てます．気持ちが慌てると，いわゆるパニック状態に陥ることもあります．そうならないために，普段からこのようなときにはこのように対処すると考えておくのが，「アクションプラン」★1 です．「アクション」すなわち「行動」です．自分自身の増悪の程度を，できるだけ早めにとらえるように指導してください．そして，適切なアクション（行動），病気の発見もそうですが，増悪も早期発見，早期治療できれば，入院しなくても済むかもしれないことを指導してください（図V-3-5）．

まず患者さん自身が普段の状態で，酸素を吸っていない場合と，吸った場合の酸素

**表V-3-3　COPD 患者さんへの日頃のアドバイス**

- 薬を飲むことは大切ですが，普段から体を動かすことのほうがもっと大切です
- 毎日 30 分は外に出て歩きましょう
- 歩数計をつけて，毎日どのくらい歩いたかを血圧手帳に記録しましょう
- 毎日歩けなくても，最低週 3 回は外出して歩いてください
- 薬よりも栄養補給が重要です
- 食事の量が十分にとれなくなったら，かかりつけ医に相談してください（栄養補助療法が保険でも認められています）
- 吸入薬を吸う回数，吸い方がわからない場合は，遠慮せずにかかりつけ医に相談してください
- 短時間作用型の $\beta_2$ 刺激吸入薬は 1 吸入ずつでしたら，動く前に 1 日 8 回まで吸っても大丈夫です（ただし，動悸，手の震えがこない場合です）
- 喘息症状がある場合には，SMART 療法を上手く使うと楽になります★2

★1　137 頁参照
★2　SMART 療法といっても患者さんには難解かと思いますので，かかりつけ医に治療法を相談してください，と伝えるとよいでしょう

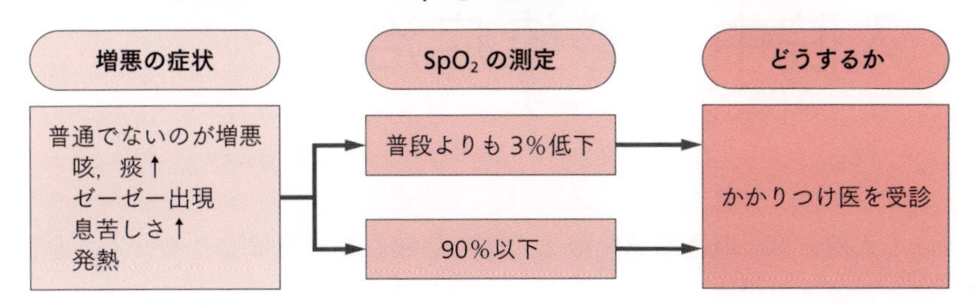


図Ⅴ-3-5　増悪時の症状と酸素飽和度の低下の組み合わせで考える

飽和度の値を知っておくことが必要になります．酸素飽和度90%未満が長い時間続くと，心臓への負担が増え，全身への酸素のまわりが悪化して，正常の機能を営めなくなります．

（巽 浩一郎）

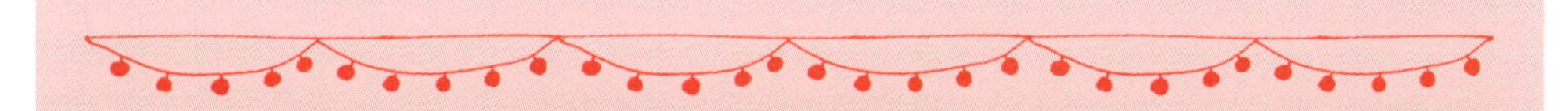

## 血圧不安を解消する方法

医療機関で血圧を測定すると，無意識のうちに緊張するので，ほとんどの人が自宅で測るよりも高めの値が出ます．医療者にとっては常識ですが，それをとても気に病む人がいます．看護師さんがいくら科学的に説明して大丈夫と言っても，ぬぐえない不安がありありと顔に浮かんでいます．

そんな診察時には，筆者から少し顔を近づけて，小さめの声で「何かやましいことがあるからで，全然心配ありませんよ」と言います．このわけのわからない説明で納得してもらえるのが，不思議というか怖いというか(笑)．

ちなみに，「何か隠し事がある」とか「何か後ろめたいことがある」という応用編もあります．

（河内文雄）

# 4 入院中の感染症治療
## ——ABC アプローチ

COPD の入院とは，急性増悪・緊急入院を想起しなければなりません．急性増悪の多くは，細菌またはウイルス感染によって引き起こされます．そのため，COPD の急性増悪時の基本的薬物療法は，**ABC アプローチ**（169 頁）と言われています．

A は抗菌薬（Antibiotics），B は気管支拡張薬（Bronchodilators），C はステロイド（Corticosteroids）です．感染症の中で細菌が原因となる割合は 50〜70% で，抗菌薬の選択はきわめて重要です．これまでの研究でも，抗菌薬治療は COPD 急性増悪の治療失敗のリスクを軽減することが示されています．ICU に入室するような重症例でも，抗菌薬治療は死亡率を低下させ，治療期間を短縮することが示されています．このように COPD 急性増悪時の抗菌薬処方は妥当性があるものです．

## 抗菌薬を使用するときの注意

抗菌薬を選択する場合，原因微生物に有効な抗菌薬を適切な用量・用法で使用することが大事です．抗菌薬を開始する前に，原因微生物を確認する検査を提出してください．喀痰のグラム染色，培養検査は Key になるものです．肺炎球菌の尿中抗原検査に代表されるイムノクロマト法も迅速検査法として有用です．

インフルエンザの流行時に，重症化したり肺炎を合併するハイリスクとして COPD が挙げられています．治療戦略を考えるうえで，流行期にはインフルエンザの検査も実施してください．

### 肺炎の原因菌

実際の診療では，菌検査の結果を待たずに抗菌薬を開始することが多くみられます（エンピリック治療）．抗菌薬治療の標的となる原因微生物には，インフルエンザウイルス，モラクセラ・カタラーリス，肺炎球菌などが挙げられます．COPD 病期がⅢ期・Ⅳ期の症例になると，緑膿菌などのグラム陰性桿菌が関与する症例も増えてきます．これらを想起して，抗菌薬を選択することになります．しかし，抗菌薬の効果がみられず，変更を考慮する場合があります．そのとき，治療開始前に提出した微生物検査がたいへん重要な判断材料になってきます．

軽症例では，必ずしも細菌感染ではない場合もありますが，膿性（緑色）痰をみた場合には，細菌が関与している可能性はきわめて高く，抗菌薬の使用を考えてください．

### 入院で頻用される抗菌薬

インフルエンザウイルス，モラクセラ・カタラーリス，肺炎球菌が原因微生物となる頻度が高いことを考慮して，1）βラクタマーゼ配合ペニシリン（スルバクタム/アンピシリンなど），2）第2世代・第3世代セフェム系抗菌薬（セフトリアキソンなど），3）レスピラトリーキノロンの選択を考えます．

海外ではマクロライド系抗菌薬も挙げられていますが，日本ではマクロライド耐性肺炎球菌の頻度が高いので推奨できません．ただし，抗炎症効果を期待して，上記の抗菌薬に追加して，アジスロマイシンの注射薬を併用することがあります．

COPDの病期が進行した症例や重篤な基礎疾患を有する症例では，緑膿菌などのグラム陰性桿菌に有効な抗菌薬として，カルバペネム系抗菌薬の使用を考えます．

入退院を繰り返す症例では，病態も重症であるばかりではなく，MRSAや緑膿菌などの耐性菌が原因菌になっている可能性もあります．その場合は，抗MRSA薬（バンコマイシンなど）を加えた多剤併用療法を考慮することを勧めます．

## 急性呼吸不全を合併した場合の治療戦略

急性呼吸不全の場合は，先述したABCアプローチになります．抗菌薬はその1つのAであり，これだけで完結するものではありません．

抗菌薬の処方で工夫できるところをあげるとすれば併用療法です．1つは，マクロライド系注射薬を併用することによる抗炎症効果です．もう1つは，抗菌スペクトルの拡大を狙った併用療法です（βラクタム剤＋抗MRSA薬など）．原因菌が確定した後は，それに標的を絞った抗菌薬に変更（de-escalation）することも大事です．

### 血液培養をルーチンに行なうべきか

行なうべきです．そして2セットです．肺炎球菌による感染症では血液培養で陽性になる可能性があります．侵襲性肺炎球菌感染症であり，重篤な病態です．また，急性増悪はそれ自体が重症で，敗血症を呈してくることも考慮しなければなりません．1）呼吸数22回/分以上，2）精神状態の変化，3）収縮期血圧100mmHg以下の3項目中2つ以上がみられた場合に敗血症と診断されます（quick SOFAスコアに基づく）．

### ワクチンによる予防

COPDの患者は，インフルエンザに罹患した場合，重症化して肺炎を併発するハイリスク群です．肺炎球菌ワクチンとインフルエンザワクチンの併用は，COPDの急性増悪や死亡率を減らす効果が示されています．ぜひ，普段の備えをお願いします．

（猪狩英俊）

# 5 急性増悪での入院から
## ――退院の目安

### どのような状況になれば退院を考慮すべきか

第Ⅴ章-3で述べられたような「入院を考慮すべき状況」(168頁)が解消され，表Ⅴ-5-1に示すような時期に退院が考慮されます．たった1度の入院であっても，入院以前と比べてADLが大きく悪化する場合もあるため，退院に向けてさまざまな側面を考慮しながら準備をすることが大切です(表Ⅴ-5-2)．

### HOTを導入する場合

退院後に自宅での酸素すなわちHOT導入が必要な場合があります．血液中の酸素濃度が低い慢性呼吸不全(室内気吸入時の$PaO_2$が55 Torr以下，もしくは60 Torr以下で睡眠時または労作時に著しい低酸素血症をきたす患者さんで，その呼吸不全が少なくとも1か月続く状態)

**表Ⅴ-5-1 COPD増悪の治療から考える「退院を考慮すべき時期」**

①入院契機となった呼吸困難の増悪などの症状が明らかに改善している
②増悪時の点滴治療が終了し，内服および吸入加療に切り替えが考慮されている
③食事摂取が可能，トイレ歩行・入浴が自力で可能

**表Ⅴ-5-2 スムースに退院するための検討事項**

A）HOT，ハイフローセラピー（ネーザルハイフロー），NPPV導入は必要か？
B）自分で身の回りのことを行えるか？
C）家族のサポート，自宅での生活環境は？
（介護保険や身体障害者手帳の申請が必要か．不安やうつ傾向はないか？）

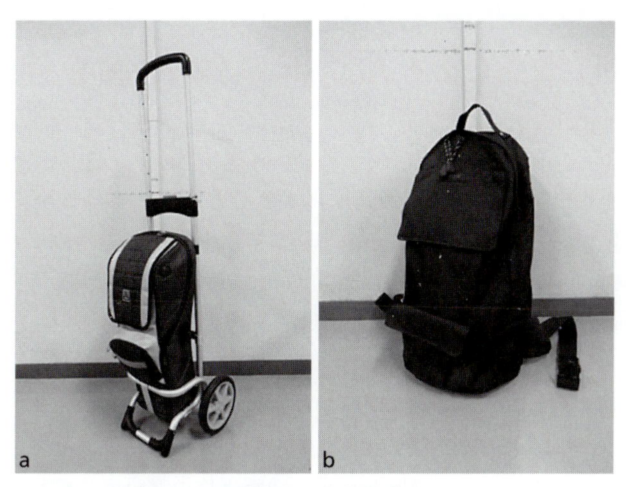


**図V-5-1　酸素ボンベを運搬する外出用デバイス**
a：携帯用カート，b：リュック

が適応になります〔厚生労働省：医療診療保険点数表（平成26年4月版）抜粋〕．導入する場合には，入院中から酸素の流量（安静時，労作時，睡眠時）の設定や，外出用装置（ボンベ，液体酸素，携帯用濃縮器など），運搬デバイスの選択（図V-5-1）を考慮するなど，退院後の患者さんのライフスタイルに合わせた調整が必要です．比較的活動的に外出なさる患者さんには階段なども利用しやすいリュックを，重さが負担になるような重症のCOPD患者さんには携帯用カートが利用しやすいと考えられます．

## NPPVやネーザルハイフローを導入する場合

呼吸不全の治療として酸素投与だけでは不十分な場合にNPPV導入を検討します（自他覚症状があり，高炭酸ガス血症を伴う場合）．とくに急性II型呼吸不全のように，肺胞換気量の速やかな改善を要する場合には，補助換気の確実性が高いNPPVが必須です．最新のNPPVガイドラインでは「COPDの増悪に伴う急性呼吸不全」に対して推奨度A，「COPDに伴う慢性呼吸不全」に対して推奨度C1として記載されています★1．

近年，使用法が簡便かつ患者の不快が少ない非侵襲性呼吸管理新規デバイスである高流量鼻カニュラが臨床現場で比較的よく使用されています★2．いずれの酸素療法も呼吸悪化が生じやすい夜間に使用することが多いため，自宅のベッド周りでの使用をイメージして準備することが大切です．

★1　具体的な装着法や設定は，日本呼吸器学会NPPVガイドライン作成委員会：NPPVガイドライン改訂第2版，南江堂，2015．参照

★2　ハイフローセラピー．ネーザルハイフロー（fisher&paycel healthcare社）という機器による高流量の酸素空気混合ガスを，相対湿度100%まで加湿して比較的大きな鼻カニュラから直接気道内に投与する酸素療法．COPD増悪に対する効果も期待されていますが，現時点では第一選択ではありません

## COPD 増悪による ADL 低下予防の重要性 ——退院に向けて

COPD 急性増悪後は，安静臥床が長期化することから，容易に廃用性の筋力低下や運動耐容能低下が生じます．それらの予防や排痰を促進するためにも呼吸リハビリテーション（呼吸リハ）の実施が大切です．COPD 急性増悪後の呼吸リハの効果として，運動耐容能の改善，健康関連 QOL の改善，再入院率の低下，死亡率の低下などが報告されています．

一方で，慢性呼吸不全患者の急性増悪後における超早期からの積極的リハビリテーション（入院後 48 時間以内に開始する）は，1 年後の生存率を悪化させるとも報告されているので注意が必要です．その背景として，増悪直後の高い炎症症状が持続している時期は，侵襲によって異化亢進状態にあるため，運動によって筋蛋白の分解を進めてしまう可能性があるとされています．したがって，増悪直後はまず排痰促進のための体位ドレナージやスクイージング，呼吸介助，自動運動，栄養管理などから開始し，炎症の改善やエネルギー摂取の充足の状況に応じて抵抗運動や積極的離床アプローチへと移行していくことが勧められます．

また，増悪後の身体活動量は退院後 1 か月経過した後であっても低下が続き，それが 1 年以内の再入院率とも関連すると報告されているため，退院に際しては，家族と一緒に身体活動量の改善を目指した行動変容を促していくことが必要です．

## 家族のサポート，退院後の自宅環境の確認

上記の理由から（呼吸困難・疲労感などの症状や酸素使用の煩わしさ），COPD 患者さんの多くが外出を控え臥床や座位で過ごしているという報告もあります．そしてこの日常活動量の減少がさらに筋力低下を招き，やがてはひきこもり・社会的孤立・うつ状態など負の連鎖を伴うことが心配されます．そのようにならないために，①ご家族や周りの人間の積極的な関与，②状況に応じた社会的資源の活用（介護保険申請によるデイケア・訪問診療などの活用，身体障害者手帳の申請による医療費助成），③うつの管理，④栄養管理など，身体的・社会的・精神的サポートが大切になります．

**文献**

・塩谷隆信，高橋仁美（編）：呼吸リハビリテーション最前線　身体活動の向上とその実践，医歯薬出版，2014.

（寺田二郎・稲垣 武）

第Ⅵ章

# みんなで支える総合ケア・リハのしかけ

# 1 底上げ実践！呼吸リハビリテーション

COPD患者の訴えの多くは息切れ★1です．「自分の周囲から酸素がなくなったと思った」「階段を上ったら苦しくて座り込んでしまった」「前かがみで靴を履くとき息が切れる」など訴えはさまざまであり，多くの場合，息切れはADLを制限させる主たる要因となります．動くと息苦しくなるので動かない生活をしていると身体活動（physical activity）は低下し，廃用が進んで全身の身体機能の失調を招くことになります．仕事や趣味などやりたいことができない，行きたいところへも出かけられないなど，社会的孤立，抑うつなども影響し，QOLの低下につながります．

身体活動の低下に対する治療は薬物療法だけでは限界があり，非薬物療法である呼吸リハビリテーション，とくに**運動療法の継続**が重要視されています．呼吸リハビリテーションはこれまでCOPDを主な対象として多くの有用性のエビデンスが集積されてきました．学会の『ガイドライン』でも，Stage I★2以上で不可欠の非薬物療法として位置づけられています．身体活動性の向上，維持は呼吸リハビリテーションの達成目標の1つです．

日常生活の中で運動が習慣化し，趣味や娯楽，社会参加活動などが可能となり，健康関連QOLを高めていく継続的なアプローチが重要です．

## 呼吸リハビリテーションに必要な評価

関連学会が知恵を絞ってまとめたマニュアル★3では，評価項目を3つに分類しています（表VI-1-1）．施設の状況によって可能な評価を行なうことになります．

本節ではとくに現場で重要になる評価ポイントを，コツをまじえながら具体的に解説していきましょう．

★1　66頁参照
★2　2頁，★1参照．I期：軽度，II期：中等度，III期：高度，IV期：きわめて高度
★3　日本呼吸ケア・リハビリテーション学会呼吸リハビリテーション委員会，日本呼吸器学会ガイドライン施行管理委員会，日本リハビリテーション医学会診療ガイドライン委員会・呼吸リハビリテーションガイドライン策定委員会，日本理学療法士協会呼吸リハビリテーションガイドライン作成委員会：呼吸リハビリテーションマニュアル─運動療法─，第2版，照林社，2012．

**表VI-1-1　運動療法のための評価項目**

| | |
|---|---|
| A. 必須の評価 | フィジカルアセスメント，スパイロメトリー，胸部単純 X 線写真，心電図，呼吸困難（安静時，労作時），経皮的酸素飽和度（$SpO_2$），フィールド歩行試験（6 分間歩行試験，シャトルウォーキング試験），握力 |
| B. 行うことが望ましい評価 | ADL，上肢筋力，下肢筋力，健康関連 QOL 評価（一般的，疾患特異的），日常生活動作における $SpO_2$ モニタリング，栄養評価（BMI など） |
| C. 可能であれば行う評価 | 心肺運動負荷試験，呼吸筋力，動脈血ガス分析，心理社会的評価，身体活動量，心臓超音波検査 |

*在宅・訪問リハビリテーション時を除く
日本呼吸ケア・リハビリテーション学会呼吸リハビリテーション委員会，日本呼吸器学会ガイドライン施行管理委員会，日本リハビリテーション医学会診療ガイドライン委員会・呼吸リハビリテーションガイドライン策定委員会，日本理学療法士協会呼吸リハビリテーションガイドライン作成委員会：呼吸リハビリテーションマニュアル—運動療法—，第 2 版，p.26，照林社，2012 より

**表VI-1-2　mMRC（Modified Medical Research Council）息切れスケール**

| | |
|---|---|
| Grade 0 | 激しい運動をした時だけ息切れがある |
| Grade 1 | 平坦な道を早足で歩く，あるいは緩やかな上り坂を歩く時に息切れがある |
| Grade 2 | 息切れがあるので，同年代の人よりも平坦な道を歩くのが遅い，あるいは平坦な道を自分のペースで歩いている時，息切れのために立ち止まることがある |
| Grade 3 | 平坦な道を 100 m，あるいは数分歩くと息切れのために立ち止まる |
| Grade 4 | 息切れがひどく家から出られない，あるいは衣服の着替えをする時にも息切れがある |

## 息切れの評価と経皮的酸素飽和度（$SpO_2$）

COPD 患者の特徴的な症状である**息切れ**は，患者の身体活動性の低下や健康関連 QOL に関与する重要な因子です．

mMRC（Modified Medical Research Council：修正 MRC）は，0 から 4 までの 5 段階で評価する簡便な質問表です（表VI-1-2）．

Borg CR-10（Category-Ratio 10）スケール（修正ボルグスケール）（図VI-1-1）は，0 から 10 の比例的分類尺度で息切れの程度を定量的に評価することができます．

しかしながら，こうした評価に慣れていない人が，実際に息切れを数値で表現するのは難しく，COPD 患者に問診をすると，呼吸補助筋群を動員して努力性の呼吸を呈しながら★「大丈夫です」と答える方がいます．こうした質問表の「0」がよくて，「10」がだめなのではありません．**「大丈夫」はけっして 0 ではなく，0.5 なのか 1 な**

★ 高齢者によくみられるこうした真面目さ，読者の皆さんも頷かれるのでは

| | |
|---|---|
| 0 | 感じない |
| 0.5 | 非常に弱い |
| 1 | やや弱い |
| 2 | 弱い |
| 3 | |
| 4 | 多少強い |
| 5 | 強い |
| 6 | |
| 7 | とても強い |
| 8 | |
| 9 | |
| 10 | 非常に強い |

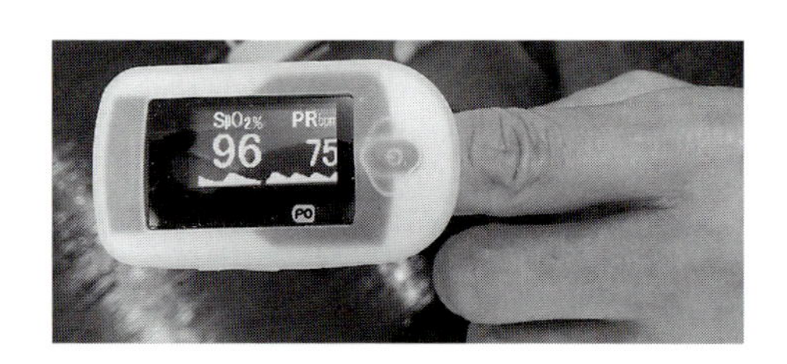


**図VI-1-1　Borg CR-10（Category-Ratio 10）スケール（修正ボルグスケール）とパルスオキシメーター**

のか，**微細な変化に患者自身が気づくことが大切**です．そのためのコツは次項にまとめました．

次に Borg CR-10 と併せて，経皮的酸素飽和度（$SpO_2$）の数値もパルスオキシメーターでモニタリングします．例えば，患者が 50 m 歩行を行った前後で $SpO_2$ 値が 98% から 91% へ低下を認めたとします．その際の息切れの自覚が Borg CR-10 で 0 から 4 に増強した場合，息切れが 4 になったら必ず止まって深呼吸をして休憩するように指導します．

患者が強い息切れを自覚していなくても $SpO_2$ 値の低下を認めることがあります．息切れの自覚が 2 だとしても，同様に休憩を促します．パルスオキシメーターを装着せずとも息切れの自覚で低酸素血症を予防できるようにトレーニングを行ないます．

## Borg CR-10 スケールを使った息切れの評価のコツ

「0 から 10 段階でどれぐらいの息切れか？」と聞かれても，最初はとまどうことが多いように思います．その際に，「0 は，全く息切れがない状態，一点の陰りもない」とか，「ご自宅でゆったりくつろいで，とても気分がよい状態」．10 は，「今まで経験したことがない最高に苦しい状態，今すぐ救急車を呼ばなければならない状態」．5 は，「その半分ぐらいの苦しさ」，などいろいろな表現を用いて説明します．

まず安静時での息切れを「今，椅子に座っている状態でどれぐらいの息切れがありますか？」というように質問をします．そのあとに，「日常生活のなかで一番苦しくなる動作は何ですか？」と伺って，それが例えば「お風呂に入ったとき」であれば，「その際の息切れはいくつか？」と，いろいろな場面での息切れを問診していきます．

Borg CR-10 に慣れてくると表を見なくても，「今日は座っているだけで 2 だね」などと自己申告していただけます．$SpO_2$ 値と合わせて評価し，パルスオキシメーターを見なくても自覚する息切れの程度と $SpO_2$ 値が合致すると労作時の低酸素血症や息切れ増強の予防につながります．

また，息切れが慢性化して慣れてくると息切れの自覚が乏しい場合があります．知

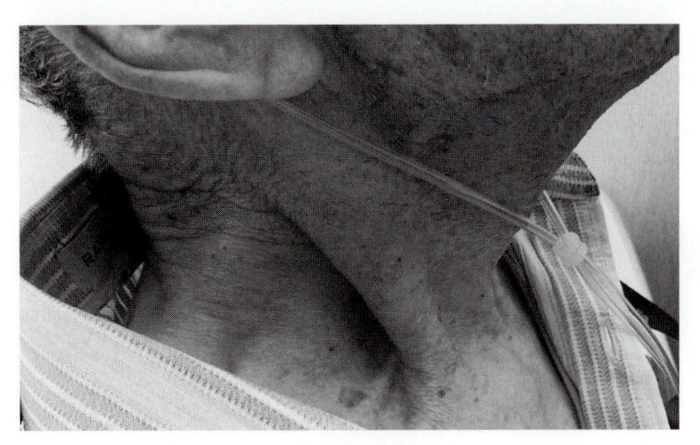

**図VI-1-2　呼吸がんばっているサイン！**

らないうちに低酸素血症を呈している場合は危険であり，パルスオキシメーターの携帯を勧めています．また，息切れの増強を自覚していなくても胸鎖乳突筋などの呼吸補助筋がいつもより緊張状態にあれば，次の「呼吸がんばっているサイン（図VI-1-2）」として**患者自身に確認**させます．

### 「呼吸がんばっているサイン！」を示す

息切れが慢性化し，だんだん慣れてくると，呼吸補助筋群を動員しながら，肩を上下動させて努力性呼吸を呈していても「大丈夫です．苦しくありません！」と息切れの自覚が乏しい場合があります．知らないうちに低酸素血症を呈している場合があり，危険です．

例えば，いつもより胸鎖乳突筋が緊張して肥厚している場合などは，頸部の呼吸補助筋群を鏡に映し，患者自身に確認させます．息切れが増強していなくても「肺がかんばっている，呼吸がんばっているサイン」であると説明します．

##  ADL評価

ADL評価は，機能的自立度評価表（Functional Independence Measure：FIM）あるいはBarthel Index（バーセル・インデックス：BI）などが一般的ですが，呼吸困難度や酸素投与の有無などは反映されません．

FIMやBIは，基本的ADL動作が可能かどうかを判断するものであり，息切れが強くどんなに動作に時間がかかっても可能であれば得点につながるため高得点になります．呼吸器疾患については，NRADL（Nagasaki University Respiratory Activities of Daily Living Questionnaire）やP-ADL（pulmonary ADL）などの疾患特異的評価表を使用します．いずれも評価内容に呼吸困難や動作速度，酸素投与の状況が加味されたものになっています．ADL評価は患者の状況を実際に見ることが基本ですが，できる，できないという観

点だけでなく，動作方法や速さ，手順などを評価し，息切れや疲労感，$SpO_2$ 値や脈拍の変動などにも留意します．1日の生活パターンや家屋状況などの環境についても聴取します．家族や介護者からの情報収集も患者の生活を知るうえで大切です．

## 運動耐容能と身体活動

運動耐容能とは，どれだけ動くことができるか能力をみる評価であり，歩行が可能ならば，6分間歩行試験（6MWT：Six-Minute Walk Test）やシャトルウォーキングテスト（SWT：Shuttle Walking Test）などを行ないます．6MWTは，6分間でできるだけ長く歩ける距離を測定します．SWTは発信音に合わせて9mの間隔の距離を往復歩行するテストで，1分ごとに速度が増加する漸増負荷試験です．施設の状況により可能であれば，トレッドミルやエルゴメーターによる症候制限性の漸増運動負荷試験を実施します．

身体活動とは，生活習慣そのものであり，エネルギー消費を必要とする身体活動すべてをいいます．したがって評価は，ライフスタイルに関するカウンセリングや，身体活動量計や歩数計を装着し測定する方法が広く用いられています．研究などで身体活動量のデータを集積して分析していくのであれば精度の高い機器を使うべきですが，臨床ではモチベーションを高く保って長く継続するために，患者自身が扱いやすいもの，好みのものを購入していただくように勧めています．

## 3つの要素によるプログラム構成

COPD安定期におけるプログラム構成を図VI-1-3に示します．

コンディショニング，ADLトレーニング，全身持久力・筋力トレーニングの3つのカテゴリーを1セッションとし，対象者の重症度によって開始時におけるプログラムの構成要素を選択します．ここでいう重症度とは，呼吸機能検査の値だけを意味するのではなく，運動耐容能や身体活動量，ADL能力などを適切に評価し総合的に判断します．例えば，座位もままならず臥床を余儀なくされている重症患者の場合は，コンディショニングに時間をかけ，ADLトレーニングはベッド上で，寝返り，起き上がりなどの基本的な起居動作を行ない，全身持久力，筋力トレーニングは低負荷とし短時間で行ないます．公共交通機関を利用し通院されている外来患者など軽症の場合は，高負荷での筋力トレーニングや持久力トレーニングが中心となり，コンディショニングは短時間で行ない，応用的なADLトレーニングを行ないます．中等症の場合は3つのカテゴリーをそれぞれバランスよく行ないます．

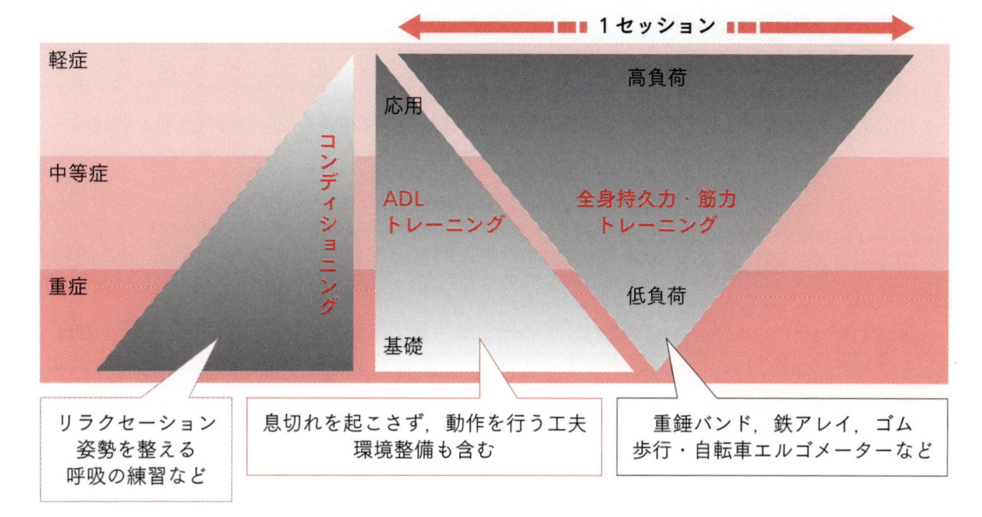


**図Ⅵ-1-3　COPD 安定期・リハ開始時に推奨されるプログラム構成**
日本呼吸ケア・リハビリテーション学会呼吸リハビリテーション委員会，日本呼吸器学会ガイドライン施行管理委員会，日本リハビリテーション医学会診療ガイドライン委員会・呼吸リハビリテーションガイドライン策定委員会，日本理学療法士協会呼吸リハビリテーションガイドライン作成委員会：呼吸リハビリテーションマニュアル―運動療法―，第2版，p.4，照林社，2012. より改変

## コンディショニング（表Ⅵ-1-3）

### ✷ 呼吸練習

#### （1）口すぼめ呼吸

口すぼめ呼吸は，COPD の末梢気道の開存性を高めて動的過膨張を防ぎ，呼吸困難を緩和させることを期待するものです．ゆっくりとした深い呼気は，次の吸気（1回換気量）を増やして，呼吸困難を緩和させます．指導をする前に，患者の姿勢，安静時の口をすぼめないときの呼吸数，吸気と呼気の比（IE 比）などの呼吸パターンを評価します．さらに，呼吸補助筋群の収縮の有無，程度などを視診，触診し，筋緊張が高い場合はリラクセーションを行ないます．口すぼめ呼吸は呼気時のテクニックであり，鼻から吸って口を細めてゆっくりと細く吐いていきます．胸鎖乳突筋などの頸部の補助筋群が過度に緊張したり，口輪筋や頬筋に必要以上に力を入れて口をすぼめすぎたりすると長続きしません．通常の呼吸より少し長めに息を吐くことを意識させ，吸気と呼気の比を，1対2，1対3と少しずつ長くして呼気量を十分に確保していきます．安静時で練習をしてペースがつかめたら，次に口すぼめ呼吸をしながら足踏みなどの単純な運動を行なってみます．動作と呼吸を同調させながら，患者と一緒にパルスオキシメーターで数値を確認し，上手くいっていることが患者にもわかるように配慮します．

#### （2）腹式（横隔膜）呼吸

COPD における腹式呼吸の効果は，上部胸郭の呼吸補助筋群の作用が抑制され，横隔膜（腹部）の動きが増加することや，1回換気量が増大して呼吸数が減少して呼

**表VI-1-3　コンディショニング**

| 1. 身体的な介入 | |
|---|---|
| ①呼吸練習 | 口すぼめ呼吸，横隔膜呼吸（腹式呼吸）など，呼吸介助を併用 |
| ②リラクセーション | 呼吸筋のリラクセーション，呼吸補助筋のマッサージ，ストレッチ，呼吸介助，安楽なポジショニングなど |
| ③胸郭可動域の拡張 | 胸郭可動域練習（ROM-ex.），関節モビライゼーション，徒手胸郭伸張法，呼吸介助など |
| ④ストレッチによる柔軟性のトレーニング | 呼吸筋ストレッチ，徒手胸郭伸張法，肋間筋のストレッチ，四肢ストレッチ，呼吸介助など |
| ⑤呼吸体操 | 呼吸筋ストレッチ体操，棒体操，ながいき呼吸体操など |
| ⑥排痰 | 自力で行なうもの（咳嗽，ハフィング，アクティブサイクル呼吸法など），他動で行なうもの（スクイージング，呼吸介助，咳嗽介助など），体位ドレナージ |
| 2. メンタル面の介入 | モチベーションの向上，アドヒアランスの向上，運動に対する不安感の軽減など |
| 3. 薬物療法による介入 | 呼吸機能の改善（定期服用，適切な吸入手技），必要例における運動療法前の SABA（short acting beta 2 agonist：短時間作用性 $\beta_2$ 刺激薬）吸入など |

吸の効率が改善することなどが挙げられます．腹式呼吸を指導する際は，患者自身が腹部に手を当てて，口をすぼめて静かに息を十分に吐きます．そのあとの吸気で腹壁が働いているのを手で感じとるように練習します．吸気努力から始めるのではなく，十分な呼気を行なうことがポイントです．「お腹を膨らませる」とか「へこませる」などの表現は，腹筋群を必要以上に収縮させて腹筋運動になりかねません．膝窩部にクッションなどを入れて股関節と膝関節を軽度屈曲位とし，腹筋群をリラクセーションさせます．横隔膜はドーム形状を維持したままピストンのように上下動して収縮します．Hoover's（フーバー）徴候を持つような患者では，単なる腹壁の上下運動だけにならないように留意しましょう．横隔膜が平低化した中等症から重症 COPD では横隔膜の可動範囲は少なく，腹式呼吸ではかえって呼吸効率が悪くなり息切れも改善しないということがあります．このような場合は口すぼめ呼吸のみを指導します．

### ✳ ストレッチ運動

頸部や肩関節周囲の呼吸補助筋群の収縮を一呼吸相ごとに認める努力性の浅くて早い呼吸を呈している場合は，呼吸補助筋群が筋疲労などによって過緊張状態が起こりやすく，柔軟性が低下し筋肉痛を訴え，ますます息切れを増悪させている場合があります．また長期にわたって気管切開や人工呼吸管理にある場合などは，僧帽筋などの頸部の筋緊張は高く，頸椎の可動性が低下していることもあります．

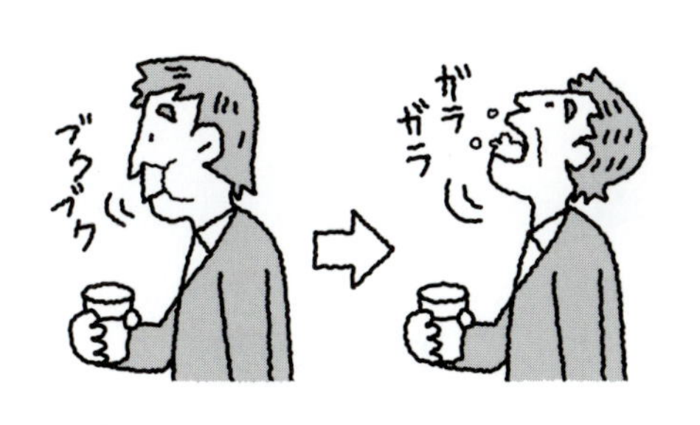


口に半分くらい、水を含み、正面を向いたまま「ブクブク」

もう一度、口に水を含み、顔を上に向けて「ガラガラ」

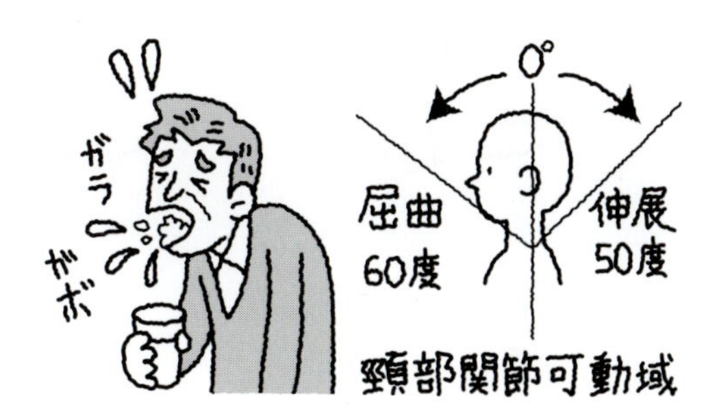


### 頸部の伸展制限は「ガラガラうがい」を不十分にしている！

呼吸補助筋群の緊張や短縮は，胸郭や頸部の運動制限を引き起こすことがあります．胸鎖乳突筋の緊張，肥厚，圧痛はCOPDによく見られる病態ですが，頸部の伸展（後屈）角度が著明に制限されることがあります．頸部の伸展制限は吸入薬を吸った後に行なう「ガラガラうがい」がうまくできないことがあり，COPDにとっては大変不都合です．口腔内に水を含んで口を閉じて行なう「**ブクブクうがい**」はできますが，頸部を伸展させて開口して行なう「**ガラガラうがい**」が不十分になっていることがあります．そのために嗄声などの原因になっていることも考えられます．日頃からストレッチを行なって姿勢や関節可動域の維持，改善をはかりましょう．

胸郭全体の拡張性が低下している場合は，肩甲帯，頸部を含めた体幹全体のストレッチを行ないます．四肢や全身のストレッチを行なうことで体が動かしやすくなり，運動耐容能およびADLの改善につながると考えられています．

ストレッチ運動は他動的に行なうものと，患者自身が自分で行なう運動があります．簡単な頸部と胸郭全体のストレッチを図VI-1-4, 5に示します．いずれも呼吸と同調させ，不快感や痛みを誘発しないように行ないましょう．息切れに対する恐怖心などによって運動に消極的な場合は，できるだけ容易に行なうことができるようにプログラムを工夫します．

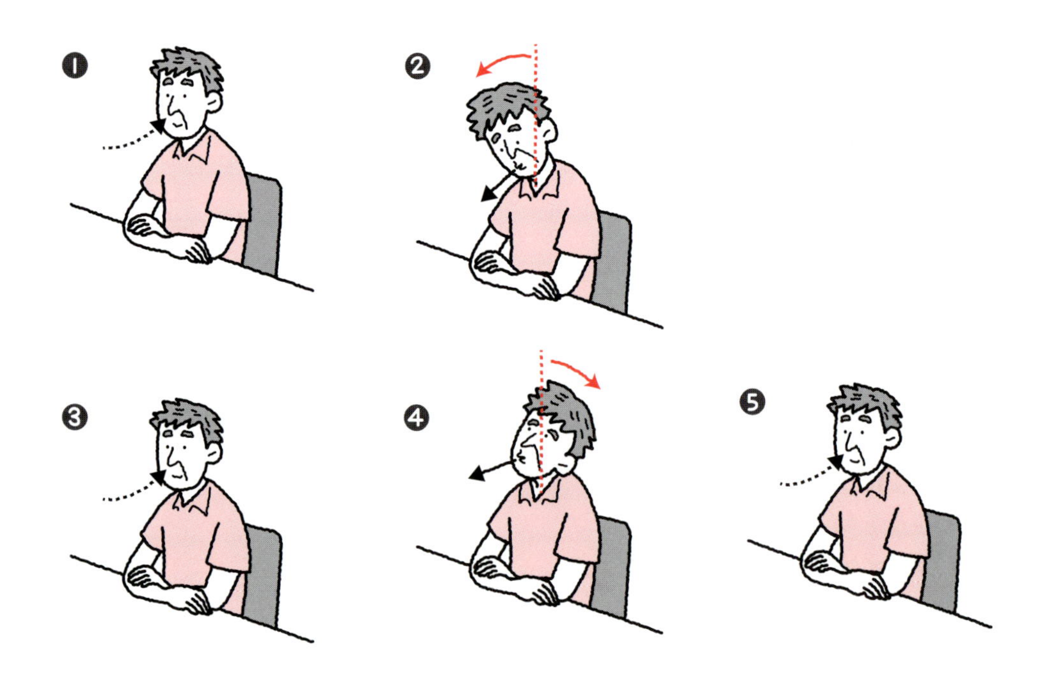


**図VI-1-4　口すぼめ呼吸と頸部前後屈のストレッチ**
①テーブルに両肘をついて座り，肩の力を抜きます．ゆっくりと鼻から息を吸います
②「口すぼめ呼吸」で息を吐きながら，下を向くようにゆっくり首を倒します．息を吐いている間，首の後ろを伸ばします
③息を吸って元の位置に戻します
④「口すぼめ呼吸」で息を吐きながら，ゆっくり上を向きます．息を吐いている間，首の前を伸ばします
⑤息を吸って元の位置に戻します．また①から繰り返します

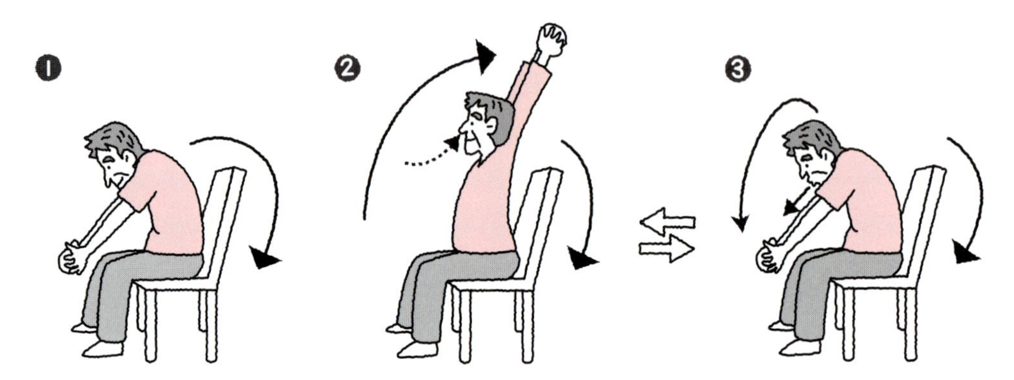


**図VI-1-5　胸郭のストレッチ（シルベスター法）**
①指を組んで腕を伸ばし，背中と腰を曲げて丸くなります
②鼻から息を吸いながら，ゆっくり両腕を上げていきます．同時に背中と腰を伸ばして胸も広げます
③息を吸いきったら，口すぼめ呼吸で息を吐きながら，ゆっくり両腕を下ろします．同時に背中と腰も丸く曲げていきます．②と③を繰り返します．

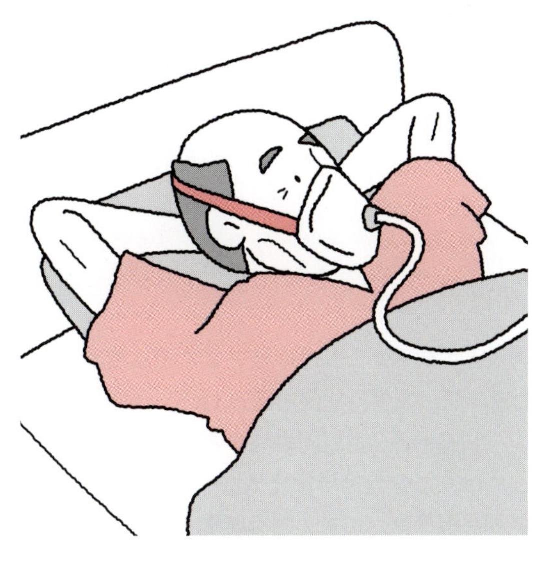

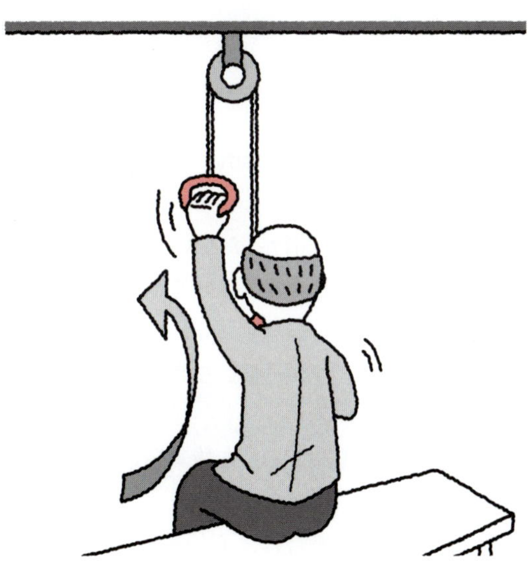

## 究極のらくらくストレッチ

「運動は苦手，やりたくない！」という患者さんからの声はたびたび聞かれます．そんなときにオススメしているのが，上段の図のように両手を組んで頭の後ろに置いていただく方法です．この姿勢でテレビを観たり，背臥位で短時間でもこの姿勢を取っていただくようにします．それだけでも肋間が拡大し，肋間筋や大胸筋，広背筋もストレッチされています．

また，COPD 患者さんにとって両手を挙上する動作は息切れを起こしやすい動作です．滑車運動は上肢の重さを回避できるので，息切れの強い患者さんでも楽に続けられます．息を止めずに，自分の呼吸のリズムに合わせながら，一側の上肢をゆっくり引き下げます．反対側の上肢が引き上げられて体幹がストレッチされます．

# 運動の実際――レジスタンス/持久力トレーニング

## 運動療法の目的

運動療法は呼吸リハビリテーションの中核となる構成要素であり，目的は，①呼吸困難の軽減，②運動耐容能の改善，③健康関連 QOL，ADL の改善，などがあります．

薬物療法と併用し，中断せず一定期間継続することが大切です．呼吸困難があっても運動療法を行なっていくことは世界的なスタンダードであり，「息苦しいから，安静に」などという誤った指導は，患者の身体活動量を低下させ ADL，QOL の低下につながります．

## 運動療法の方法

運動療法を開始する際は，

FITT＝**①頻度** Frequency，**②強度** Intensity，**③持続時間** Time，**④種類** Type

この 4 つを明確にしたプログラムを立案します．どのような運動を，どれぐらいの強さで，1 日に何回，どれぐらいの時間行ったらいいのかということを明らかにしたプログラムです．ただし患者は日によって，もしくは 1 日の中でも，調子がよかったり，思わしくなかったりすることもあるので，昨日できていた運動が必ずしも今日できるとは限りません．毎日，同じメニューをこなさなければならないということはないので，柔軟に考えて実施しましょう．

運動負荷量の決定は，運動負荷試験によって酸素摂取量，もしくは目標心拍数などによって決める方法がありますが，多くの施設はそれらを行わずに運動療法を開始せざるをえない状況があります．その場合は，心拍数や $SpO_2$ 値，Borg CR-10 スケール（図VI-1-1）などの呼吸困難度を目安に決める方法が安全かつ簡便です．

運動療法を実施する際は，安静の状態からいきなり運動を開始せず，呼吸・循環器系はもちろん，筋骨格系に対しても大きな負担をかけないようにウォーミングアップを行ないます．また，急激に運動を中止すると，息切れが増強したり低酸素血症が一時的に進行したりすることがありますから，クーリングダウンを行なって徐々に運動を停止し，循環や換気を急激に変化させないようにします．歩行練習中はパルスオキシメーターの値が低下せず，終了した途端に低下するような場合は，いきなり止まらず呼吸を調整しながらその場で足踏みをして徐々に運動を停止するようにします．

## （全身）持久力トレーニング

全身の大きな筋群を使用して一定のリズムを保った動的運動を一定時間以上行なう

トレーニングであり，自転車エルゴメーターやトレッドミル，歩行，踏み台昇降，階段昇降などがあります．これらは患者の重症度や身体活動量，生活状況などから決定されます．

**✴ 自転車エルゴメーター，トレッドミル**

これらの機器は定量的な負荷を一定にかけられるという利点があります．また室内にて，同じ場所で移動せずに行なうことができます．自転車エルゴメーターは座位で行なうため，自体重を支えなくともよく，非常に低負荷から運動を開始することができます．しかし，下肢筋力だけの運動になってしまうので，運動の限界が下肢筋力の疲労に依存します．トレッドミルは日常歩行が自立していれば施行でき，運動療法へ応用しやすいという利点がありますが，転倒の危険性もあります．

**✴ 平地歩行**

道具を必要とせず患者にとって簡単で身近な運動であり継続性も高いのですが，負荷強度を一定にすることは不可能です．歩行速度，距離は患者によって違うので，低酸素血症や息切れ，下肢疲労感の有無，程度などを評価します．患者と一緒に歩きながら，自覚症状と併せて $SpO_2$ 値や脈拍をモニタリングします．息切れや低酸素血症を予防するため，歩行と呼吸のリズムを同調させた**呼吸同調歩行**を習得することが大切です．患者がセルフトレーニングをする際は，歩数計や身体活動量計を装着すると目標を持って行なうことができモチベーションが維持しやすいでしょう．近年は身体活動量がCOPDの生命予後規定因子として重要であることが報告されていますが，トレーニング中だけでなく一日の歩数を測定し，患者自身が療養日誌などに記録し，セルフマネジメントができるように患者と共に結果を確認しながら目標を設定します．

## 四肢体幹の筋力（レジスタンス）トレーニング

### 上肢筋力トレーニング

上肢筋力は，食事や洗面，整髪，更衣動作など，ADLにおいて使用頻度が高くなります．肩甲骨周囲筋は呼吸補助筋であるため，呼吸補助筋を使って努力性の呼吸をしている患者は上肢動作によって呼吸補助筋としての役割が不十分となり呼吸困難が増悪します．例えば，荷物を持っている腕を支えているのは肩甲帯の筋群であり，息切れの強い患者にとっては荷物を持っていることは大変な動作です．自重のトレーニングや，弾性ゴムバンド，0.5 kg程度の重錘など，楽に行なうことのできる負荷から開始します．

### 体幹・下肢筋力トレーニング

座位，立位などの姿勢の保持や，起き上がり，立ち上がり，歩行など基本的な起居動作において，下肢および体幹筋力の関与は大きくなります．個々の患者のADLや職業上必要とされる筋力をトレーニングします．身体活動量が低下し廃用が増強しないように，ベッド上でも可能な限りトレーニングを行ないます．すべてのトレーニングは息切れをコントロールしながら，息をこらえずに必ず呼吸と同調させるようにタイミングを取ることが大切です．

## 運動療法実施上の注意点と中止基準

### 説明と精神的サポート

息切れが強く，とくに安静時でも息切れを感じている場合，患者は運動に対して不安感や恐怖感を持つことがあります．運動によってますます息苦しくなるのではないかという気持ちから，運動を避けるようになってしまいます．コンディショニング（表VI-1-3）はメンタル面への介入も含めた概念です．運動に先立ち丁寧に十分な説明を行ない，情報を一方的に与えるだけでなく，なぜこの運動が必要なのか患者が納得し，理解をしてもらうことがモチベーションおよびアドヒアランスの維持，向上につながります．抑うつ傾向があるなど，必要な場合は精神的なサポートを行ないながら運動療法を実施します．

### 薬物療法による介入

息切れの軽減を目的として，運動前に短時間作用型気管支拡張薬（SABA：short acting beta 2 agonist，短時間作用用性$\beta_2$刺激薬）を使用するアシストユースは，吸入後から効果発現までの時間が速く，運動時の呼吸困難の予防に有効と考えられています．運動療法だけでなく，日常生活動作においても息切れの軽減を目的に使用することがあります．例えば，入浴動作で強い息切れを感じる場合は入浴前に使用します．運動療法やADLトレーニングを効果的に行なうために，どの程度の呼吸困難や重症度でSABAを使用するのか，患者の労作時の呼吸困難を含めた詳細な評価を実施し，担当医師と相談します．

### 禁忌および中止基準（表VI-1-4）

重度の低酸素血症，労作時呼吸困難を呈する症例では十分な運動負荷が困難であり，急性増悪直後など積極的に施行できない時期もあります．また，運動を中止せざるを得ない状況も発生します．中止基準に至らなくとも，十分注意を要しながら行わなければならない状況は多くあります．運動に伴って生じる低酸素血症を運動誘発性

**表VI-1-4　運動療法の中止基準**

| | |
|---|---|
| 呼吸困難感 | Borg CR-10 スケール：7～9 |
| その他の自覚症状 | 胸痛，動悸，疲労，めまい，ふらつき，チアノーゼなど |
| 心拍数 | 年齢別最大心拍数の 85% に達した時（肺性心を伴う COPD では 65～70%）<br>不変ないし減少した時 |
| 呼吸数 | 毎分 30 回以上 |
| 血圧 | 高度に収縮期血圧が下降したり，拡張期血圧が上昇した時 |
| $SpO_2$ | 90% 以下になった時 |

日本呼吸ケア・リハビリテーション学会呼吸リハビリテーション委員会，日本呼吸器学会ガイドライン施行管理委員会，日本リハビリテーション医学会診療ガイドライン委員会・呼吸リハビリテーションガイドライン策定委員会，日本理学療法士協会呼吸リハビリテーションガイドライン作成委員会：呼吸リハビリテーションマニュアル―運動療法―，第 2 版，p.55，照林社，2012 より

低酸素血症（exercise induced hypoxemia：EIH）といい，パルスオキシメーターや，必要に応じて心電図や血圧などもモニタリングします．

在宅（144，148 頁参照）などで使用できる装置が不十分な場合は，脈拍や心拍数，呼吸数の測定，Borg CR-10 スケールなどを利用し，できるだけ客観的に評価します．酸素投与下での運動療法は，医師の指示のもと運動プログラムによって酸素投与量を調整します．運動前に喀痰がある場合は排痰を行ってから運動を開始しましょう．

**文献**


・黒澤一，佐野裕子：呼吸リハビリテーション　基礎概念と呼吸介助手技 DVD つき，学習研究社，2006.
・千住秀明，他（監）：呼吸理学療法標準手技，医学書院，東京，2008.
・福地義之助，植木純（監）：呼吸を楽にして健康増進 呼吸のセルフマネジメント，照林社，2011.


（佐野裕子）

# 2 医師が勧める 包括的呼吸リハビリテーション

## 進化した呼吸リハビリテーションの恩恵からもれてしまうのはもったいない

2010年代以降，長時間作用性の気管支拡張薬が登場し，早い段階からの栄養療法を併用した呼吸リハビリテーション（以下，呼吸リハ）によって身体活動性を保ち，ADL・QOLを高く過ごすことが可能となりました．しかしこの恩恵が届かぬ人々がたくさんいるのは，非常に残念です．今後タバコをくわえて高度経済成長を支えた団塊の世代の高齢化でCOPD罹患率が急増します．否，実は診断されずに，いまだに喫煙を続け，冠動脈疾患やがん，脳血管障害で初めて他科で禁煙指導されることが多くみられます．

運悪く（?）冠動脈疾患などを経験せず，喫煙を続けると徐々に呼吸機能が落ち，苦しいと思った時点ではすでに手遅れ，動くと苦しい→動けない→お腹がすかない→筋力低下→動くと苦しいという呼吸器悪液質の悪循環を下向きに落ち続けていきます．

急性増悪を繰り返し，通院困難になり紹介され，呼吸器悪液質に陥っている患者さんでは呼吸リハを拒否される方が多いのが現実です．米国の風刺画で墓標に，「They tried to make me go to rehab, but I said No No No!（リハに行きましょうと誘われたが，私が嫌，

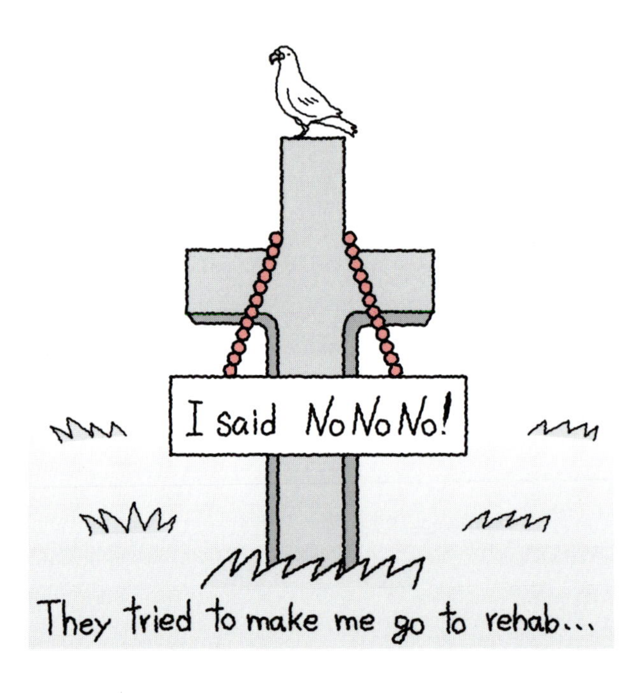

嫌，嫌と言ったの)」と刻まれたお墓が描かれたものさえあります．

しかし，呼吸リハを嫌がるのは患者さんのせいではないと思います．本来は，的確な診断と，それに基づく薬物療法で，呼吸器症状はかなりよくコントロールされ，呼吸リハが行えるのです．ここ5年間で，比較的早期での紹介や，筆者施設の外来より訪問診療になった患者さんでは，早期に多面的包括的呼吸リハが行なえ，重症度にかかわらず，身体活動性が高く保てています．

## COPD急性増悪はなぜ繰り返す？

COPDの医療費の多くは急性増悪により救急外来を訪れるといった急性期が占めます．些細なことで起こるのが，動的肺過膨張です．息を吐いても吐き出しきれず，肺内に少しずつ残ったガスにより，肺はパンパンに膨らんだ状態（動的肺過膨張）になります．これにより重症な肺炎や気管支炎，心不全がなくても急性増悪は起こります．低気圧→肺内のガスが少し膨らむ→呼吸苦→不安→頻呼吸→動的肺過膨張を起こすという悪循環に陥ります．呼吸苦を理解でき，早期に事前指示のアクションを行なえば，容易に元に戻ります．

### 在宅医療は，積極的治療はせずに看取っていくことでは「ない」

呼吸器疾患において積極的治療を行なわないことは禁忌です．標準的な薬物治療や呼吸リハ，在宅酸素療法やNPPVや，急性増悪の予防といった疾患管理そのものが，呼吸苦の症状緩和やQOLに関係します．またパニックコントロールといった精神的ケアが疾患管理や呼吸苦の症状緩和につながります．がんの末期とは違い，これらが十分に行われたその先に，呼吸苦の緩和にモルヒネ投与が位置づけられます．けっして入院して行なうものではありません．

日常生活の中でいかに行なうのかが重要です．

### COPD急性増悪も，在宅でみる

急性増悪は在宅療養の中で起こります．在宅の場で介入すべきです．“いつもと違う呼吸苦”という急性増悪の初期症状を理解した，本人や家族，在宅ケアを支える医療介護スタッフがそれに気づければ，アクションプラン★により早期に介入でき，急性増悪を軽度で防ぐことができます．重症になればなるほど，小さな急性増悪が頻回に起こります（図VI-2-1）．

早期発見と早期介入，とくに多面的包括的な介入で急性増悪は未然に防げるのです．慢性安定期がしっかり導き出せなければ，入退院を繰り返したり，在宅にいても苦しくてADLが上がらず，身体活動性に一番効果のある運動療法など行なえません．

★ 137頁参照

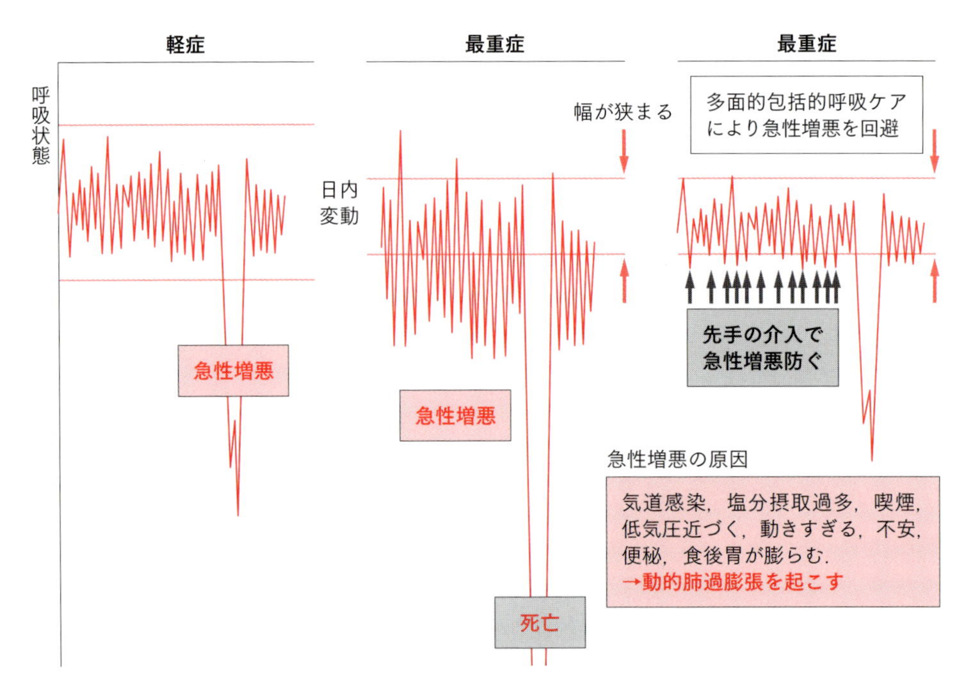


**図Ⅵ-2-1　頻回に起こるCOPD急性増悪に先手で介入する**

## 急性増悪の攻略ポイント

### CTR 5mm，肺動脈の1mmの拡大を見落とすな！

COPDの心循環ケアは真の慢性安定期の確立に重要なケアです．循環器科をローテートした研修医がCOPD急性増悪の患者を受け持ったときの話です．気道感染に抗菌薬を処方し，ステロイドの全身投与をしているが呼吸苦が改善しないというのです．この患者さんの胸部X線を診て，CTR（心胸比）がいつもより5mm拡大し，肺門の肺動脈の張り出しが大きく，肺動脈径が1mmほど拡張，肺の血管影がいつもより増え，うっ血性心不全増悪と読影したところ，研修医は循環器科の指導医に心エコーを診てもらうと心臓の動きはよく，問題ないと言われ，利尿剤を使用しなかったというのです．利尿剤を開始したところ，胸部X線でCTRや肺動脈径も元に戻り，呼吸苦も改善しました．呼吸器科医の心不全の診方と循環器科医の診方は違います．循環器科ではCTR 60%で安定している患者さんもいます．しかし呼吸器科の診る心不全は，もっと繊細です．とくにCOPDでは肺の血管床が減少しています．肺動脈を道に例えると，100本の幹線道路では車はスイスイと流れていますが，その100本の幹線道路が50本に減少したら道路は大混雑し，少しの車が走るだけで大渋滞を起こします．これが呼吸器科医の診るCOPDのうっ血性心不全です．滴状心のCTRがほんの5mm拡大しただけで循環不全，呼吸不全を起こします．右心不全を診るのはかなりの繊細さが必要で，季節ごとの不感蒸泄量を鑑みた，in-outの管理，利尿剤の調節が必要です．

### 動的肺過膨張を攻略せよ

前述のごとく，動的肺過膨張は気道の狭窄により，些細なことから起こり，苦しくてパニックになった自分の頻呼吸で，さらに悪化し元に戻らなくなり換気不全に陥ります．起こったその瞬間に，自分で対処すれば，恐怖感も募らず，頻呼吸にならずに自分で元に戻せます．SABAのアシストユースや，NPPVの臨時装着など，その患者さんにおけるアクションの仕方をプランニングしておく必要があります．しかし動的肺過膨張を招いたその些細な出来事をアセスメントするのは医療者です．気道感染には抗菌薬，かつ喘鳴があればステロイド全身投与，便秘なら便通コントロール，低気圧が近づき肺内のガスが少し膨張したために起こったなら，NPPV使用時間を増やすなど，細やかなアセスメントと対処をし，慢性安定期を導き出してこそ，初めて身体活動性向上に効果のある運動療法をスタートすることができます．

大切なことは急性増悪のきっかけとなる原因を随時しっかりとアセスメントし，先手で介入し，未然に防ぐことです．ここを攻略すれば，呼吸状態も安定し，効果を上げる呼吸リハが可能となります．

### 在宅での多面的包括的呼吸ケア・リハビリテーション

在宅の体制は，2013年頃までは訪問PT（理学療法士）やOT（作業療法士）が少なく，訪問看護師や訪問マッサージ師が代わりに訪問リハを行ない，また栄養指導も意識の高い医師や訪問看護師がいなければ，全くされていないのが実情でした．

近年，「在宅での包括的ケア」の視点が認められ，在宅でも多職種による包括的多面的呼吸ケア・リハが行える環境になりました．医師と訪問看護師でなんでも行なう在宅ケアから専門職によるケアが可能となりましたが，効果的に行なえるかが重要です．今や2025年問題に向かってPTやOTの大量育成が始まり数年が経ちます．だからこそ，質が求められます．もちろん医師たちも同様です．前述したように慢性安定期を導き出さずに，入院を繰り返していれば，入院環境そのものがフレイルを生み出します．後で紹介する中等症COPDの患者さんは心臓カテーテル検査入院中に院内感染で，検査までに2週間を要し，検査後は心電図や$SpO_2$モニターなどを装着され床上安静で，結局入院3週間を要し，退院後「ああ，足の筋肉が萎えちゃった．ゼロからのやり直しだ」と嘆かれました．肺炎で高用量の酸素や食事が取れずに独居などという患者さんは入院が必要ですが，なるべく在宅で診るようにしています．軽度な気道感染による急性増悪や腰痛による入院が，院内感染でかえって重症になり，生命の危機に瀕することもまれではありません．

## 事例―A さん（83 歳男性）

中等症 COPD，両肺底区に間質性陰影（気腫合併 COPD ではない），Ⅰ型呼吸不全，狭心症でステント留置，脊柱管狭窄症，脂質異常症，視力障害，認知症はなし．独居ですが，近所に住む孫が，一週間に一度おかずを作り，冷凍庫に補充してくれます．

79 歳時，喉の閉塞感を主訴に前医（総合診療科）受診，COPD と診断されて，低酸素血症に HOT 導入されて退院，訪問診療を依頼されました．入院しても喉の閉塞感は変わらず，mMRC グレード 3．退院時処方は濃厚ブロチン® コデイン配合シロップとメジコン®，ムコダイン® と COPD の標準的治療が含まれていませんでした．身体所見は呼吸回数 18 回/分，口すぼめ呼吸なし，喘鳴もなし，下腿の浮腫もなし，胸部 X 線写真も COPD 特有なビア樽状ではなく，呼吸機能検査では軽症 COPD ですが，胸部 CT では気腫，肺血管床の破壊が高度のゆえ，運動制限は体動時低酸素血症と脊柱管狭窄症による下肢のしびれです．

まず LAMA（長時間作用性抗コリン薬）と LABA（長時間作用型 $\beta_2$ 刺激薬）の吸入薬（当時合剤は未発売）の開始で喉の閉塞感は改善しましたが，労作時に喉の閉塞感が残ると話されました．そこで，テオフィリン製剤と喘息との合併も考慮し抗ロイコトリエン拮抗薬の内服を追加しました．退院 3 か月後狭心症発作（とくに有意狭窄なし），退院 5 か月半後塩分過多より心不全増悪し利尿剤開始後，改善．退院 9 か月後，軽い気道感染より COPD 急性増悪を発症され，在宅で治療し改善しました．その後室内での COPD 体操はできているが苦しくて 10 分も歩けない，mMRC グレード 4 となってしまいました．この方は酸素ボンベをリュックで背負い胸郭の呼吸運動が制限されるためと判断しました．

LAMA，ICS（吸入ステロイド薬）＋LABA 吸入，また歩行前，歩行中，排便時などの $SpO_2$ 低下には，ICS＋LABA と SABA のアシストユースを加えました．PT が歩行時同伴し呼吸法の指導，アシストユースの方法，性急な動作だと $SpO_2$ が低下するため，休憩を入れながら歩行できるように指導しました．

外出困難から徐々に歩行距離が伸び，午後に 1,000～4,000 歩/日歩き，午前，夜間と 1 時間半室内で自主トレーニングを行なうという日々を送り 8 か月後，1 年 4 か月ぶりに，孫とバスに乗り，駅前でイタリアンを食べて帰り，なんと 7,000 歩/日も歩けてしまいました．まさに孫との外出のために日々自主トレを行なっていたのです．

さて，歩行距離が伸びたため狭心症が顕著になり，その後ニトログリセリンを舌下しても改善しない胸痛が見られ緊急入院しました．検査を行なうとステント内に狭窄が見られ，ステント内ステントを留置し退院，その 6 日後本人から緊急電話，「昨晩より 38℃の発熱で，食事が摂れない．アジスロマイシンは飲みました（アクションプランに沿っている）」．緊急往診にて左下肺に乾性ラ音を聴取し，採血で CRP＞23 mg/dc，WBC 9,200/$mm^3$，左下肺の肺炎と診断し，独居で食事も摂れないため緊急入院としました．12 日間入院し退院，やはり急性増悪を起こされ，在宅でステロイドの全身投与，酸素量の up，急性期リハを PT に依頼し，改善しました．また睡眠時の胸痛があり，簡易睡眠検査を行なうと，$SpO_2$＜90% が 3 時間以上継続する睡眠時低換気があり，これが胸痛を起こすと判断し，在宅で NPPV を導入しました．導入当日，本人が気に入り朝まで装着されました．その後も順調に毎日装着しています．

筆者は 2014 年 2 月より，当院管理栄養士による訪問栄養指導も依頼しました．3 日分の食事を携帯電話で写真撮影したり，訪問して冷蔵庫内の食料をチェックしたりして，その患者さんが無理なく，ちょっと工夫すれば高蛋白高カロリー食★がとれるように指導します．この方は毎朝海藻サラダを食べており，ここに良質な蛋白質であるツナ缶を加えるように指導しました．心不全増悪時には料理を作るお孫さんへ塩分を控えるための工夫など指導しました．看護師が訪問計画をたて，数か月に 1 回，要所要所で訪問栄養指導を行っています．

その後 COPD 急性増悪を 2 回起こし，呼吸機能検査では中等症へと進行しました．PT は本人の動作レベルの段階ごとに，耐久性と活動量を徐々に up させていくような自主リハメニューを作成しました．生活のパターンが確立し，身体活動量が向上維持できたので，補助呼吸筋の疼痛管理に比重をシフトしました．呼吸補助呼吸筋の疼痛管理，喉の閉塞感につながる舌骨上下筋群，前胸部（肋間筋など），脊柱起立筋，頭頸部の筋肉のマッサージは訪問マッサージ師に依頼しました．訪問 PT は生活上生じた問題に随時リハ的視点で対応しました．

例えば，冬になり外出時に苦しいと訴えられた際に，厚着になり相対的にリュックの紐が短くなり，胸部の呼吸運動を拘束していると判断し紐を長くし，快適に外出できるようになりました．また上肢の運動は苦しくて他動的でしたが，NPPV 装着すると自主トレで行えるようになりました．呼吸苦を自分で制覇できると，動くことへの恐怖感や不安感が減り，行動開始でき，それが身体活動性を向上維持させます．

## NPPV で強度の高い効果的な運動療法を

振り返れば，筆者が病院勤務だった 2002 年には，エルゴメーターでたった 5 分の運動で動的肺過膨張を起こし中止，$PaCO_2$ が 20 Torr も貯留するという最重症 COPD の患者さんに，「睡眠中」の設定で NPPV を装着し，再びエルゴメーターをこいでもらうと，それだけで動的肺過膨張を起こさずに 20 分以上継続でき，$PaCO_2$ の貯留もなくて非常に驚いた経験があります．呼出制限の予防に，内因性 PEEP に打ち勝つ EPAP（呼気気道内陽圧）の設定をしており，この方はとくに EPAP 10 $cmH_2O$ と高めの設定でした．そこで動的肺過膨張を起こさずに，エルゴメーターを継続できたのです．このように，動的肺過膨張が運動制限の原因となる患者さんには自宅での運動療法時に NPPV を装着してもらうとよいでしょう．

現在は，NPPV の画面上のモニターで波形をみて，運動中にどの程度の PS と EPAP が必要か判断し，運動時の設定を profile2 とします．患者さんは睡眠時の設定（profile1）

★ 27 頁参照

から簡単な操作で運動時の設定（profile 2）に変更し，NPPV装着して運動してもらいます．

筋肉の減ったCOPD患者さんで，運動時に分泌される炎症性サイトカインIL-6がNPPV装着で運動を行うと有意に減少するという報告もあります．NPPV装着で強度の高い運動療法が可能となり，より高い効果が期待できます．

### アスリートを支えるコーチ陣のように

徹底した急性増悪の予防と早期介入による慢性安定期の確立がなければ，前進する効果的な呼吸リハはできません．急性増悪による呼吸機能の低下は回避され，生命予後は改善します．そして効果的な呼吸リハでCOPD患者さんが効果を実感できると目的をもって日常生活の中でコツコツと自主的に呼吸リハを行うようになり行動変容へとつながります．そうすれば，身体活動性が高まり，QOLの高い生活を送ることができます．COPD呼吸ケア・リハビリテーションの目指すべきところだと思っています．

すべてのCOPD患者さんにここを目指して，アスリートを支えるコーチ陣のように，励まし，支え，寄り添っていきたいと思います．

（武知由佳子）

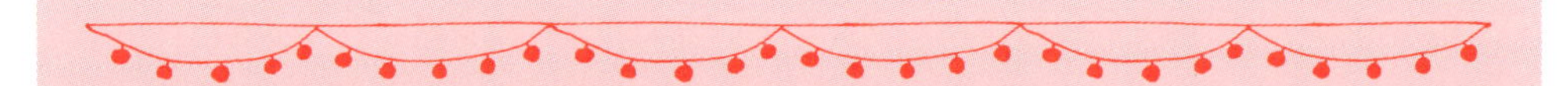

### 町医者の指先外科 Tips

春と秋はけが人の受診が多く，土曜・日曜の外来では術衣を脱ぐことができません．問題となるのは，台所のスライサーで指の先を削ぎ切りにして，切断面に動脈が露出しているケースです．浅ければ縫縮術で止血できますが，中には深くまでざっくりと切れて，縫い縮めても隙間から拍動性の出血が止まらないこともあります．

当院ではそのような場合，15cmくらいの長さの太めのナイロン糸をあらかじめ指の前後左右の十文字になるように通しておき，厚めの座布団のように折りたたんだガーゼをパッチとして指先に当てて，一気に縛ります．できあがりは指先に十文字にリボンをかけた小さな小包が載っているような形になります．爪に針を通すのが慣れるまで難しいかもしれませんが，今までこの当院オリジナルの方式で対処できなかった例はありません．ちなみに，指尖部の皮膚の再生に多少時間がかかりますので，抜糸まで2～3週間を置くのがコツです．

（河内文雄）

# 3 成果を上げる禁煙外来のしかけ

## 禁煙外来の背景

喫煙を単なる嗜好でなく，薬物依存症として治療していこうという流れは，欧米で始まりました．日本では，日露，日清戦争に際し，戦費調達のため，明治政府がタバコ事業を専売制として国民大衆に売り込みを図った経緯があります．日本たばこ産業株式会社（JT）は，大蔵省時代から続く財務省とのかかわりが深く，タバコは“お上”からの賜りものという感覚が抜けないこともあり，現在でも禁煙また受動喫煙に対する動きは鈍いと言わざるを得ません．WHO の世界各国のタバコ対策の合計点数を比較すると，わが国は世界で最も低い水準です★1．

2003 年に受動喫煙防止を義務とする健康増進法，2005 年 11 月に 9 学会合同の「禁煙ガイドライン」★2 が発表され，日本もやっと禁煙の重い腰を上げました．しかし，日本は世界的な流れと異なり，完全な禁煙より「分煙」を進めていこうという方向性にあります★3．

喫煙をニコチン依存症という疾患として認識し，禁煙外来で医療保険を用いて治療ができることを，国民が知る意義は非常に大きいと思われます．

## 日本の禁煙外来

1966 年に，東京衛生病院内で「5 日間でタバコをやめる方法」として禁煙教室が開始され，1 年後の禁煙率が 45〜55% だったとの報告★4 があります．しかし，その後禁煙指導，支援は日本に広がることはなく，1985 年に清水らが，禁煙指導を行い，リーフレットを渡した群では対照群よりも高い禁煙率を示したとの報告などが散見されるのみで，健診の場などで，禁煙指導が細々と行われてきたのが実情でした．

1995 年にニコチンガムが非保険・処方箋薬として発売され，その禁煙率は 17% で，対照群に比べ 5% 上昇と報告されています．1999 年には，ニコチンパッチが発売され，1 年後の禁煙率は 33.3% との報告がなされました．その後，確認方法にばらつき

★1　世界最低の受動喫煙対策国は中国，北朝鮮，日本となります
★2　Circulation Journal 69（Suppl.4）：1005-1103, 2005.　http://www.j-circ.or.jp/guideline/pdf/JCS2005_fujiwara_h.pdf（ダイジェスト版）
★3　JT の宣伝も「個人の嗜好を尊重しよう」という刷り込みを図っているように思われます
★4　林高春：病院における喫煙対策，公衆衛生，50（4）：264-267，1986.

はあるものの，禁煙専門外来で42〜65.7%の高い禁煙率を認めたなどの報告が相次ぎ，これらが2006年の禁煙外来の保険適用の流れに結びついていきました．

## 禁煙外来を始める前に

喫煙者の多くは，タバコを止めることを望んでいます．医療機関など，とくに医師と看護師が禁煙をアドバイスするだけで，禁煙できる方がたくさんいます．例えば，特定健診の際に問診票に「喫煙中」とあったら，タバコやめてみませんか？と一言勧めたところ，その方が結果を聞きにいらしたときに，「先生や看護師さんに指導されてからずっとタバコをやめています」という患者さんがいると，本当に医師冥利につきるものです．

禁煙保険診療にはかなりの制約があるため，まずは，縛りのないやり方で禁煙を推進する方法がいくつかあります．

①職員の採用時には，禁煙を推進しなくてはいけないので，喫煙者は採用できないことをハローワークなどにアピールする★1
②患者さんの問診票（図VI-3-1，2）に，喫煙の有無を必ず記入させる．いつから吸っているか，1日何本か，禁煙したことはあるか，止めるつもりがあるかなど
③禁煙ポスターを貼る．また喫煙の害についてのパンフレットを置く★2
④喫煙者に折に触れ，診療の間に「タバコをやめませんか」と短く勧める．タバコの「害」について説明しても多くは聞く耳を持たないので，後述する別のアプローチで一言，毎回禁煙を勧めること
⑤テナントのクリニックの場合，大家さんなど地域関係者に，禁煙外来を始めたいので，ぜひ「敷地内禁煙」をとアピールする★3

★1　入職時に虚偽の申告があった場合は解雇できるという就業規則を設けるなどの方法もあります
★2　ポスターは結核予防会のホームページから，取得することが可能です．http://www.jatahq.org/tobacco_ngo/tobacco-poster.htm　あとはチャンピックス® を販売しているファイザー，ニコチン製剤を販売しているノバルティスなど製薬メーカーMRに，パンフレット頒布を依頼するとよいでしょう
★3　テナント内だけでもよいのですが…

帳票 3

### 喫煙状況に関する問診票

氏　名＿＿＿＿＿＿＿＿

記入日　　年　　月　　日

Q1. 1日に平均して何本くらいのタバコを吸いますか？

（　　　本）

Q2. 朝目覚めてからどのくらいたって1本目のタバコを吸いますか？

□5分以内　□6～30分　□31～60分　□61分以上

Q3. 今までタバコをやめたことがありますか？

□ある（　　回、最長　　年間/　　ヵ月間/　　日間）

□なし

Q4. 習慣的にタバコを吸うようになったのは何歳ぐらいの頃ですか？

（　　　歳）

Q5. タバコをやめることについてどの程度自信をもっていますか？「全く自信がない」を0%、「大いに自信がある」を100%として、0～100%の間であてはまる数字をお書き下さい。

（　　　%）

Q6. 同居する家族の中でタバコを吸っている人はいますか？

□はい→（続柄　　　　　）　□いいえ

Q7. 現在、気になる症状はありますか？

Q8. 現在、治療中の病気はありますか？

20

図VI-3-1　喫煙状況に関する問診票

帳票 2

### 禁煙治療に関する問診票

Q1. 現在、タバコを吸っていますか？

□吸う　□やめた（　　年前/　　ヵ月前）　□吸わない

以下の質問は、吸うと回答した人のみお答え下さい。

Q2. 1日に平均して何本タバコを吸いますか？　1日（　　　）本

Q3. 習慣的にタバコを吸うようになってから何年間タバコを吸っていますか？（　　）年間

Q4. あなたは禁煙することにどのくらい関心がありますか？

□関心がない

□関心はあるが、今後6ヵ月以内に禁煙しようとは考えていない

□今後6ヵ月以内に禁煙しようと考えているが、直ちに禁煙する考えはない

□直ちに禁煙しようと考えている

Q5. 下記の質問を読んであてはまる項目に✓を入れてください。該当しない項目は「いいえ」とお答え下さい。

| 設問内容 | はい 1点 | いいえ 0点 |
|---|---|---|
| 問1. 自分が吸うつもりよりも、ずっと多くタバコを吸ってしまうことがありましたか。 | | |
| 問2. 禁煙や本数を減らそうと試みて、できなかったことがありましたか。 | | |
| 問3. 禁煙したり本数を減らそうとしたときに、タバコがほしくてほしくてたまらなくなることがありましたか。 | | |
| 問4. 禁煙したり本数を減らしたときに、次のどれかがありましたか。（イライラ、神経質、落ちつかない、集中しにくい、ゆううつ、頭痛、眠気、胃のむかつき、脈が遅い、手のふるえ、食欲または体重増加） | | |
| 問5. 問4でうかがった症状を消すために、またタバコを吸い始めることがありましたか。 | | |
| 問6. 重い病気にかかったときに、タバコはよくないとわかっているのに吸うことがありましたか。 | | |
| 問7. タバコのために自分に健康問題が起きているとわかっていても、吸うことがありましたか。 | | |
| 問8. タバコのために自分に精神的問題が起きているとわかっていても、吸うことがありましたか。 | | |
| 問9. 自分はタバコに依存していると感じることがありましたか。 | | |
| 問10. タバコが吸えないような仕事やつきあいを避けることが何度かありましたか。 | | |
| 合　計 | | |

Q6. 禁煙治療を受けることに同意されますか？

□はい　□いいえ

氏　名＿＿＿＿＿＿＿＿

記入日　　年　　月　　日

19

図VI-3-2　禁煙治療に関する問診票
日本呼吸器学会，禁煙治療のための標準手順書 第6版，2014．日本呼吸器学会ウェブサイトよりダウンロード可能

## 禁煙保険診療

2003年に，健康増進法が制定され，学校，体育館，病院，劇場，観覧場，集会場，展示場，百貨店，事務所，官公庁施設，飲食店その他の多数の者が利用する施設を管理するものは，これらを利用するものについて受動喫煙を防止するために必要な措置を講ずるように努めなくてはならない，ということになりました．罰則はなく，実効性に乏しい法律でしたが，この法律ができたことを受けて，2005年に日本循環器学会など9学会による合同委員会が禁煙ガイドライン★を発表しました．これらの後押しもあり，2006年度の診療報酬改定において，ニコチン依存管理料の新設がなされ，かなり制約はあるものの，一定の要件を満たせば，指導と禁煙補助薬の処方に保険診療が可能となりました．しかし現状でも，**対象患者や指導期間に厳しい制限**が加えられていることを理解しなければなりません．

★ 現在は2010年改訂版（日本循環器病学会ウェブサイトよりダウンロード可能）

## 施設基準

1）禁煙治療を行なっている旨を保険医療機関内の見やすい場所に掲示すること．当院は禁煙治療を行なっています，従って，敷地内，診療所内は完全に禁煙です，という紙を掲示すること．
2）禁煙治療の経験を有する医師が1名以上勤務していること．なお当該医師の診療科は問わないものであること．もちろん経験者が望ましいが，患者さんに一度でも禁煙を勧めたことがある医師であれば，経験者とみなされます．
3）禁煙治療にかかわる専任の看護師または准看護師を1名以上配置していること．禁煙専従でなく，他の勤務との兼業で構わないので，一人責任者を決めます．これは常勤でも非常勤でもかまいません．
4）禁煙治療を行なうための呼気一酸化炭素濃度測定器を備えていること．機器の詳細は洲本市禁煙支援センターのウェブサイト★が参考になります．メインテナンス（キャリブレーション）に，年間5千～1万円程度かかることがあります．また一酸化炭素のセンサーは水素を一酸化炭素と誤検知しやすい性質があり，乳糖不耐症や$\alpha$グルコシダーゼ阻害剤服用者では，呼気に水素が含まれることがありますので，呼気一酸化炭素濃度が実際より高く見積もられる可能性があります．
5）保険医療機関の敷地内が禁煙であること．なお保険医療機関が建造物の一部分を用いて開設されている場合は当該保険医療機関の保有又は，借用している部分が禁煙であること．
6）ニコチン依存管理料を算定した患者のうち，喫煙を止めたものの割合等を用いて，社会保険事務局長に報告していること．又は毎年7月社会保険事務局に保険禁煙治療の結果を報告することが義務づけられている．

## 施設基準に係る届出

1）ニコチン依存症管理料に係る届出は，「特掲診療料の施設基準に係る届出書」を用いること．
2）当該治療管理に従事する医師及び看護師または准看護師の氏名，勤務の様態（常勤，非常勤，専従，非専従，専任，非専任の別）及び勤務時間を提出すること．

## 算定要件

①禁煙治療のための標準手順書（日本循環器学会，日本肺癌学会，日本癌学会及び日本呼吸器学会により作成）にそった禁煙治療を行なうこと．
②本管理料を算定した患者について，禁煙の成功率を地方社会保険事務局長へ報告すること．
③初回算定日より，1年を超えた日からでなければ，再度算定できないこととする．

★ http://www1.sumoto.gr.jp/shinryou/kituen/

④本管理料の新設による効果については，診療報酬改定結果検証部会による検証の対象とする．

### ニコチン依存症管理料点数

**・初回：230点**
**・2，3，4回目（2，4，8週目）：184点**
**・5回目/最終回（12週目）：180点**

ニコチン依存管理料は入院中の患者以外の患者に対し，禁煙治療のための標準手順書★に沿って，初回の当該管理料を算定した日から，起算して12週間にわたり，計5回の禁煙治療を行った場合に算定します．初診時には，ただし，2008年の改訂でニコチン依存管理料を算定する禁煙治療を行なっている患者が，治療途中で入院し，引き続き禁煙治療を実施した場合，その治療に要した薬剤量を算定できることになりました．

98%の喫煙者が，20歳未満から喫煙を始めているというデータがあるにもかかわらず，今までBrinkman Index（ブリンクマン指数．＝1日の喫煙本数×喫煙年数）が200以上でなくてはいけない，という条件の関係で，一番喫煙の害が及ぶと思われる未成年に対して治療ができないという欠陥がありましたが，2016年の診療報酬改定でようやく対象患者が変更となりました．

### 対象患者の4要件

以下，すべての要件を満たす者であること

1）ニコチン依存症に係るスクリーニングテスト（TDS）で，ニコチン依存症と診断されたものであること
2）35歳以上のものについては，ブリンクマン指数が200以上であること
3）ただちに禁煙することを希望している患者であること
4）禁煙治療のための標準手順書にそった禁煙治療について説明を受け，当該治療について文書により同意している者であること

対象患者が緩和されましたが，なぜか次の要件が医療機関に課せられ，医師の禁煙指導に対する熱意を削ぎかねない制約が加わっていることにも注意が必要です．

「**当該保険医療機関における過去1年間の，ニコチン依存管理料の平均継続回数が2回以上であること，**この基準を満たさないと，それぞれ，所定点数の，100分の70に相当する点数を算定する．初回は平成28年4月1日から，平成29年3月31日までの1年間の実績で平成29年7月1日から算定を行なう」と書いてあり，要するに，**禁煙外来に1回しか来ない患者ばかりであるとニコチン依存症管理料は減らしますよ，**ということです．

★ 日本循環器学会，日本肺癌学会，日本癌学会，および呼吸器学会の承認を得たものに限るものです

筆者の経験でも1回の治療だけの患者でも禁煙できている症例があります．当院では，看護師がタバコの害や禁煙の必要性を説明するともに，短いビデオを見てもらいますが，ひととおり説明を聞くことで納得したり，薬で吐き気が出て，もう薬を服用したくないので，その後来院しなかったような患者が，たまたま風邪などで来院した際に，どうでしたかと聞くと「あれからタバコをやめました」と言われることがあります．声かけだけでも禁煙できる場合があるので，5回が必須ということはないと個人的には考えています．

## 禁煙指導

禁煙指導の対象になる患者さんはどのような人でしょうか？ 日本では喫煙が個人の嗜好であり，他人が干渉すべきではないという風潮があります．非喫煙者も「あんまり言ってはかわいそう」ということで，喫煙者の味方となってしまう傾向もあります．

ここで国際的に認知されているAbramsの禁煙ステップモデル★を参照してみましょう．

**ステップ0**：禁煙する気がない喫煙者に，教育，啓発，環境にて，禁煙したほうがよいかなという気持ちを芽生えさせることを目標にします．

**ステップ1**：自分でいつか止めようと思っている喫煙者で，このような人には人間ドックや，医療機関に行ったときや，パンフレット，またはインターネット，医療者の一言で，自分で禁煙したり，禁煙する方法があるのだということを認識してもらいます．

**ステップ2**：通常の一般外来で，禁煙を指導する．循環器科，呼吸器科，産科の医師や看護師は，禁煙は禁煙外来の医師がすればよいという考えを捨てて，必ず外来で指導を行なうようにすることが，医療費もかけずに済み，効率的な禁煙に結びつける方法です．

**ステップ3**：自ら禁煙を決意して，専門外来を受診する人々です．禁煙を決意した人々は多くの場合，タバコがなぜ悪いか，病気が関係しているということは，百も承知の人々です．それがわかっていても止められないので，専門外来に来るのです．医療従事者は，その方たちが薬物依存症であるということ，どのような理由で止めたいのかを把握して，禁煙を導いていくことが大事です．

★ Abrams DB, et al：Integrating individual and public health perspectives for treatment of tobacco dependence under managed health care：A combined stepped-care and matching model, Annals of Behavioral Medicine 18：290-304, 1996.

ステップ3の人が実際の治療であり，診察している医師が，十分な時間を割いて詳しい説明をするのが難しいので，実際の指導にあたる看護師の役割は大きいと言えます．喫煙の害，喫煙によるコスト，時間の無駄などの説明と，どのように禁煙していくかを説明していきます．禁煙したい方には必ず理由があるわけで，健康や美容，孫に臭いといわれた，お金がもったいない，などその理由に沿って，丁寧に禁煙方法を提案していくことが重要です．

ニコチン依存管理料の算定は，「禁煙治療のための標準手順書」に1回目（初診），2回目（1回目の2週後），3回目（1回目の4週後），4期目（1回目の8週後），5回目（1回目の12週後）の計5回と定められています．大幅な変更は許されませんが，患者都合や休日の関係で数日から1週間程度の範囲で裁量も可能です．ただしレセプトにコメントを記入することが望まれます．とくに2016年の改訂で最低2回は来院してもらわないと，翌年の管理料が低くなってしまい，医療側のモチベーションも下がりかねないので，禁煙できてもスケジュール通り来院して結果を報告してくださいねと，患者にお勧めするのが望ましいと思います．禁煙できたら，皆で拍手したり，表彰状や，つもり貯金箱をさしあげるなど，目標になるものを設定するのもよいアイディアだと思います．通院回数が多いほど，禁煙を続けられる成功率が高くなることを患者さんに伝えることも大切です．

## 禁煙の薬剤

禁煙外来で，保険適用となるのが，バレニクリン酒石酸塩（チャンピックス®）か，ニコチンパッチ（ニコチネル®）です．当院のバレニクリンの禁煙率は12週までなら約70%前後であり，ニコチンパッチでは42〜65.7%です．

**バレニクリン**（チャンピックス®）：標準で0.5 mg，1日1回を3日間，0.5 mg，1日2回を4日間処方，8日目から維持量の，1 mg，1日2回の処方となり，維持量の処方を11週間継続，保険治療は終了となります．

最初の1週間は喫煙していてもよいですが，2週目からは必ず1本も吸わないようにと指導します．また吐き気が出やすいので，ドンペリドンなどの処方が必要か確認すべきです．小柄な女性の場合などでは，半錠に分割して内服してもらうことも多いです．

**ニコチンパッチ**（ニコチネル® TTS®）：30 mgを4週間，20 mgを2週間，10 mgを2週間処方するのが標準ですが，添付文書に「10週以上を超えて継続処方しない」と記載されていますので，10週間までの処方が可能と考えます．患者の状態で，どの量をどのくらい処方するか，臨床でのさじ加減が可能です．ただし，標準的使用法を逸脱する場合は，保険請求時にコメントが必要になります．

両方の併用は難しいが，どちらかの薬が合わなかったときは，途中で薬剤を変更することも可能です．また，OTCのニコチンガムの併用はどうしてもつらい人には可能ですが，ニコチンガム依存症になる危険があることを説明しなければなりません．また禁煙処方のスケジュールの中間に来た場合は「面談」と考え，再診料の請求が可能です．

患者さんの主張を傾聴して，アドバイスを伝えることは，禁煙のステップとしてとても大事です．患者さんは，止めるつもりで来院されても，もう50年吸っているので今更やめても，などと自信のなさをのぞかせることがしばしばあります．今回止めようと思ったきっかけなどをよく聞いて，あまり先のことは考えず，今日だけはやめてみようと思ってくださいなどのアドバイスをしています．

またニコチン依存管理料を算定する場合は，毎年7月に社会保険事務局に保険禁煙治療の結果報告が義務付けられています．

1）前年4月から当年3月にニコチン依存管理料（初回）を算定した人数
2）そのうち3か月間の禁煙治療を終了した人数
3）そのうち禁煙に成功した人数（最終回を含む4週間以上1本も喫煙していない）
4）3か月以内でも中止時に禁煙した人数
5）禁煙できた患者の割合

ニコチン依存管理料の初診を算定すると，一度止めてから喫煙を再開した場合，また治療したくても初診日の1年目まで保険診療は不可能です．その場合は自由診療として初診，再診料を設定，薬は自費扱いとなります．また他の保険診療（例えば風邪の診療）などと同日にはできないことを説明する必要があります．

## 患者さんへの声かけ言葉集

- そろそろ，禁煙をしてみませんか？ 何十年も吸っているから，今更と思われるかもしれませんが，止めるのは，何歳になってもよいことがありますよ．
- 禁煙しても，喫煙していない人と同じになるのに15年かかってしまいます．1日でも早く禁煙してみませんか？
- タバコは，薬物依存症という病気です．毎日必ず吸わないといられないのです．私もケーキは大好きですが，絶対毎日食べなくてはいけない，と思わないから．食べなければ，食べないでもいられる，それは嗜好ですが，喫煙は完全に薬物依存です．
- 禁煙外来は，薬で治療します．喫煙の本態は薬物依存であり，ニコチンという物質が，脳の中の大脳辺縁系という人間の本能を司る場所の近くに，ニコチンの受容体を作ってしまい，そこにニコチンが結びつくことで，ドーパミンという快楽物質を出すために，ストレスが解消するような気持ちがするのですが，実際脳以外の体は酸素不足となり，非常に苦しくなります．

- ニコチンは20分くらいでコチニンという無害な物質となり，体から出てしまいます．そうなると，またニコチンが欲しくなってしまうのです．ということで，今回はニコチンの代わりにこの受容体に結びついて，タバコを吸っても，美味しいと思えなくします．喫煙してもよいことがないということを学習すれば，タバコが必要なくなります．
- この受容体は5日くらいで脳から消えてしまうようですが，ただ，経験上，こんなときにタバコを吸って気持ちよかったなあ，という記憶は消せません．その記憶や習慣と戦うために，タバコを吸いたい！ と思ったら，1分間時計とにらめっこしたり，歯磨きをしたり，タバコを吸っていた場面で，別なことをしてください．

  例えば，食事が終わったら，奥さんの皿洗いを手伝ったり，散歩したり，さきイカや酢昆布，刺激の強いガムを噛むなどです．
- ずっとタバコをやめようと思うと，気が遠くなるでしょうから，今日だけはタバコを吸わないでおこう，という日を積み重ねてください．また万が一タバコを吸ってしまっても，がっかりせず，またやり直してください．
- 「ただ1本だけなら」と続けていると，あっという間に元の本数に戻ってしまい2回目の禁煙治療は難しくなります．絶対に自分に数本のタバコを許し続けることだけはしないでください．
- 禁煙できなくても誰も怒りませんので．
- もし，ここに小さなコップに入ったお水があって，脳梗塞，心筋梗塞，肺がんのモトが，入っているとします．1日に20杯飲みますか？[★1]
- ニコチンは，喫煙により，紙タバコが燃焼し，気化して粘膜から入って急激に体のニコチン濃度が上がるため，依存症になるのです．水に溶けていたら実際は中毒症状が起こりますが[★2]．
- タバコの「経済」を考えたことがありますか？ タバコを1日20本吸っていたら，1か月1万5000円以上かかります．世界には一箱1,000円以上する国も多くなり，そうなると月3万円です．日本では年間18万円を煙にして，自分だけでなく，周りの家族も健康を害しているわけです．10年で180万，50年では，**900万です．住宅の頭金や高級車，旅行にも行けますね．**どうですか，タバコを吸ったと思って貯金してみませんか？

★1　この質問に対し，「それでもニコチンが入っていたら飲んじゃうかも」，といった人は今までに1人でした

★2　親がタバコの吸い殻入れにしていた缶入りジュースを，誤って子どもが飲んで搬送される事故が起こる理由です

帳票5

# 禁煙宣言書

私はニコチン依存症であることを認識し、喫煙の害ならびに禁煙の効果を十分に理解した上で、＿＿月＿＿日より、禁煙することを宣言します。

＿＿＿＿年＿＿月＿＿日

患者氏名＿＿＿＿＿＿＿＿＿＿＿＿＿＿

担 当 医＿＿＿＿＿＿＿＿＿＿＿＿＿＿

私は、禁煙が成功するよう温かく支援することを約束します。

支援者＿＿＿＿＿＿＿＿＿＿＿＿

22

**図VI-3-3　禁煙宣言書**

医療関係者，とくに患者さんと最初に接触する看護師さんの一言は，患者さんに，医療者が自分で考えるより大きなインパクトを与えます．禁煙宣言書（図VI-3-3）に一緒にサインするのも有効な作戦です．ぜひ一人でも禁煙できる患者さんが増えるように，皆さんの声をかけていただきたいです．

（ピアス洋子）

# 4 終末期のケアサポート
## ——倫理的課題と家族ケア

慢性呼吸器疾患は，緩徐に進行しますが，時には急性増悪により死の転帰をとることもあり，予後が不確かで終末期のとらえ方もさまざまなご意見があります．坪井は，薬物療法に加えて長期在宅酸素療法（LTOT）やNPPVが必要となる時期を終末期★，LTOTや長期NPPV療法を用いても呼吸状態を維持できなくなる時期を最終末期としました．

本節では，終末期を坪井の最終末期の時期ととらえてケアについて述べます（以後，終末期の患者さんと表示します）．皆さんは，終末期の患者さんとの関わりの中で，「患者さんはこんなに苦しんでいるのに，私は患者さんのそばにいて何もできない」と無力感に苛まれた経験はないでしょうか．私たちは看護師であり，必ず看護を行なっています．また，低酸素血症になっても，排泄は自分でしたいと希望する患者さんに，安全・安楽に患者さんに排泄をしてほしいと願い介助を申し出たところ断られて，ジレンマを感じたことはないでしょうか．誤嚥する患者さんが食べることを希望したとき，誤嚥したら苦しくなるので食べないほうがよいという意見と，患者さんが食べたいのだから食べさせてあげたいという意見に分かれた経験はないでしょうか．これらは，個々看護師の価値観が異なることによる意見の相違です．倫理的な視点で検討し，「今，このとき」の患者さんにとっての最善を考えることが大切です．本節では，終末期患者への看護の在り方と看護の意味づけ，倫理的な問題の考え方について説明したいと思います．

## 慢性呼吸器疾患終末期患者の特徴

患者さん個々に応じた必要な看護を行なうためには，ケアを提供する患者さんがどのような体験をしているのか理解しましょう．慢性呼吸器疾患患者さんは，息切れによる行動制約によってADLの低下をきたし，役割，趣味，生きがいなどの喪失体験を繰り返し，自尊感情の低下やうつ状態をはじめ心理社会的問題を抱えることが少なくありません．終末期になると，さらにADLの低下をきたし他者の手助けを必要とすることが増え，自分を人に迷惑をかける存在としてとらえ自尊感情の著しい低下をきたします．死を身近に感じて，不安，孤独感，無価値感なども抱き，「自己の存在

★ 平成26年3月終末期医療に関する意識調査等検討会【終末期医療に関する意識調査等検討会報告書】：2012（平成24）年に成立した社会保障制度改革推進法（第6条第3号）が，「個人の尊厳が重んぜられ，患者の意思がより尊重されるよう必要な見直しを行い，とくに人生の最終段階を穏やかに過ごすことができる環境を整備すること」を必要な改革の措置の1つとしていることなどを参考に，調査名を「『終末期』医療に関する意識調査」から「『人生の最終段階』における医療に関する意識調査」に変更されています

と意味の消滅から生じる苦痛」といわれるスピリチュアルペインが生じQOLも著しく障害されます．

また，予後予測が困難なため，医療者による終末期医療に対する意思決定支援が遅れがちです．そのため，患者さんはそれらの治療について考えることや意思を伝える機会を逸し，その人らしく終末期を生きることができないことも少なくありません．

## 看護ケアにおいて大切なこと

終末期ケアは，患者さんが心身ともに苦痛が少なく人間としての尊厳を維持し，最期の瞬間までその人らしく生き抜くことができるように支援することです．チームで連携して支援することが不可欠であり，24時間そばにいる看護師の役割は大きいです．

看護の基本として3つ大切なことがあります．

### 患者さんのライフヒストリーと療養の体験を理解する

患者さんが，どのように生きてこられたのか，どのように病気と付き合ってこられたのか，患者さんの語りを聴きましょう．患者さんが大切にしていること，価値観がみえてきます．これにより，患者さんが大切にしていることをふまえた本当に必要なケアを提供することができます．

例えば，仕事一筋で生きてこられた，困難な出来事に自己決定のもと乗り越えてきたなど，何に価値を置きどのように生きてこられたのか，どのように病気と向き合ってこられたのかを把握します．これにより，患者さんが大切にしていることをふまえたテーラーメイドのケアを考えることができます．

### 「専心」する

専心とは，「“そこに”その人のために私がいる．他者のために自己が存在する」という態度のことで看護の基盤となります．患者さんが大切に思っていることを理解し，専心し寄り添う看護によって，患者さんは苦痛の中にも，瞬時の快を体験したり孤独感が癒され自尊感情の回復やスピリチュアルペインの緩和，そして医療において限界がある呼吸困難の緩和を可能とします★．

### 自己コントロール感を高める

人間は自律に価値をおいています．患者さんは，最期の瞬間まで自分の意思が尊重されている，自分の意思で生きている，過ごしているという実感を持つことで自尊感情を維持することができます．

★ 69頁コラム参照

## 症状緩和

終末期患者さんのもっとも大きな苦痛である呼吸困難の緩和は，医療において限界があります．病状や医療以外で呼吸困難に影響を及ぼすものは，不安・孤独感・自尊感情の低下など患者の精神状況，ソーシャルサポートの欠如などがあります．看護として，専心を基盤とし，患者の不安や孤独感の緩和，自尊感情の維持などの心理社会的スピリチュアルケアやソーシャルサポート獲得への支援などは重要です．

## セルフケアの充足

呼吸，食事，睡眠などは，人が生きていくうえで欠かせない基本的な欲求（普遍的セルフケア要件）です．看護師は，呼吸困難の緩和と安全に留意しながら可能な限りセルフケアを保証します．患者さんは，セルフケアの充足により瞬時の快や安寧をもたらしつつ，生きる意味を感じ自己を保つことができます．ある看護師は，お茶を飲む許可が出たAさんに，すでに配られていたお茶を，Aさんの好む熱いお茶に入れ替えました．後日，Aさんは，「息がしんどくて大変辛くて家族にもつらくあたっていましたが，看護師さんの心遣いで熱いお茶を飲ませてもらい，とてもおいしく穏やかな気分になれました．家族にも感謝しています」と，筆者に話してくれました．筆者は，これこそセルフケアの充足，人間味のある暖かい看護だと感銘を受けました．

高流量の酸素吸入をしているBさんは，労作時は $SpO_2$ 70% に低下しますが，ポータブルトイレでの排泄を希望しました．筆者は，Bさんがなぜ低酸素になりながらもポータブルトイレでの排泄を望むのかゆっくり思いを伺いました．Bさんの語りから，排泄を自己で行なうことがBさんにとっての生きる希望の拠り所，生きている証，体の限界の査定などの意味があることがわかりました．生命の危機も予測される低酸素血症の中での排泄であり，家族とともにBさんにとっての最善を倫理的視点で検討しました（表VI-4-1）．低酸素血症の中，自己で排泄することは生命の危険回避から考えると善行，無害の原則に反するように見えますが，Bさんにとっては，価値観に添った望む生き方の意思（自律）で善行であり，家族を含めたチームでその意味を共有し支援しました．

患者さんにとっての最善は何かを判断するための拠り所が倫理的視点です．医療者や家族の個々の価値観や感情だけでは，何が患者さんにとっての最善であるのか，見失ってしまうことがあります．倫理的視点で分析し共有することにより，患者さんの最善が理解でき，本当の意味で寄り添う看護が実践できます．患者さん個々の行動，セルフケアの意味を理解し，少しでも安全に安楽に実施できるように専門職として支援することが大切です．

**表VI-4-1　倫理原則**

| 倫理原則 | 内容 |
|---|---|
| 自律 | 「自由かつ独立して考え，決定する能力」であり，また「そのような考えや決定に基づいて行為する能力」 |
| 善行 | 「患者に対して善をなすこと」である．とくに医療の文脈においてこの原則に従うことは，患者のために最善を尽くすことを要求している |
| 無害 | 善行原則と連動した意味合いをもち，「人に対して害悪や危害を及ぼすべきではない」とされる |
| 正義 | 正当な持ち分を公平に各人に与える意思を言い，正義原則とは，「社会的な利益や負担は正義の要求と一致するように配分されなければならない」 |
| 誠実 | 「真実を告げる，うそを言わない，あるいは他者をだまさない義務」 |
| 忠誠 | 「人の専心したことに対して誠実であり続ける義務」 |

日本看護協会公開資料に基づく　http://www.nurse.or.jp/rinri/basis/rule/

## 心理社会的スピリチュアルケア

慢性呼吸器疾患の終末期の患者における心理的問題として，予後への不安，抑うつ，孤独感，自尊感情の低下などがあります

自尊感情は，人間関係の中で形成されるもので，生きていくうえでの心理的土台といわれており，人生に意味を見出す過程で重要なものです．終末期の患者さんは，役割喪失や他者から受ける介護が増えることにより自尊感情は低下しやすく，スピリチュアルペインは増強します．

精神的ケア・スピリチュアルケアで活用していただきたいものを2つご紹介いたします．1つ目は村田理論と言われているものです．村田は，スピリチュアルペインを「自己の存在と意味の消滅から生じる苦痛」と定義し，時間存在，関係存在，自律存在の3次元で示しており，スピリチュアルペインの理解を助けてくれます（表VI-4-2）．

また田村のスピリチュアルペインアセスメントシート★と，質問例などは患者さんのアセスメントに有効です．例えば関係存在には，家族・大切な人の心配，孤独感，申し訳なさなどがあり，「大切な人のことで心配なことはありますか」，時間存在には，心残り，希望のなさ，死の不安などがあり，「希望と感じることはどのようなことですか」，自律存在には，将来に対するコントロールの喪失，自分のことができないつらさなどがあり，「自分のことができなくて辛いと思っているのはどんなことですか」など質問します．これにより患者さんの苦悩を具体的に理解することができます．スピリチュアルケアの基本の共感を示しつつ，傾聴すること，ともにいることを

★　田村恵子，他（編）：スピリチュアルケアの手引き，青海社，2012．

表VI-4-2　スピリチュアルペイン

| | |
|---|---|
| 時間存在 | **将来の喪失と生への限界**<br>・無目的，不条理というスピリチュアルペインを感じる<br>・「もう先がない」「何をしても意味がない」 |
| 関係存在 | **他者との関係の断絶**<br>・アイデンティティの喪失，孤独，生の無意味というスピリチュアルペインを感じる<br>・「言いようのない孤独」「寂しい」「不安」 |
| 自律存在 | **自己の不能や役に立たないこと，他者依存**<br>・自立を失い，人に依存する自分，役に立たない，負担となる自分を実感することにより，生の無価値，無意味というスピリチュアルペインを感じる |

村田久行：スピリチュアルペインの構造とケアの指針，ターミナルケア，12(6)，521-525，2002 より

行ないながら，個々患者に必要なケアを提供します．「こんなことを聞きにくい」ではなく，患者さんに合ったケアを提供するために，一人苦悩している患者さんの感情を含めた思いを教えてもらうことが大切です．患者さんは答えが必要なのではありません．患者さんはともに苦悩し，共感してくれる看護師を，あなたを待っています．

2つ目は，精神科医，心理学者であるフランクルの3つの価値についてです．フランクルは，どんなときも人生には意味がある．なすべきこと，充たすべき意味が与えられているといっています．創造価値は何かを行ったり創造したりすることの中に，体験価値は美しい景色を見たり誰かを愛したりすることの中に，態度価値はどうすることもできない絶望的な運命に対して，どんな態度をとるかという人間の尊厳の価値でこれに生きる意味を見出すと説明しています．終末期の患者さんは，ADL の低下に伴い創造価値や体験価値を見出すことが難しくなりますが，態度価値は奪われることはありません．

例えば一家の大黒柱である終末期の患者さんが，家族への申し訳なさや役割喪失感を抱き苦悩しながらも妻や子どものことを案じているとき，それこそが重要な家族役割であること，そして家族のために今の自分を大切に生きることが役割であると言葉で伝えることは，大切な私たちの仕事です．

## 意思決定支援

終末期を生きていくのは患者さんであり，自分らしく終末期を生き抜くためには，自己決定が重要です．病状の進行，人工呼吸療法を行なう医学的妥当性，人工呼吸療法および生活の変化をイメージできるような情報を提供することが大切です．また，意思決定の鍵となる価値観，人生観（望む生き方）を把握し，患者さんの行動の意味を理解し支援することが重要です．

筆者が関わった患者さんをご紹介しましょう．

NPPVは息と合わないからやめたいと医療者に意思を伝える女性のCさんは，家族の面会時には極限に近い呼吸困難の中，NPPVを行なっていました．Cさんの死を受け入れることができない家族に対して，Cさんは母親としての役割を，自分の限界まで果たそうとしていたのです．

我慢強い男性のDさんは，呼吸困難が増強し「もう限界です」と言いながらも鎮静剤の増量を希望しませんでした．Dさんは，苦痛の軽減よりも残り少ない時間を最愛の家族と過ごすことを大切にしていました．

このように，患者さんの行動や意思決定は，価値観や重要他者との関係性・環境，そして自分の限界などにより揺らぎや変化が生じるものと理解し，その変化に寄り添いながら，「今，このとき」の患者さんにとって最善で重要な意思を探究し尊重することが重要です．

## 家族ケア

家族は，患者さんが終末期に至った「今，このとき」も患者さんと共に生きており，心身共に疲れています．また，家族は患者さんの生きる意味や目的などに深く影響を及ぼす重要な人です．したがって終末期看護の家族ケアにおいて家族は，ケアの対象者であるとともに，患者さんをケアするチームの一員といえます．

家族は，人工呼吸療法や鎮静剤の使用についての代理意思決定の役割を担うことの苦悩や，患者さんにできることの限界を感じ無力感に苛まれたり，患者さんとの別離を思い深い悲しみや孤独感などのさまざまな感情を抱きます．看護師は，患者さんへのケアに専念しがちですが，家族の揺れ動く感情やニーズを理解し，共感すること，疲労することがないように家族をケアすることも重要です．また，人工呼吸器や鎮静剤など患者の価値観を踏まえ最善と考えた代理意思決定を擁護していくことも重要です．

極限の苦痛の中で生きている患者さんにとって，家族が傍にいることや患者さんががんばって生きてきたことを回想したり，患者さんを大切に思っていることを伝えることが何よりも患者さんの心の安らぎにつながり重要なケアになると家族に伝えることも大切です．

呼吸困難緩和としてのタッチングの効果もぜひ伝えてほしいことです．

**文献**


・坪井知正：慢性呼吸器疾患の終末期医療　呼吸管理はどこまで行なうのか　NPPVまで？ IPPVまで？，日本呼吸ケア・リハビリテーション学会誌 21(2)，96-100，2011.
・坂田三允：ターミナルステージの患者の心理，臨床看護 33(5)，685-688，2007.
・有田健一，梶原俊毅，水戸晶子，他：高度慢性呼吸不全患者における終末期の悩みとその感情表現の関する検討 スピリチュアルペインとの関連を中心に，日本胸部臨床 67(8)，684-690，2008.
・ミルトン・メイヤロフ（著），田村真，向野宣之（訳）：ケアの本質　生きることの意味，ゆみる出版，1987.
・山田邦夫（編）：フランクルを学ぶ人のために，世界思想社，2002.


（竹川幸恵）

# 5 呼吸療法サポートチーム（RST）ができること――多職種連携

## RSTとは

呼吸療法サポートチーム（respiratory support team：RST）とは，定義や活動内容について一定の基準はありませんが，一般的には，「人工呼吸器を装着している患者の安全管理，および人工呼吸器からの早期離脱を目的に活動を行なう多職種からなるチーム」と認識されているのではないでしょうか．さらには，「急性期・慢性期を問わず，呼吸療法を必要とする患者に対し質の高い呼吸療法を提供するために，各方面からサポートを行なうチーム」とも言えるかもしれません．2010年4月の診療報酬改定では，RST回診による**呼吸ケアチーム加算**が設定されました（表VI-5-1）．

もともと，それ以前よりRST形成の動きはありましたが，診療報酬改定も後押しとなり，全国的にRSTが注目され，急速に広まりつつあります．

## チーム医療と各職種の役割

RSTはどのように形成され活動するのがよいのでしょうか．チーム医療では単に専門の多職種を集め活動を行えばよいというものではありません．メンバー同士が相互理解を深め，信頼関係が成り立って初めてチームというものが意味をなすのです．当院で，2014年4月にRSTを立ち上げ始めたときは，まず慢性呼吸器疾患看護認定

**表VI-5-1　呼吸ケアチーム加算**

呼吸ケアチームによる診療が行われた場合に，週1回に限り150点/回の算定ができる

48時間以上継続して人工呼吸器を装着している患者で，かつ下記のいずれかを満たす

- 人工呼吸器を装着している状態で当該病棟に入院した日から1月以内の患者
- 当該病棟に入院した後人工呼吸器を装着し，装着日から1月以内の患者

厚生労働省 平成22年度　医科診療報酬算定表　社会保険研究所より

表VI-5-2　RST 各職種の活動内容

| 職種（構成人数） | 具体的な活動内容 |
|---|---|
| 全体（25 名） | マニュアル作成や整備・院内勉強会開催（1 回/月），人工呼吸器シミュレーショントレーニング（1 回/年）など教育活動・医療安全活動 |
| 医師（3 名） | チーム統括・診療科との連携・治療方針の検討 |
| 看護師（9 名） | **コーディネーター**・医師のサポート・病棟スタッフとの連携・看護技術の指導 |
| 臨床工学技士（ME）（5 名） | 日々の機器の保守・点検，人工呼吸器使用患者のデータ集約 |
| 理学療法士（PT）（7 名） | 呼吸理学療法の実践・効果の評価・離床への指導 |
| 歯科衛生士（1 名） | 挿管管理長期化も予測した口腔ケアの徹底・手技の指導 |

看護師がコーディネーター役となり，呼吸器内科医師と協力し，立候補制で多職種からメンバーを募りました．そのため，意識の高いスタッフに恵まれて，チーム内で有意義な意見交換ができています．当院では，呼吸管理委員会の下部組織として RST が存在しており，表VI-5-2 に示すような活動を行なっています．

ここで，着目していただきたいのは，**コーディネーター**の存在と，それを誰が担うかという点です．RST の中にリーダーはいるが，コーディネーターという役割が存在しない施設もあるかもしれません．当院では，チームリーダー（統括）は医師が担っており，チームの方針決定に重要な役割を果たします．一方で，コーディネーターは調整役でありチームが機能するための推進力となります．コーディネーターは RST メンバーのコミュニケーションの中心となっており院外との窓口という重要な役割も果たしています．当院では RST 立ち上げ時から慢性呼吸器疾患看護認定看護師がコーディネーターとして機能しています．看護師は，患者や家族に近い存在，よき相談相手であり教育者でもあり，患者の側にいながら医師や臨床工学技士（ME）など，複数の職種と常に連携することができるため，コーディネーターとして適した職種と考えています．

## 介入時期に応じたチームの役割

医療チームの役割は，急性期・亜急性期・慢性期によって変化します．COPD のような慢性呼吸器疾患患者では増悪を繰り返すことがあり，増悪時には急性期の管理として，診療サポート，呼吸管理を安全に行ない，合併症予防に努める必要があります．挿管・人工呼吸器装着患者であれば早期抜管・離脱を目指します．また，COPD

増悪にはNPPVが用いられることが多くなっており，NPPVの場合，挿管患者に比べ，より早い段階で慢性期（在宅）を見据えた視点を取り入れる必要があると思われます．急性期から亜急性期，亜急性期から慢性期へそれぞれ移行するタイミングを理解し，時期に合った適切なアドバイスができるよう心がけます．また，例えば，急性期なら医師やME，慢性期ならPTや看護師というように，RSTのメンバーでも時期によって介入の中心的役割を果たす職種が変化しうるものと考えます．

## RSTが介入したCOPD症例の紹介

さらに具体的に，RSTが介入したCOPD増悪の2症例をみていきましょう．

1例目は増悪の急性期に，2例目は亜急性期に介入することで，良好な経過をたどった事例です．

### 事例1—Aさん（70歳男性）：急性期の介入例

入院前ADL自立．7年前よりCOPDと診断（Ⅳ期：1秒量490mL）．これまでに2回の増悪歴あり，2年前より在宅酸素療法を導入していた．入院3日前より感冒症状あり．労作時呼吸困難が強く動けなくなり救急要請．搬送中に意識レベル低下．ER到着時はpH 7.09，$PaCO_2$ 119mmHgと，高度のII型呼吸不全を認めCOPD増悪に$CO_2$ナルコーシスを併発したと診断．救急病棟に入院しNPPVを導入するも全く換気が入らず同日，挿管・人工呼吸器管理に．その後も気道閉塞が高度で換気不良あり．抗菌薬を使用しているにもかかわらず痰は粘稠で多く取り切れない．

#### ✷ 入院6日目 RST回診

末梢気道の狭窄が強く呼気延長，auto PEEPを認め，換気状態不良．MEから人工呼吸器のトリガーが全くかかっておらず自発との同期は皆無との指摘があった．吸気時間やPEEPの設定を微調整するも高度の気道狭窄に人工呼吸器の機能がついてきていないと判断しRST回診中に人工呼吸器を上位機種に変更したところトリガーが上手くかかるようになり換気は改善した．

#### ✷ その他の介入プラン（各職種ごと）

**医師**：COPD増悪に対する薬物治療の見直し

**看護師**：喀痰が多くなかなか吸引しても除去しきれない．PTによるドレナージに併せて吸引が必要と判断．鎮静レベル，鎮静管理について指摘

**ME**：上記（人工呼吸器のトリガー不良を指摘　変更を提案）

**PT**：血行動態は安定しており，積極的な体位ドレナージを心がける

**歯科衛生士**：挿管管理が長期化するおそれもあり口腔ケアを徹底，手技の指導

### ✷ 回診後の経過

過膨張が緩み，通気ができたこと，抗菌薬が奏功したことにより，排痰も行えるようになり，徐々に PEEP やサポート圧を下げ，第 14 病日に人工呼吸器離脱可能となった．

### ✷ 症例のまとめ

当初は人工呼吸管理がうまくいかず長期化の恐れもあった症例ですが，人工呼吸器グラフィック波形に着目し，多職種が揃う回診時に人工呼吸器を（主治医に許可を得て）変更することで，結果的に気道管理がスムーズに行き，最重症 COPD 症例でしたが気管切開を行なうことなく人工呼吸器離脱に成功しました．

## 事例 2—B さん（62 歳男性）：亜急性期の介入例

入院前 ADL 自立．入院半年前から下腿浮腫を自覚．数日前から感冒症状，浮腫の悪化認め ER 受診．胸部 X 線で心拡大，胸水貯留あり．胸部 CT で気腫化を認めており，COPD 増悪および肺性心と診断．一般病棟入院のうえ，酸素投与，利尿剤投与を行なっていたが $PaCO_2$ が 80 mmHg と徐々に貯留し，また，右心不全のコントロールも不十分であったため，3 日目に NPPV 導入．その後は $PaCO_2$ 低下，胸水や下腿浮腫も減少あり．8 日目からは日中に 2 時間程度の NPPV 離脱を開始した．

### ✷ 入院 9 日目 RST 回診

$PaCO_2$ は改善したとはいえ，60 mmHg と依然高値を示しており，入院前から慢性的に貯留していたものと推察された．今後は，LTOT および，夜間のみ在宅用 NPPV 使用が必要であろうとアドバイスした．また，この時点で鼻根部の発赤，表皮剝離が生じており，被覆材使用を推奨．一方で体動に伴いマスクがずれやすく鼻根部に想定外のテンションが加わる恐れがあったため，ヘッドバンド付きの固定性の高いマスクに変更した．なお，蛇管の位置，NPPV アーム固定は病棟看護師により工夫されており適切であると判断した．

### ✷ その他の介入プラン（各職種ごと）

医師：上記（在宅用 NPPV の必要性を判断）
看護師：上記（NPPV マスク変更，被覆材使用を提案．環境面の助言）
ME：設定に関しては問題なし
PT：NPPV weaning 中のサポートが必要．LTOT が必要となる可能性があり今後，離床が進めば運動時の酸素流量調整も必要
歯科衛生士：口腔ケアについては問題なし

### ✷ 回診後の経過

入院 16 日目に在宅用 NPPV に切り換え．次第に皮膚障害も改善がみられた．LTOT

と在宅用 NPPV の取り扱い指導を行ったのち無事退院された．

### ✱症例のまとめ

在宅用 NPPV 必要性の判断と，NPPV 長期使用に向け皮膚トラブルをこれ以上悪化させないための方法を提示することができた症例です．当院では RST 回診時に病棟看護師も立ち会ってもらい，ディスカッションに加わってもらうように努めています．NPPV および周辺デバイスの取り扱いや NPPV 使用環境をどのように整えるかなど，知識の豊富な RST メンバーがその場で相談にのることで病棟看護師の教育，スキルアップにもつながると考えています．

## これからの RST——慢性期・在宅支援を見すえて

慢性呼吸器疾患患者（主に COPD）の増悪入院では，急性期病棟から一般病棟に移り，その後外来通院・在宅・地域へと戻っていきます．急性期の呼吸管理はすでに標準化されつつありますので，この一連のプロセスを滞りなく遂行し入院期間を短縮化するためにも，より，亜急性期～慢性期・在宅支援の工程が重要視されるようになると考えます．

今後，RST には，診療報酬にあるような急性期の人工呼吸器離脱に向けた取り組みだけでなく，早期から慢性期管理・在宅支援を見据えた視点が求められるでしょう．LTOT・在宅人工呼吸療法（NPPV）といった在宅呼吸ケアの準備，患者教育（セルフマネジメント），リハビリテーションなどを短期間で盛り込まなければなりません．しかし，在宅支援に向けた問題点として，自己管理・指導の標準化と，個々の患者に応じたテーラーメイドの支援を実現しなければならないという一見相反する命題の両立が必要であることが挙げられます．このような点を意識しながら，多職種で構成された呼吸専門チームが在宅支援の基盤作りから運用まで，効率的，病院を横断的に，かつ継続的に関わることで，「部署や担当者が変わったために管理も変わってしまう，指導内容も変わってしまう」という標準化に関する問題と「患者ごとにどのように指導したらいいかわからない」といった個別化の問題の両者に対応できるのではないかと考えます．また，地域に帰ってからも情報のフィードバックを受け，地域全体としてのレベルアップに RST が必要不可欠な存在となるよう，地域のニーズに合った RST の形態を模索する必要があります．

＊　＊　＊

チームとは，共通の目的・到達目標・手段に合意し，それらの達成のために責任を分担するプロフェッショナルにより構成されるものとされます．

チーム医療を行なうことにより，1+1 が 2 ではなく 5 や 10 にすることができます．

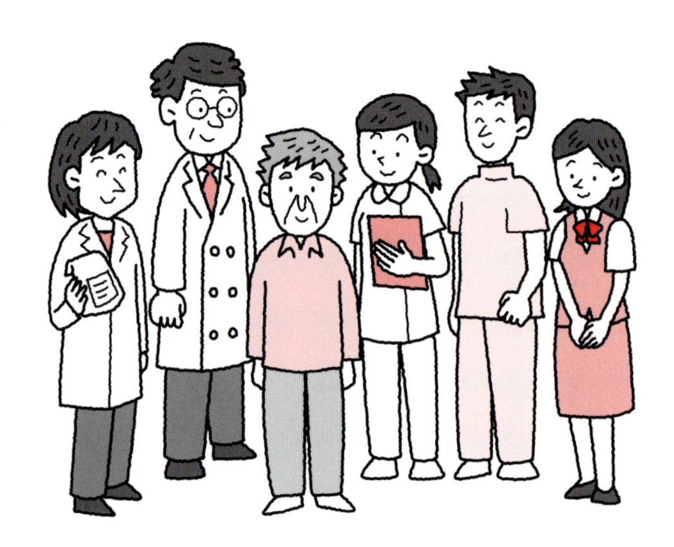

高い専門性を発揮しながら，なおかつ，患者さんとってよりよい医療とは何かを考えて提供することが，チーム医療に求められる使命ではないでしょうか．その中において，看護師の果たす役割はとても大きいと考えています．

**文献**


・細田満和子：「チーム医療」とは何か　医療とケアを生かす社会学からのアプローチ，日本看護協会出版会，2012.
・水本清久，他：実践 チーム医療論 実際と教育プログラム，インタープロフェッショナル・ヘルスケア，2011.
・福原麻希：チーム医療を成功させる 10 か条 現場に学ぶチームメンバーの心得，中山書店，2014.



（齋藤修平・白木　晶）

協力：日比美智子

## あとがき

本書の編集は，「地上で溺れる生き地獄の苦しみ」を経験するCOPD患者が急増する中で，多死時代のピークが懸念される2025年を迎える前にわが国の医療職が一丸となってケアできる体制を築きたいという，地域で長年外来診療に携わられてきた河内文雄先生の思いから始まりました．

COPDは厚生労働省の人口動態調査で，日本人の死因の第10位となっていますが，この20年増加の一途をたどっています．また，患者は最期のときを迎えるまで長く苦しい生活を強いられます．まさしく「地上で溺れる」思いの毎日です．それを「少しでも苦しみから助けてあげたい！ そのためには皆でスクラムを組んで患者を支える必要がある！」という河内先生の強く温かい言葉からの発案でした．また，その同門の盟友である巽浩一郎先生には，病院診療のトップであり関連学会をリードする立場から「COPDは非可逆的な疾患という特性から，医師だけではなく看護師や理学療法士などによる生活を支えるアプローチがとても重要である」と，違う表現で同じ方向へと後押ししていただきました．まさしく，多職種で取り組む集学的アプローチを表わした一冊にしようということで，慢性呼吸器疾患に苦しむ人々に看護として何かしたいと思う私含め，3人の思いが重なりました．

そうして始まった本づくりでは，河内先生率いる地域パートではフルートやサックス，クラリネットなどの優しく軽快な木管楽器のような文章が，また巽先生率いる病院パートではトランペットやトロンボーンのような，勢いよくパンチのきいた金管楽器のような文章がつくり出されました．加えて，理学療法士として本書で重要なソロパートを担われた佐野裕子さんからはシンバルのように軽快かつリズミックな打楽器のような文章が，そして私と竹川幸恵先生が率いた看護師チームからは，バイオリンやチェロなどの心に染み渡る弦楽器のような文章が出てくるではありませんか．まさしく，多職種によるオーケストラの完成です．

現代に求められる地域包括ケアシステムではこうした医療職に加え，介護を支える専門職や，在宅の生活を支える自治会やボランティア，そして行政関係者とまさしく大オーケストラを組まなければなりません．今までのチーム医療は，少人数のアンサンブルのようなチームであったし，それぞれが線で繋がった医療なので，患者・家族は線で支えられていたような気がします．しかしこれからは，医療職者も介護職者も行政もボランティアも，そして患者・家族も，みんなで手をつなぎ合って大きな面をつくって，お互い支え合う社会構造が必要です．

残念ながらCOPDという疾患はこの世の中からは消えませんが，COPDという疾患を患者一人で苦しむのではなく，みんなで工夫し支え合っていけば，その苦痛は必ずや緩和されると信じています．この本は，まさしく多職種で奏でるオーケストラの一助になることと期待しています．

読者の皆様も，ぜひCOPDの苦痛の緩和に向けて美しい音楽を奏でるオーケストラの一員になりませんか？

2016年9月

「楽団」を代表して　長谷川智子

## 数字・欧文

### 数字・ギリシャ



### A



### B



### C



### D



### E・F



### G



### H



### I



### L



### M

## く



## け



## こ



## さ



## し



## す



## せ